국역 향약구급방

이경록

1968년에 태어나 연세대학교 사학과에서 학부와 석사를 마치고, 성균관대학교 사학과에서 『고려시대 의료사 연구』로 박사학위를 취득하였다. 학부를 졸업한 후 지곡서당(한림대학교 부설 태동고전연구소)에서 한문을 공부하였다. 한독의약박물관 관장으로 적지 않은 시간을 의료사 유물들과 함께 보냈으며, 현재는 연세대학교 의과대학 의사학과 겸임교수로 있다. 그동안 『고려시대 의료의 형성과 발전』을 비롯한 한국 의료사 글들을 썼고, 『향약제생집성방』과 『의림촬요』 등을 우리말로 옮겼다. 2017년부터는 『의방유취』 번역에 매달리고 있다. 주로 고려와 조선전기 의료사를 연구 대상으로 삼아, 한국 의료의 발전 과정을 실증하는 한편 전근대에서 의료가 갖는 사회적 함의를 탐구하고 있다.

연세의학사총서 7

국역
향약구급방

초판 1쇄 인쇄 2018년 8월 31일
초판 1쇄 발행 2018년 9월 6일

옮긴이 이경록
펴낸이 주혜숙

펴낸곳 역사공간
등 록 2003년 7월 22일 제6-510호
주 소 03996 서울특별시 마포구 월드컵로100 4층
전 화 02-725-8806
팩 스 02-725-8801
이메일 jhs8807@hanmail.net

ISBN 979-11-5707-165-4 93510

• 책값은 뒤표지에 있습니다. 잘못된 책은 바꾸어 드립니다.
• 이 도서의 국립중앙도서관 출판예정도서목록(CIP)은 서지정보유통지원시스템 홈페이지(http://seoji.nl.go.kr)와 국가자료공동목록시스템(http://www.nl.go.kr/kolisnet)에서 이용하실 수 있습니다.(CIP제어번호: CIP2018028217)

연세의학사총서 7

국역 향약구급방

鄕藥救急方

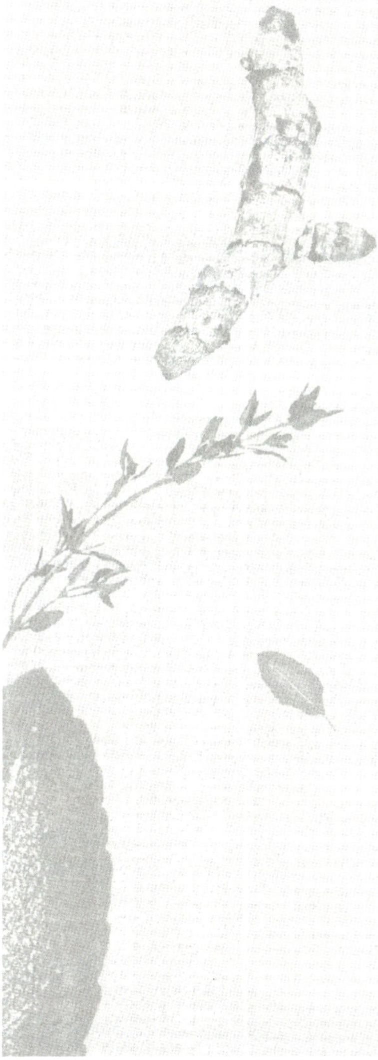

이경록 옮김

역사공간

역자 서문

고전(古典)은 전문 연구자만이 아니라 일반인들도 쉽게 접근할 수 있어야 하는 역사적 자산이다. 공부에 뜻을 세웠던 20대 중반에 나는 우리나라 고전들이 제대로 번역되지 않은 점이 불만스러웠다. 한문이 더 이상 공용어가 아닌 현재에는, 각 분야의 기본 저작들을 충실한 역주와 함께 완역하는 것이 필수적이라는 생각에서였다. 따라서 고려시대 의료사를 전공하는 나에게『향약구급방』번역은 젊은 시절의 문제의식이 낳은 일종의 책무와도 같은 것이었다.

『향약구급방(鄕藥救急方)』은 현존하는 가장 오래된 책자 형태의 의서(醫書)이다. 고려시대의 초간본(初刊本)은 남아 있지 않으며, 조선 태종 17년(1417)의 중간본(重刊本)만 일본 도쿄의 궁내청 서릉부에 소장되어 있다. 10여년 전에 나는 박사학위논문을 준비하는 과정에서『향약구급방』을 분석하면서 초역한 적이 있었다.

그 후 조선전기의 의서들을 우리말로 옮기는 기회를 갖게 되면서『국역 향약구급방』을 출간해야겠다는 나의 각오는 자연스레 굳어졌다. 전면적으로『향약구급방』을 새로 번역하기로 한 것이다.

번역 작업의 시작은 원문의 정확한 판독이다. 『향약구급방』 중간본에는 급하게 새긴 오각(誤刻)들 외에도, 600년의 시간이 흐르면서 판독이 어려워진 글자들이 상당히 많다. 게다가 우리나라에서 연구에 활용하는 서릉부 원본의 복사본은 가독성이 떨어지는 것도 사실이다. 나는 서릉부를 두 차례 방문하였다. 판독이 애매한 부분들을 모아서 원본과 직접 대조하기 위해서였다. 이러한 조사를 바탕으로 이 번역본에서는 최대한 충실하게 원문을 입력하였다.

원문에 표점을 달고 번역을 새로 시작하면서 항상 염두에 둔 게 있었다. 『향약구급방』이 고려시대에 대중의서였다는 점과, 『국역 향약구급방』은 현대의 일반 독자들이 무리없이 읽을 수 있어야 한다는 점이었다. 『향약구급방』은 고려시대에도 평이한 언어로 저술되었을 것이지만, 번역문 역시 이해하기 쉬운 우리말이어야 한다는 뜻이다. 예를 들어, '이염어질(易染於疾)'이란 문장은 '질병에 감염되기가 용이하다'라고 번역하지 않고 '쉽게 질병에 걸린다'라고 옮겼다.

『국역 향약구급방』을 출판하기 위해서 나는 원문을 재확인하고, 번역문을 수정하고, 역주를 보완하는 작업을 몇 차례 반복하였다. 특히 내 번역 결과물을 검토하는 과정에서는 『향약구급방』에 대한 신영일 선생님과 영옥청 선생님의 연구들도 크게 참고가 되었다(申榮日, 『鄕藥救急方에 對한 硏究(復原 및 醫史學的 考察)』, 경희대학교 대학원 박사학위논문, 1995; 寧玉清,『鄕藥救急方에 대한 연구』, 원광대학교 한의학전문대학원 석사학위논문, 2011). 이들은 자신들의 학위논문에서『향약구급방』연구에 최선을 다하였다. 두 분의『향약구급방』판독과 해석이 완벽하지는 않다고 판단되므로, 이『국역 향약구급방』에서는 그 한계를 넘어서려고 노력하였다.

아울러『향약구급방』기사가『향약제생집성방(鄕藥濟生集成方)』에는 10개,『향약집성방(鄕藥集成方)』에는 45개가 인용되어 있다.『향약구급방』중간본을 보완하는 중요한 기록들이어서 모두 이 번역본의 부록으로 정리하였다. 또 다른 부록으로는『향약구급방』원문을 영인(影印)하여 수록하였다. 전근대에 간행되어 저작권 보호기간이 만료되었으므로『향약구급방』원문을 자유롭게 이용할 수 있다는 한국저작권위원회의 답변을 얻었기에 가능한 일이었다. 원문까지 영인하여 한 책으로 묶을 수 있어서 정말 다행이다.

당연히 이 번역본은 완전하지 않다. 내 공부의 부족으로 제대로 이해되지 않는 부분들이 있어서이다. 모른다고 말하는 것은 연구자로서 부끄러운 일이다. 동시에 용기를 필요로 하는 일이기도 하다. 나는 번역문과 주석을 통해 애매한 부분들을 솔직히 표시하는 쪽을 선택하였다. '아는 것을 안다고 말하고, 모르는 것을 모른다고 말한다[知之爲知之, 不知爲不知]'라는 옛사람의 말을 따른 셈이다.

원래 내가 구상한 번역 작업의 목표는『향약구급방』의 모든 처방별로 그 정확한 출전까지 확인하는 것이었다. 이것은 고려시대

의학지식의 계보를 정리하기 위해서 꼭 필요한 과정이다. 사실 나는 『향약구급방』 안문(眼門, 안과), 치문(齒門, 치과), 풍문(風門, 중풍)의 연원을 추적한 논문들을 작성해본 적도 있었다. 하지만 『향약구급방』 전체를 대상으로 그 근거를 확인하는 작업은 쉬운 일이 아니었다. 아쉬운 부분이고, 앞으로의 과제이다.

이 『국역 향약구급방』은 『향약구급방』 중간본이 세상에 나온 지 600년이 지나기 전에는 출간하는 것이 목표였다. 600주년이 되는 해는 작년(2017년)이다. 초고는 이미 작년 초에 완성되었으나, 게으르고 나태한 천성은 어쩔 수가 없었다. 지금이나마 『국역 향약구급방』을 출간하는 이유 중 하나는 올해가 고려 건국 1100주년이기 때문이다. 고려 건국을 기념하는 다양한 행사들이 펼쳐지고 있는데, 고려의 대표적인 의서인 『향약구급방』을 올해 번역하는 것도 나름대로 의미가 있다고 생각한다.

이 번역 작업에는 적지 않은 분들이 관심을 보여주었지만, 실제로도 도움을 주신 분들이 있다. 역사학을 전공하는 나는 국어학에 대해서는 문외한이다. 하지만 『향약구급방』에는 꽤 많은 향명(鄕名)들이 표기되어 있는데, 『향약구급방』의 차자표기법(借字表記法)에서는 남풍현 선생님과 이은규 선생님의 연구가 돋보인다. 특히 이은규 선생님께서는 내가 향명(鄕名)의 번역 방식과 음가(音價)의 복원 문제로 상의드리거나 직접 방문하였을 때 많은 가르침을 주셨다.

최근에 『향약구급방』에 대한 관심이 고조되었는데, 대전의 의학사 연구모임(신동원, 김상현, 오재근, 이기복, 전종욱 선생님)에서는 꽤 오랫동안 『향약구급방』을 강독하고 있다. 의료사를 함께 공부한다는 이유만으로 기꺼이 『국역 향약구급방』 초고를 검토해 주셨다. 날카로운 지적들이 아주 인상적이었다. 솔직히 모든 지적사항을 수용하지는 못하였으나, 최대한 반영하려고 노력하였다.

그리고 『국역 향약구급방』이 출판사에서 편집되면서 책의 형태를 갖추기 시작한 후에 최초의 독자가 되어준 분이 김성수 선생님이다. 비슷한 시기를 전공하는 데다 치밀한 성격을 알고 있어서 책의 검토를 부탁드렸다. 나는 어렵게 부탁했는데 흔쾌히 들어주었다. 이상에서 말한 여러 선생님들 덕분에 이 번역본이 훨씬 나은 모습을 띠게 되었다. 아주 깊이 감사드린다. 물론 번역본의 오류는 전적으로 나의 책임이다.

이 책은 〈연세의학사총서〉의 하나로 간행된다. 연세대 의사학과 주임교수인 여인석 선생님의 배려와 역사공간 주혜숙 사장님의 호응 덕분이다. 오래된 인연과 새로운 인연이 모두 감사하다.

2018년 8월 9일

이 경 록 쓰다

차례

향약구급방(鄕藥救急方) 역주

부록

향약구급방(鄕藥救急方) 영인

향약구급방 해제

1. 머리말

고려시대에 편찬된 『향약구급방(鄕藥救急方)』은 가장 오래된 책자 형태의 의서(醫書)이다. 삼국시대의 의서로 『고려노사방(高麗老師方)』, 『백제신집방(百濟新集方)』, 『신라법사방(新羅法師方)』 등이 있었다는 기록이 있지만 의서 실물은 전해오지 않는다.

그런데 현존하는 『향약구급방』은 고려시대의 간행본이 아니다. 원래 고려에서 처음으로 간행된 『향약구급방』 초간본(初刊本)은 남아 있지 않으며, 저자도 알려져 있지 않다. 조선 태종 17년(1417)에 간행된 『향약구급방』 중간본(重刊本)이 일본 도쿄의 궁내청(宮內庁) 서릉부(書陵部)에 소장되어 있다. 이 서릉부 소장본이 유일하게 남아 있는 『향약구급방』이다.[1]

『향약구급방』은 향약(鄕藥) 개념이 본격적으로 사용된 의서이다. 고려시대 의료를 대표하는 단어로 '향약(鄕藥)'이 널리 사용됨에도 불구하고, '향약'이라는 단어가 『고려사』와 『고려사절요』에는

* 이 해제는 다음 글들을 토대로 작성되었다(이경록, 『고려시대 의료의 형성과 발전』, 혜안, 2010; 이경록, 「조선초기 『鄕藥濟生集成方』의 간행과 향약의 발전」, 『東方學志』 149집, 2010; 이경록, 「고려와 조선전기 중풍의 사회사」, 『泰東古典硏究』 30집, 2013; 이경록, 「『향약구급방』과 『비예백요방』에 나타난 고려시대 의학지식의 흐름 - 치과와 안과를 중심으로 -」, 『史林』 48호, 2014; 이경록, 「고려후기 의학지식의 계보 - 『비예백요방』과 『삼화자향약방』의 선후관계 재론 -」, 『東方學志』 166집, 2014).

1 일본 궁내청 서릉부의 『향약구급방』을 영인한 자료는 몇 종이 소개되어 있다. 金斗鍾, 「鄕藥救急方」, 『圖書』 5호, 을유문화사, 1963; 金信根 主編, 『韓國醫學大系』 1, 여강출판사, 1992; 申榮日, 『『鄕藥救急方』에 對한 硏究』, 경희대학교 박사학위논문, 1995; 단국대학교 퇴계기념중앙도서관의 복사본; 국립중앙도서관 고서실의 마이크로필름 등이 그것이다. 마지막 자료는 2004년에 국립중앙도서관에서 서릉부의 협조로 확보한 필름이다. 자료별로 해상도에 약간씩 차이가 있다. 그리고 서릉부 자료를 복사한 개인 소장본들이 있다.

전혀 등장하지 않으며, '『향약구급방(鄕藥救急方)』'이라는 서명(書名)에서 처음 나타난다.

사전적인 의미에서 '향약'은 외국산 약재인 당약(唐藥)과 비슷한 약효를 지닌 토산약재(土産藥材)이다. 하지만 향약이라는 용어 자체가 당약과 대비되어 사용된다. 중국 의학의 유입을 전제로 하므로, 향약 개념이 사용된다는 것은 중국 의학의 영향력이 그만큼 광범위해졌다는 반증이기도 하다.

아울러 향약은 치료약재(治療藥材)이다. 향약은 자신의 토산약재로 질병을 치료할 수 있다는 의토성(宜土性)을 본래적 속성으로 한다. 의토성에 대한 자각은 향약의서들의 공통점이다.[2] 그러므로 '향약'이라는 표현이 사용된다는 것은 우리나라 토산약재의 수급(需給)과 약성(藥性)을 적극적으로 인식하는 단계에 접어들었다는 뜻이다.

향약의 활성화가 고려로서는 자신들의 의료를 발전시키는 과정이었지만, 동아시아로서는 중국 의학의 외피를 쓴 동아시아의료의 보편성이 고려라는 개별 국가에 관철되는 계기이기도 하다. 의서로 설명하자면, 『향약구급방』의 의학은 동아시아의학인 동시에 고려 의학인 것이다. 따라서 중국 의학의 적극적 수용과 향약에 대한 자각을 토대로 한다는 점에서 이 책은 고려시대 의학이 새로운 단계에 도달했음을 상징한다.

본문에서는 『향약구급방』의 판본과 편제를 살펴보고 그 성격을

2 金斗鍾, 『韓國醫學史 全』, 探求堂, 1966, 206쪽; 신순식 외, 『韓國韓醫學史 再定立』 상, 한국한의학연구소, 1995, 44~45쪽.

간략히 설명함으로써 『향약구급방』에 대한 이해를 돕고자 한다.

2. 『향약구급방』의 편찬과 판본

1) 『향약구급방』 초간본의 간행시기

『향약구급방』 초간본(初刊本)의 간행 시기는 흔히 중간본(重刊本)에 수록된 발문(跋文)을 토대로 추측하고 있다. 윤상(尹祥)은 중간본 발문에서 "예전에 대장도감(大藏都監)에서 이 책을 간행하였는데, 세월이 오래되자 책판은 썩고 옛책은 찾아보기 어렵게 되었다."라고 썼다.[3] 기존 연구에서는, 대장도감이 고종대에 설치되었다는 점에서 『향약구급방』도 고종 19년(1232)~고종 38년(1251) 무렵에 출간되었다고 설명한다.[4]

하지만 『향약구급방』의 간행 시기가 고종대인지에 대해서는 다시 검토가 필요하다. '예전에 대장도감에서 이 책을 간행하였다'라는 발문의 표현에는 『향약구급방』이 고종대에 간행되었다는 뜻이 전혀 없기 때문이다. 대장도감의 흔적을 찾아보면, 충선왕 후원년(1309)에는 "쌀 300석을 대장도감에 보내라."라는 기록이 있으며,[5]

3 『鄕藥救急方』 跋文. "昔大藏都監刊行是書, 歲久板朽, 舊本罕見."

4 三木榮, 『朝鮮醫學史及疾病史』, 自家 出版, 1963, 63쪽; 金斗鍾, 「鄕藥救急方」, 『圖書』 5호, 을유문화사, 1963, 8쪽; 申榮日, 『『鄕藥救急方』에 對한 研究』, 경희대학교 박사학위논문, 1995, 2쪽; 洪榮義, 「高麗後期 大藏都監刊 『鄕藥救急方』의 刊行經緯와 資料性格」, 『韓國史學史研究』, 나남출판, 1997, 177~178쪽; 이태진, 『의술과 인구 그리고 농업기술』, 태학사, 2002, 114~117쪽 참고.

5 『高麗史』 卷78, 食貨1 田制 租稅, 충선왕 후원년 3월. "傳旨曰, 典農司所收諸寺社及有劵功臣田

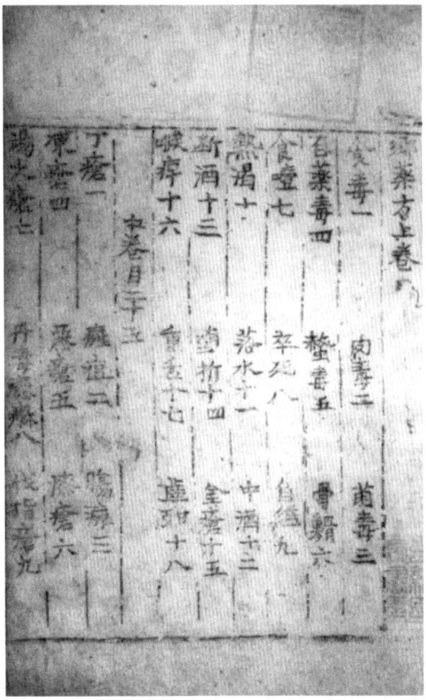

〈그림 1〉『**향약구급방**』**의 목차 부분**

조선 건국(1392) 직후의 "도당(都堂)에서 대장도감을 폐지하기를 청하였다."라는 기록에서도[6] 대장도감이 고려 말에 여전히 존속했음을 알 수 있다.

그렇다고 해서 『향약구급방』이 고려 말에 간행되지는 않았다. 『향약집성방(鄕藥集成方)』에 인용된 향약의서들을 확인해 보면 『향약구급방』과 『삼화자향약방(三和子鄕藥方)』의 처방이 겹치는 경우가 있다. 『삼화자향약방』의 200여개 방문(方文) 중 40여개가 『향약

租, 皆還給, 其餘田租, 移入龍門倉, 以米三百石, 分賜大藏都監 · 禪源社."

6 『太祖實錄』 卷1, 태조 원년 8월 2일(신해). "都堂請罷大藏都監."

〈표 1〉 고려시대 의서들의 계보도

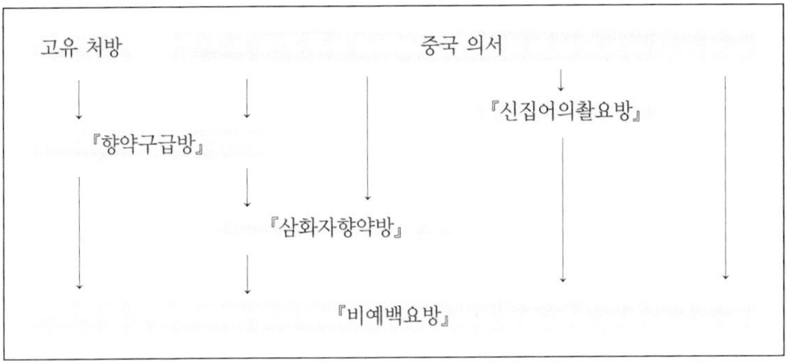

구급방』 방문과 같다.[7] 『삼화자향약방』에서는 『향약구급방』을 인용하되 제법(製法), 복용법, 주의사항, 출전을 간략화하고 향명(鄕名)도 생략하였다. '세월이 오래되자 『향약구급방』은 찾아보기 어렵게 되었다'라는 중간본 발문을 상기하면, 고려후기에 들어 『향약구급방』이 점차 희귀해지면서 『삼화자향약방』을 읽었던 것으로 판단된다. 또한 고려시대의 또 다른 의서인 『비예백요방(備預百要方)』은 『삼화자향약방』보다도 늦게 간행되었음을 기억할 필요가 있다. 참고로 『향약구급방』의 영향과 위치를 이해하기 쉽도록 고려시대 의서들의 계보도를 작성하면 〈표 1〉과 같다.

〈표 1〉을 보면 고려시대 의서들의 계승관계가 분명히 드러난다. 즉 『향약구급방』은 『성혜방(聖惠方)』이나 『증류본초(證類本草)』와 같은 중국 의서를 많이 채택하면서 고려의 고유 처방을 일부 수록하였다. 『삼화자향약방』은 중국 처방을 새로 수용하면서도 『향약

7 孫昌學, 『三和子鄕藥方의 刊行時期에 對한 硏究』, 경희대학교 석사학위논문, 1992, 19~20쪽.

구급방』을 직접 참고하는 경우는 많지 않았다. 『삼화자향약방』과 『향약구급방』의 조문은 서로 겹치는 것이 적으므로, 두 의서의 상호 영향은 미약했다고 판단된다.

또한 『비예백요방』에서는 『신집어의촬요방(新集御醫撮要方)』을 직접 인용하기도 하였지만, 『신집어의촬요방』의 인용 횟수는 적은 데다 두 의서의 성격은 워낙 판이하다. 『비예백요방』이 『신집어의촬요방』을 참고하기도 했다는 정도로만 이해하면 충분하다. 이렇게 본다면 『비예백요방』은 주로 『향약구급방』과 『삼화자향약방』 두 의서를 통합하면서, 여타 중국 의서들의 처방도 새로 채용하여 치료 범위를 확장시켰다.[8]

따라서 『향약구급방』은 『삼화자향약방』과 『비예백요방』보다는 넉넉히 앞선 시기에 간행되었을 것이다. 현재로서는 『향약구급방』의 정확한 간행 시기가 불분명하며, '고종대 이후의 고려후기'에 간행되었다는 정도가 가장 합리적인 판단이 된다.

2) 『향약구급방』의 체재

『향약구급방』은 3권 1책으로 구성되어 있다. 상권 식독(食毒)에서 하권 수합법(修合法)까지의 56목(目)이 본문에 해당하는데, 이 가운데 하권 마지막의 복약법(服藥法)·약성상반(藥性相反)·고전록험방(古傳錄驗方)·수합법(修合法) 등 4목을 제외한 52목에서 질병 치

8 보다 자세한 논의는 다음 글에서 자세히 다루었다(이경록, 「『향약구급방』과 『비예백요방』에 나타난 고려시대 의학지식의 흐름 – 치과와 안과를 중심으로 –」, 『史林』 48호, 2014; 이경록, 「고려후기 의학지식의 계보 –『비예백요방』과 『삼화자향약방』의 선후관계 재론 –」, 『東方學志』 166집, 2014).

료를 다루고 있다. 부록으로는 「방중향약목초부(方中鄕藥目草部)」가 있고,[9] 맨마지막에는 발문(跋文) 및 간기(刊記)가 첨부되어 있다. 그런데 중간본의 목차와 본문의 실제 제목은 표기가 완전히 일치하지 않으며, 약간의 오각(誤刻)도 보인다. 이 차이를 정리하면 〈표 2〉와 같다. 표에서 〈 〉는 보충역을 표시한다.

기존 연구에서는 『향약구급방』을 고종대에 간행된 것으로 이해하였다. 고종대라고 설명하는 순간 대몽항쟁과 강화도가 연상되면서 이 책은 전쟁과 관련된 군진의학(軍陣醫學)의 일종으로 간주된다. 하지만 이 책이 전쟁과 관련된 의서가 아님은 〈표 2〉에서 쉽게 드러난다. 전쟁으로 인한 부상과 관련되는 항목은 타손압착상

〈표 2〉 **『향약구급방』의 목차 순서와 본문의 제목**

번호	목차 순서		본문의 제목	
1	상권	1. 식독(食毒)	상권	1. 식독(食毒)
2		2. 육독(肉毒)		2. 육독(肉毒)
3		3. 균독(菌毒)		〈3〉. 균독(菌毒)
4		4. 백약독(百藥毒)		4. 백약독(百藥毒)
5		5. 석독(螫毒)		5. 석교독(螫咬毒)
6		6. 골골(骨䱻)[10]		〈6〉. 골경방(骨鯁方)
7		7. 식열(食噎)		〈7〉. 식열방(食噎方)
8		8. 졸사(卒死)		〈8〉. 졸사(卒死)
9		9. 자액(自縊)		〈9〉. 자액사(自縊死)
10		10. 열갈(熱渴)		〈10〉. 이열갈사(理熱暍死)

9 方中鄕藥目草部는 『향약구급방』 본문의 처방에서 제시된 토산약재 목록 중 식물 관련 사항이라는 뜻이다.

10 원문은 '骨䱻'이지만 본문 내용으로 미루어 '骨鯁'의 誤刻이다.

번호	목차 순서		본문의 제목	
11	상권	11. 낙수(落水)	상권	〈11〉. 낙수사(落水死)
12		12. 중주(中酒)		〈12〉. 중주욕사방(中酒欲死方)
13		13. 단주(斷酒)		〈13〉. 단주방(斷酒方)
14		14. 타절(墮折)		〈14〉. 타손압착상절타파(墮損壓笮傷折打破)
15		15. 금창(金瘡)		〈15〉. 금창(金瘡)
16		16. 후비(喉痺)		〈16〉. 후비(喉痺)
17		17. 중설(重舌)		〈17〉. 중설구창(重舌口瘡)
18		18. 치감(齒蚶)		〈18〉. 치감닉(齒蚶䘌)
19	중권	1. 정창(丁瘡)	중권	〈1〉. 정창(丁瘡)
20		2. 옹저(癰疽)		〈2〉. 발배(發背) · 옹저(癰疽) · 절(癤) · 유옹(乳癰)
21		3. 장옹(腸癰)		〈3〉. 장옹방(腸癰方)
22		4. 동창(凍瘡)		〈4〉. 동창(凍瘡)
23		5. 악창(惡瘡)		〈5〉. 악창(惡瘡)
24		6. 칠창(漆瘡)		〈6〉. 칠창(漆瘡)
25		7. 탕화창(湯火瘡)		〈7〉. 탕화창(湯火瘡)
26		8. 단독은진(丹毒癮疹)		〈8〉. 단독은진방(丹毒癮疹方)
27		9. 대지창(代指瘡)		〈9〉. 대지창(代指瘡)[伐指瘡][11]
28		10. 표저(瘭疽)		〈10〉. 표저(瘭疽)
29		11. 부골저(附骨疽)		〈11〉. 부골저(附骨疽)
30		12. 선개과창(癬疥瘑瘡)		〈12〉. 선개과창(癬疥瘑瘡)
31		13. 전촉목죽첨자(箭鏃木竹籤刺)		〈13〉. 전촉급죽목첨자(箭鏃及竹木籤刺)
32		14. 치루장풍(痔漏腸風)		〈14〉. 치루장풍(痔漏腸風)
33		15. 심장통(心腸痛)[12]		〈15〉. 심복통(心腹痛)
34		16. 냉열리(冷熱痢)		〈16〉. 냉열리(冷熱痢)

11 원문은 '伐指瘡'이지만 본문 내용으로 미루어 '代指瘡'의 誤刻이다.

12 원문은 '心腸痛'이지만 본문 내용으로 미루어 '心腹痛'의 誤刻이다.

번호	목차 순서		본문의 제목	
35	중권	17. 대소변불통(大小便不通)	중권	〈17. 대소변불통(大小便不通)[13]〉
36		18. 임질(淋疾)		〈18〉. 임질(淋疾)
37		19. 소갈(消渴)		〈19〉. 소갈(消渴)
38		20. 소변하혈(小便下血)		〈20〉. 소변하혈방(小便下血方)
39		21. 음퇴음창(陰㿉陰瘡)		〈21〉. 음퇴음창(陰㿉陰瘡)
40		22. 비뉵(鼻衄)		〈22〉. 비뉵(鼻衄)
41		23. 안병(眼病)		〈23〉. 안(眼)
42		24. 이병(耳病)		〈24〉. 이(耳)
43		25. 구순병(口脣病)		〈25〉. 구순(口脣)
44	하권	1. 부인잡방(婦人雜方)	하권	〈1〉. 부인잡방(婦人雜方)
45		2. 소아잡방(小兒雜方)		〈2〉. 소아방(小兒方)
46		3. 소아오탄제물(小兒誤呑諸物)		〈3〉. 소아오탄제물(小兒誤呑諸物)
47		4. 수종(水腫)		〈4〉. 수종(水腫)
48		5. 중풍(中風)		〈5〉. 중풍(中風)
49		6. 전광(癲狂)		〈6〉. 전광(癲狂)
50		7. 학질(瘧疾)		〈7〉. 학질(瘧疾)
51		8. 두통(頭痛)		〈8〉. 두통(頭痛)
52		9. 잡방(雜方)		〈9〉. 잡방(雜方)
53		10. 복약법(服藥法)		〈10〉. 복약법(服藥法)
54		11. 약성상반(藥性相反)		〈11〉. 약성상반(藥性相反)
55		12. 고전록험방(古傳錄驗方)		〈12〉. 고전록험방(古傳錄驗方)
56		-		수합법(修合法)
57		-		방중향약목초부(方中鄕藥目草部)
58		-		〈『향약구급방(鄕藥救急方)』 발문(跋文)〉[14]

13 본문에는 '大小便不通'이라는 제목이 달려 있지 않다.

14 본문에는 '鄕藥救急方 跋文'이라는 제목이 달려 있지 않다.

절타파(墮損壓笮傷折打破)·금창(金瘡)·전촉급죽목첨자(箭鏃及竹木籤刺) 등이다. 그런데 이 항목들은 제일 앞쪽에 배치된 것이 아닐 뿐만 아니라 상권과 중권에 흩어져 있다. 『향약구급방』의 구성으로 미루어 이 책의 저술은 전쟁과는 직접 관련성이 없는 것이다.

더 나아가 『향약구급방』 본문의 연관성을 기준으로 그 항목들을 범주화시키면 다음과 같다.

상권 : 중독(음식물 중독 → 약물 중독 → 벌레독 중독) ⇒ 일상적인 위협요소(골경 → 식열 → 졸사 → 자액사 → 일사병 → 익사 → 술 → 타절 → 금창) ⇒ 신체부위(인후 → 혀 → 치아)

중권 : 창저류(瘡疽類) ⇒ 내상류(內傷類) ⇒ 신체부위(코 → 눈 → 귀 → 입)

하권 : 전문과(산부인과 → 소아과 → 수종 → 중풍 → 전광 → 학질 → 두통) ⇒ 잡병 ⇒ 기타(복약법 → 약성상반 → 고전록험방 → 수합법)

이렇게 보면 『향약구급방』 상권은 일상의 구급상황, 중권은 창저와 내상 등 주요 질병, 하권은 전문과와 기타 질병 등으로 구성되었다. 음식물 중독 등의 응급상황이 『향약구급방』에서 주의 깊게 다루는 항목이라는 점을 알 수가 있다. 그리고 당시 고려에서는 내과·외과 외에 안과·이비인후과·치과·산부인과·소아과 등이 조금씩 분화하고 있다.

3) 「방중향약목초부」와 중간본

현존하는 『향약구급방』 중간본(조선 태종 17년, 1417년)이 고려시대의 초간본과 얼마나 일치하는가에 대해서는 논의가 필요하다.[15] 우선 초간본에는 서문이 있었을 가능성이 높은데 남아 있지 않다. 초간본이 희귀해지고 그 목판도 손상됨에 따라 중간본이 부득이하게 변형되었음은 분명하다. 중간본에서 달라진 정도에 대한 단서는 조선의 의서들에서 찾을 수 있다. 즉 『향약구급방』의 처방이 『향약제생집성방』·『향약집성방』에서는 인용되었으며, 『의방유취』·『의림촬요』·『동의보감』에서는 인용되지 않았다.[16]

그런데 『향약제생집성방』과 『향약집성방』에서는 『향약구급방』 중간본과 일치하지 않는 처방들이 발견되기도 한다.[17] 『향약제생집성방』에서는 7군데에서 『향약구급방』 기사 10개를 인용하였다. 『향약제생집성방』은 정종 원년(1399)에 간행되었으므로 『향약구급방』 초간본을 참고한 것이 분명하다. 10개 인용 가운데 중간본과 겹치는 기사가 7개이고, 겹치지 않는 기사가 3개이다. 그리고 『향약집성방』에서는 32군데에서 『향약구급방』 기사 45개를 인용하였다. 45개 인용 가운데 중간본과 겹치는 기사가 36개이고, 겹치지 않는 기사가 9개이다. 이렇게 본다면 『향약집성방』도 조선초기까

15 이와 별도로 조선 세종 9년(1427)에 黃子厚의 건의에 따라 『향약구급방』을 충청도에서 간행하도록 명한 기록이 남아 있다(『世宗實錄』 卷37, 세종 9년 9월 11일(병신)).

16 『의방유취』·『의림촬요』·『동의보감』에서는 '救急方'으로 출전을 표시한 인용들이 드물게 보이지만, 그 내용이나 문장의 형식으로 미루어 이 '구급방'이 『향약구급방』을 의미하는 것으로는 판단되지 않는다.

17 『향약제생집성방』과 『향약집성방』에 인용된 『향약구급방』의 모든 처방들은 이 번역본의 부록에 실었다.

지 남아 있던 『향약구급방』 초간본을 참고한 것으로 추측된다. 『향약제생집성방』과 『향약집성방』의 인용 기사에서 『향약구급방』 중간본과 일치하지 않는 것이 각각 30%와 20%인 셈이다.

하지만 체재를 따져보면 『향약구급방』 중간본이 초간본에서 크게 어긋나지는 않은 것 같다. 앞서 제시한 목차에서 드러나듯이 하권이 잡방 → 복약법 → 약성상반 → 고전록험방 → 수합법으로 마무리되는 것으로 보아 자기완결적인 편제를 구성하고 있다고 판단되기 때문이다.

그런데 중간본 마지막의 발문(跋文)과 간기(刊記)는 조선 태종 17년(1417)의 기록이 분명하지만, 발문 바로 앞의 「방중향약목초부(方中鄕藥目草部)」가 초간본의 내용인지에 대해서는 애매한 점이 있다. 기존 연구에서는 「방중향약목초부」를 『향약구급방』 초간본에 실려 있었다고 이해하면서 고려시대의 향약을 보여주는 1차 자료로 활용하기도 하고,[18] 「방중향약목초부」는 『향약구급방』의 한 부분이 아니었는데 중간본 간행시에 최자하(崔自河)가 합본했으리라 추측하기도 하였다.[19]

이 「방중향약목초부」에 실린 창포(菖蒲)를 비롯한 180종의 약재들은 향약 명칭[鄕名]이 병기되어 향약의 실상을 파악하는데 매우 유익할뿐더러 약성과 채취법도 서술하고 있어 눈길을 끈다. 하지

18 李德鳳, 「鄕藥救急方의 方中鄕藥目 硏究」, 『亞細亞硏究』 6권 1호, 고려대학교 아세아문제연구소, 1963; 南豊鉉, 『借字表記法硏究』, 檀大出版部, 1981; 尹章圭, 『鄕藥採取月令』의 국어학적 연구』, 성균관대학교 박사학위논문, 2004.

19 申榮日, 『鄕藥救急方』에 對한 硏究』, 경희대학교 박사학위논문, 1995, 182쪽; 신영일, 「高麗時代의 醫學」(신순식 외, 『韓國韓醫學史 再定立』 상, 한국한의학연구소, 1995), 194쪽.

만 「방중향약목초부」는 책의 목차에 나오지 않는 데다 그 설명도 『향약구급방』의 본문과 일치하지 않는다. 예를 들면 「방중향약목초부」에서는 시호(柴胡)가 상한병(傷寒病)을 치료한다고 설명하지만, 『향약구급방』 본문에서는 시호가 학질 치료에 단 한번 나올 뿐이며 '상한(傷寒)'이라는 용어 자체도 등장하지 않는다. 또한 본문을 살펴보면 「방중향약목초부」 항목 바로 앞인 '수합법'의 마지막 부분에서는 "〈이상은〉 『향약구급방(鄕藥救急方)』 하권이다[鄕藥救急方下]."라고 분명히 적었다.

「방중향약목초부」의 저술 시기를 검토하기 위해서는 1) 『향약구급방』 본문, 2) 『향약구급방』 「방중향약목초부」, 3) 『향약채취월령』(1431)의 향명(鄕名) 표기를 비교할 필요가 있다.

〈표 3〉에서는 세 자료의 표기가 완전히 일치하는 경우부터 서서히 달라지는 경우를 모두 살필 수 있다. 이러한 표기 방식의 차이로 미루어 볼 때 「방중향약목초부」는 『향약구급방』과 동시에 만들어진 자료가 아니었다. 「방중향약목초부」는 『향약구급방』 초간본과 『향약채취월령』 사이의 어디쯤에서 제작된 자료가 분명하다. 『향약채취월령』이 세종 13년(1431)의 기록이라는 점을 감안하면, 기존 연구의 추측대로 「방중향약목초부」는 『향약구급방』이 중간된 태종 17년(1417)보다 조금 앞선 시기에 만들어졌다. 따라서 고려에서 간행된 『향약구급방』 초간본의 내용은 하권 수합법(修合法)까지였으며, 「방중향약목초부」는 중간본을 간행하면서 합본되었다.

〈표 3〉『향약구급방』 본문, 『향약구급방』「방중향약목초부」, 『향약채취월령』의 향명 비교표

약재명	『향약구급방』 본문	『향약구급방』 「방중향약목초부」	『향약채취월령』
고삼(苦蔘)	板麻	板麻	板麻
사간(射干)	虎矣扇	虎矣扇	虎矣扇
황기(黃芪)	甘板麻	數板麻 / 甘板麻	甘板麻
여로(藜蘆)	箔草	箔草	朴草
의이인(薏苡仁)	伊乙每	伊乙梅	有乙梅
천남성(天南星)	豆也亇次火	豆也味次	豆也摩次作只
피마자(蓖麻子)	阿叱加伊	阿次加伊	阿次叱加伊
길경(桔梗)	道羅次	刀亽次	都乙羅叱
승마(升麻)	雉骨木	雉骨木 / 雉鳥老草	知骨木 / 雉鳥老中
경삼릉(京三棱)	結次邑笠根	結叱加次根	牛夫月乙
위령선(威靈仙)	狗尾草	車衣菜	車衣菜
창포(菖蒲)	消衣亇	松衣亇	松衣亇
여여(藺茹)	烏得夫得	五得浮得	吾獨毒只

4) 현존 중간본의 상태

앞서 언급한 바와 같이 현존하는 『향약구급방』 중간본은 일본 도쿄의 궁내청 서릉부에만 소장되어 있는 목판본(木版本)이다. 서릉부의 『향약구급방』은 얇은 한지로 감싼 채 보관되어 있다.[20] 책의 전체 크기는 20.3×30.2cm이다. 이 책은 한지를 몇 겹으로 붙여서 겉표지로 사용하고 있으며, 전통적인 오침안정법(五針眼訂法)으로 선장 제본하였다. 책 표지에 능화문양은 보이지 않으며, 치자물

20 2017년 5월 30일(화)~6월 1일(목)과 2018년 5월 28일(월)~5월 31일(목)에 궁내청 서릉부에서 『향약구급방』을 조사하였다.

을 들이지 않은 상태여서 한적(漢籍)의 일반적인 표지에 비해 밝다.

책 표지에는 '조선판(朝鮮版) 향약구급방(鄕藥救急方) 상중하(上中下)'라는 묵서 서명이 보이며, 몇 장의 첨지(籤紙)가 붙어 있다. 첨지는 각각 '제일구(第一區), 일구오칠(一九五七)', '한서(漢書), 의서지부(醫書之部), 일칠육호(一七六號), 서이의 일가(西二ノ一架), 일책(壹冊)', '서의 이의 일(西ノ二ノ一)', '도서료(圖書寮), 번호(番號) 43749, 책수(冊數) 1, 함수(函數) 558 11'이라고 되어 있다. 그리고 표지 중간에는 판독이 안 되는 찢어진 첨지가 하나 있다. 이 첨지들은『향약구급방』의 분류와 보관 위치를 표시한 것들이 확실하다.

표지를 넘기면 목차 첫쪽과 본문 첫쪽에는 '제국박물관도서(帝國博物館圖書)', '다기씨장서인(多紀氏藏書印)', '궁내성도서인(宮內省圖書印)'이라는 소장인이 찍혀 있다. 소장인으로 미루어『향약구급방』은 원래 일본의 유명한 의학자 가문인 다키(多紀) 집안의 소유였음을 알 수 있다. 아마도 에도막부의 붕괴와 함께『향약구급방』도 다른 의서들처럼 다키 집안을 떠나 우에노(上野)의 제국박물관(帝國博物館)에 입수되었다가, 소화(昭和) 연간에 궁내성(宮內省) 도서료(圖書寮, 현재의 궁내청 서릉부)로 이관된 것으로 추측된다.

『향약구급방』의 본문 종이는 옅은 노란색을 띠고 있으며, 종이는 굉장히 얇고 섬유질이 많이 보인다. 판심에서는 '구급(救急)' 또는 '구급방(救急方)'이라는 서명 표시 아래에 장(張)수를 적었다. 전반적으로 책의 위아래에는 물기를 머금었던 흔적이 남아 있다. 또한 본문에는 좀 먹은 곳이 많으며, 후대에 배접을 하는 등 수리가 진행되었다. 따라서 흑백으로 처리한 마이크로필름의 가독성은

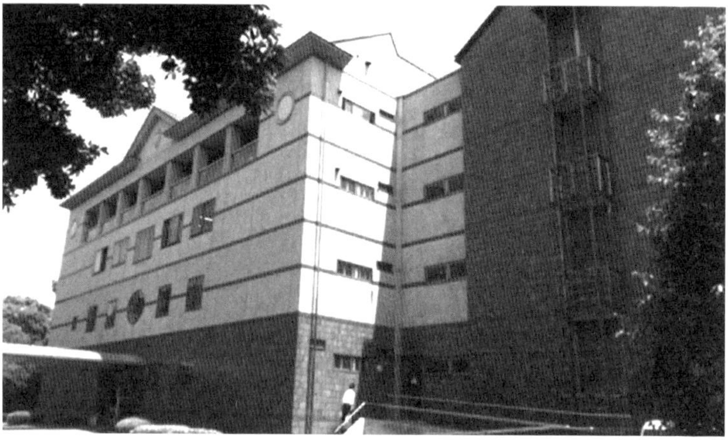

〈그림 2〉 일본 도쿄의 궁내청 서릉부 전경

떨어질 수밖에 없다.

『향약구급방』 중간본의 발문에 따르면 인쇄에는 두 달 정도 걸렸다고 하는데, 이 중간본이 정교하게 교정되거나 정성들여 편집된 것은 아니다. 예를 들어 상권(上卷)에서는 '조협【향명주야읍】(皂莢【鄉名注也邑】)'이라는 설명을 5번이나 반복하고, 하권(下卷)의 '여동【자대 효】두온주하육십환(如桐【子大 曉】頭溫酒下六十丸)'에서는 세주처럼 작게 '자대 효(子大 曉)'를 표기하며, 「방중향약목초부」에서는 '상근백피(桑根白皮)'를 세주처럼 '상【근백피】(桑【根白皮】)'라고 표기하였다. 또한 책의 목차와 본문 제목이 다른 경우가 상당히 많다는 점은 앞서 언급한 바와 같다.

이처럼 『향약구급방』은 중간하면서 목판에 급하게 새긴 탓인지 글자가 정확하거나 정갈하지 않다. 목판의 나무결이 판독을 방해하기도 하며, 오래되어서 원본 글자가 잘 보이지 않기도 한다. 심지어 목판으로 인쇄한 다음에, 붓으로 글자 위에 덧쓴 것들도 간혹 보인다. 물론 『향약구급방』 원본이 마이크로필름보다는 잘 보이지만, 원본 자체의 판독도 용이하지는 않다.

3. 『향약구급방』의 연원과 약재의 특성

1) 『향약구급방』의 연원

『향약구급방』의 기록에 한국 고유의 처방과 외국 의서의 인용 처방이 어느 정도이며, 인용을 했다면 어느 의서에 주로 의지했는가는 아주 중요한 문제이다. 『향약구급방』의 다음 문장을 보자. 참을 수 없는 치통에는 하얀 닭똥을 태워 가루로 만든 다음 천으로 싸서 아픈 부위에 대고 물고 있으면 즉효가 있다는 내용이다. 비교분석을 위해 부득이 원문을 제시한다.

> 『향약구급방』 : 齒痛不可忍, 取雞屎白, 燒末, 綿裹, 安痛處, 咬, 立差.[21]

『향약구급방』의 이 처방이 어디에서 비롯되었는지를 의서들에서 조사해보면 『증류본초(證類本草)』, 『외대비요(外臺秘要)』, 『천금방(千金方)』, 『성혜방(聖惠方)』 등에서 유사한 기록을 만날 수 있다.

21 『鄕藥救急方』 上卷, 齒蚶䘌. 원문의 해석은 다음과 같다. "참을 수 없는 치통에는, 하얀 닭똥 태운 가루를 천으로 싸서 아픈 부위에 놓고 물고 있으면 곧바로 좋아진다."

『증류본초』: 治齒痛不可忍. 取雞屎白, 燒末, 綿裹, 安痛處, 咬, 立差.[22]

『외대비요』: 集驗療齒痛方. 雞屎白, 燒灰末, 以綿裹, 置齒痛上, 咬咋之, 差.[23]

『천금방』: 治頭面風口齒疼痛不可忍方.…… 又方. 雞屎白, 燒灰, 以綿 裹, 置齒痛上, 咬咋之.[24]

『성혜방』: 治齒疼立效方.…… 又方. 鷄糞白, 燒灰, 敷齒根, 良.[25]

위 기록들을 세밀히 대조해보면『향약구급방』의 닭똥 처방은 첫 번째 인용문인『증류본초』문장을 직접 인용했음을 알 수 있다. 이러한 방식으로『향약구급방』의 치과, 안과, 중풍 처방들과 그 출전을 일일이 찾아서 비교해보면『향약구급방』의 인용 의서를 확인할 수 있다.[26]

『향약구급방』에는 치과 처방 18건, 안과 처방 25건, 중풍 처방 9건이 존재한다. 치과 처방 18건의 출전은『성혜방』7건,『증류본초』5건,『외대비요』4건,『천금방』2건이다. 그리고 안과 처방 25

22 唐愼微 編著, 張存惠 重刊,『重修政和經史證類備用本草』卷19, 丹雄雞(대만 南天書局 영인, 1976), 399쪽.

23『外臺秘要方』卷22, 齒痛方一十一首(四庫全書本), 727쪽.

24『備急千金要方』卷19, 治頭面風口齒疼痛不可忍方(四庫全書本), 216쪽.

25『太平聖惠方』卷34, 治齒疼諸方(翰成社 영인, 1979), 993쪽.

26『향약구급방』처방의 연원들에 대한 논의는 다음 글에서 자세히 다루었다(이경록,「고려와 조선전기 중풍의 사회사」,『泰東古典硏究』30집, 2013; 이경록,「『향약구급방』과『비예백요방』에 나타난 고려시대 의학지식의 흐름 – 치과와 안과를 중심으로 –」,『史林』48호, 2014; 이경록,「고려후기 의학지식의 계보 –『비예백요방』과『삼화자향약방』의 선후관계 재론 –」,『東方學志』166집, 2014).

건의 출전은 『성혜방』 14건, 『외대비요』 4건, 『소심양방(蘇沈良方)』 2건, 『주후비급방(肘後備急方)』 2건, 『성제총록(聖濟總錄)』 2건이며, 고려의 고유 처방이 1건이다. 마지막으로 중풍 처방 9건의 출전은 『증류본초』 8건과 고려의 고유 처방이 1건이다.

이처럼 『성혜방』은 인용 빈도가 가장 높을 뿐만 아니라 『향약구급방』 조문을 유심히 살펴보면 『성혜방』 원문의 인용 역시 충실하다. 그리고 『증류본초』가 상당히 인용되는 점이 눈에 띈다. 『증류본초』가 본초서(本草書)라는 점에 비추어본다면 특이한 현상이다. 특히 『향약구급방』 중풍의 중국 처방 8건이 모두 『증류본초』에서 인용한 것이다. 송(宋)나라의 당신미(唐愼微, 1056~1093년)가 저술한 『증류본초』는 1108년(고려 예종 3)에 『경사증류대관본초(經史證類大觀本草)』라는 제목으로 간행되었다. 『향약구급방』 편찬자들은 최신 본초서까지 참고하려고 나름대로 노력하였던 것이다. 그리고 당(唐)나라 의서인 『외대비요』와 『천금방』 역시 『향약구급방』 편찬자들이 중시했던 의서임을 알 수 있다.

반면 송(宋)나라의 또 다른 의서인 『성제총록』의 인용은 소수에 불과하며, 『향약구급방』 문장을 살펴봐도 『성제총록』 문장은 간추려져 인용되는 편이다. 『향약구급방』 편찬자들이 『성제총록』보다는 『성혜방』·『증류본초』·『외대비요』 등을 높게 평가했다는 뜻이다.

한편 『향약구급방』의 치과, 안과, 중풍 처방에서 고려시대 고유 처방은 2건 즉 단풍나무잎[楓葉]을 이용한 안과 처방과 솔잎[松葉]을 이용한 중풍 처방이 확인된다. 풍증(風症)으로 눈이 충혈되고 깔깔하면서 가려운 데는 단풍나무잎을 푹 달여서 2~3번만 눈을 씻으면 낫는다고 한다. 그리고 중풍(中風)으로 인한 반신불수에는 솔잎과 소금을 함께 쪄서 찜질한다고 한다.[27] 이 처방들은 각각 『향약구급방』→『비예백요방』, 그리고 『제중입효방』→『향약구급방』→『비예백요방』으로 계승되는 고유 치료법의 존재를 보여준다.

다시 말하면 약간의 고유 처방이 『향약구급방』 편찬시에 수렴되었지만, 고려시대 의학의 독자성을 보여주는 의서라는 그동안의 일방적인 평가와는[28] 달리 『향약구급방』은 중국 의학을 충실히 수용하는 면모도 보이고 있다.[29]

2) 『향약구급방』 약재의 특성

『향약구급방』의 처방 약재를 분석하면 고려시대 향약의 실태를 한눈에 살필 수 있다. 『향약구급방』에서 가장 많은 약재가 사용되는 처방은 과창(瘑瘡) 등 일체의 무명창(無名瘡)을 치료하는 것으로 약

27 『鄕藥救急方』 中卷, 眼. "풍사로 인하여 눈이 충혈되고 깔깔하면서 가려운 증상의 치료 처방. 풍엽 적당량〈을 사용한다〉. 위의 약재를 물에 넣고 푹 달인 후에 찌꺼기는 버리고, 식혀서 〈그 물로〉 눈을 씻는다. 2~3번 지나지 않아 좋아진다. 〈이 처방은〉『신상서방』에 나온다[理眼風赤澁痒方. 楓葉不以多小. 右以水爛煎, 去滓, 停冷洗之. 不過兩三度, 差. 出愼尙書方]."; 『鄕藥救急方』 下卷, 中風. "중풍으로 인한 반신불수의 치료법. 빻은 생 솔잎【6말】과 소금 2되를 섞어서 베자루에 담아 찐다. 뜨거운 상태에서 아픈 곳을 찜질하며 식으면 다시 바꾸어준다. 뜨겁게 하되, 〈지나치게 뜨거워서〉 피부를 상하지는 않도록 한다. 매일 3~4번 환부를 찜질하면 좋다[理中風, 半邊不遂. 用生松葉擣【六斗】·塩二升, 相和, 盛布囊中, 蒸之. 承熱, 熨患處, 冷更易. 熱不至傷肌. 日三四熨之, 良]."

28 김두종은 『향약구급방』이 고려시대에 民間 古老들의 구급에 관한 常用鄕藥經驗方을 수집하여 간행한 의서로, 의약에 관한 자주적 정책을 수립하고자 하는데 목적이 있다고 설명하였다(金斗鍾, 「鄕藥救急方」, 『圖書』 5호, 을유문화사, 1963, 8~10쪽).

29 『향약구급방』에 나타난 고려시대 의학의 '자주성' 문제는 이미 다른 글에서 상술한 바 있다(이경록, 『고려시대 의료의 형성과 발전』, 혜안, 2010, 304~312쪽).

재 6종이 사용되었다.[30] 그것은 머리카락[頭髮], 참기름[眞油], 황벽피(黃蘗皮), 송진[松脂], 복숭아씨[桃仁], 방울풀 열매[馬兜鈴]로서 일상에서 쉽게 구할 수 있는 것들이었다. 찜질 및 뜸 치료도 자주 보이며,[31] 침을 이용한 절개나 뽕나무 껍질[桑白皮]을 이용해 꿰매는 외과수술까지 제시하였지만,[32] 대부분의 외과적 상처도 내복약으로 치료한다. 크게 보아 『향약구급방』의 치료법은 거의 복약요법이라고 할 수 있다.

『향약구급방』에서는 549개 처방에 754개의 약재가 사용되었다. 1처방당 평균 1.37개의 약재가 사용된 셈이다. 심지어 약재를 전혀 사용하지 않는 처방도 23개나 제시되었다. 즉 『향약구급방』에서는 1~2개 정도의 적은 약재로 질병을 치료하며, 대다수의 처방은 약재 1개만을 사용하는 단방(單方)이다. 상권에 배치된 구급방일수록 단방이 많으며, 중권과 하권의 내상이나 전문과일수록 약재가 평균치를 상회한다.[33]

반면 조선초기의 『향약제생집성방』에서는 고려에 비해 1처방당 평균 약재수가 증가하는 복방화(複方化) 경향이 뚜렷해진다. 1처방당 평균 약재수가 『향약구급방』에서는 1.37개였는데, 『향약제생

30 『鄕藥救急方』 中卷, 癬疥瘑瘡. "理瘑瘡等, 一切無名瘡. 頭髮若干, 用眞油, 熳火煎之, 髮銷爲度. 取黃蘗皮【細末】· 松脂【細研】· 桃人【細研】· 馬兜鈴【細末】, 各等分, 和上件油. 熳火更煎如膠, 貼之, 妙."

31 『鄕藥救急方』 上卷, 螫咬毒; 『鄕藥救急方』 中卷, 痔漏腸風.

32 『鄕藥救急方』 上卷, 金瘡; 『鄕藥救急方』 上卷, 齒蚶䘌.

33 『향약구급방』의 약재들에 대한 분석은 다음 글에서 자세히 다루었다(이경록, 『고려시대 의료의 형성과 발전』, 혜안, 2010, 367~371쪽).

집성방』에서는 2.42개에 달했다.[34]

『향약구급방』에서 가장 널리 사용된 약물은 식초[醋]이며, 꿀[蜜]·소금[鹽]·당귀·쑥[艾]이 그 뒤를 잇고 있다. 『향약구급방』에서 4회 이상 등장하는 처방 약재와 횟수를 꼽으면 다음과 같다.

> 초(醋, 27), 밀(蜜, 22), 염(鹽, 21), 당귀(當歸, 15), 애(艾, 15), 산(蒜, 12), 생지황(生地黃, 12), 유(油, 12), 감초(甘草, 11), 남칠(藍漆, 11), 저지(猪脂, 11), 계자(鷄子, 10), 조협(皂莢, 10), 면(麵, 9), 인유(人乳, 9), 대두(大豆, 8), 석회(石灰, 8), 총(葱, 8), 포황(蒲黃, 8), 황벽(黃蘗, 8), 규자(葵子, 7), 괄루(栝樓, 7), 마자(麻子, 7), 해(薤, 7), 백작약(白芍藥, 6), 상피(桑皮, 6), 생강(生薑, 6), 소두(小豆, 6), 소변(小便, 6), 조(棗, 6), 계시(鷄屎, 5), 도인(桃仁, 5), 삭조(蒴藋, 5), 인시(人屎, 5), 행인(杏仁, 5), 계관혈(鷄冠血, 4), 고삼(苦蔘, 4), 마린화(馬藺花, 4), 방풍(防風, 4), 석위(石韋, 4), 송지(松脂, 4), 우슬(牛膝, 4), 우시(牛屎, 4), 창이(蒼耳, 4).

이 통계에서는 일상 식재료가 치료 약재로 널리 쓰이는 현상을 한눈에 확인할 수 있다. 이것들은 전통적으로 약재로 간주되어 왔으므로 '약물(藥物)'로 분류되어야 마땅하지만, 아무래도 좁은 의미의 '약재(藥材)'와는 차이가 있다.

『향약구급방』의 처방 약재와 비교했을 때 조선초기의 『향약제생

34 『향약제생집성방』의 약재들에 대한 분석은 다음 글에서 자세히 다루었다(이경록, 「『향약제생집성방』과 조선초기의 의약」, 『국역 향약제생집성방』, 세종대왕기념사업회, 2013).

〈표 4〉『향약구급방』과 『향약제생집성방』의 처방 약재표

순위	『향약구급방』(처방수)	『향약제생집성방』(처방수)
1	초(醋, 27)	밀(蜜, 73)
2	밀(蜜, 22)	생강(生薑, 58)
3	염(鹽, 21)	염(鹽, 42)
4	당귀(當歸, 15)	인삼(人蔘, 36)
5	애(艾, 15)	행인(杏仁, 35)
6	산(蒜, 12)	주(酒, 34)
7	생지황(生地黃, 12)	반하(半夏, 28)
8	유(油, 12)	세신(細辛, 24)
9	감초(甘草, 11)	조협(皂莢, 23)
10	남칠(藍漆, 11)	귤피(橘皮, 22)
11	저지(豬脂, 11)	방풍(防風, 22)
12	계자(鷄子, 10)	황벽(黃蘗, 22)
13	조협(皂莢, 10)	건강(乾薑, 20)
14	면(麵, 9)	생지황(生地黃, 20)
15	인유(人乳, 9)	상피(桑皮, 19)

집성방』에서는 '약(藥)'의 종류에서도 의미 깊은 변화를 보이고 있었다. 고려에서는 모든 산출물이 약물로 사용될 수 있다고 주장하였는데, 조선초기에 이르러서는 처방 약재가 '채취하는 약재'를 지칭하게 된 것이다. 점차 향약의 범위가 '광의의 약물(藥物)'에서 '협의의 약재(藥材)'로 엄밀해지는 기미였다. 이 변화를 확인하기 위해 『향약제생집성방』의 모든 처방 약재를 순서대로 정리하여 두 의서를 비교하면 〈표 4〉와 같다.

『향약제생집성방』에서도 꿀[蜜], 소금[鹽], 술[酒] 등 일상 음식들이 처방 약재로 활용된 점은 『향약구급방』과 마찬가지이다. 하지만 『향약구급방』과 달리 『향약제생집성방』에서는 생강(生薑), 인

삼(人蔘), 행인(杏仁), 반하(半夏), 세신(細辛), 조협(皂莢), 귤피(橘皮), 방풍(防風) 같은 '약재(藥材)'의 비중이 훨씬 높다. 이러한 비교를 통하여 『향약구급방』의 치료 약물로는 주변에서 쉽게 구할 수 있는 음식(참기름, 소금 등), 채소(콩, 파, 참깨, 생강 등), 곡물(보리, 밀, 기장쌀, 녹두 등), 축산물(돼지 비계, 달걀 등) 등이 적극 활용되는 특성이 있음을 알 수 있다.

4. 『향약구급방』의 성격과 의의

1) 일반 백성들을 위한 대중의서

『향약구급방』에는 질병이나 인체에 대한 이론 설명이 거의 없다. 이론과 관련해서 『향약구급방』 전체를 살펴보면 심복통(心腹痛) 치료에 오운육기(五運六氣)를 연상시키는 태세(太歲)에 주목하는 처방,[35] 음(陰)과 양(陽)에서 어느 한쪽이든 지나치면 병이 된다는 인식,[36] 산실(産室)이 너무 더우면 주리(腠理)가 열리는 바람에 풍사(風邪)가 쉽게 들어가 정신이 혼미해진다는 정도의 언급이 보일 뿐이다.[37]

드물지만 치료원리에 대해 "대체로 피가 통하지 않으면 종기가 생긴다. 간(肝)은 피가 머무는 장기(臟器)인데, 결명(決明)은 간의

35 『鄕藥救急方』 中卷, 心腹痛. "理九種心痛. 取當大歲上槐嫩枝一握. 去兩頭, 水三升, 煮取一升, 頓服."

36 『鄕藥救急方』 下卷, 癲狂. "凡陽盛則狂, 々者, 欲奔走叫呼. 陰盛者癲, 々者, 眩倒不省."

37 『鄕藥救急方』 下卷, 婦人雜方. "大底產室但無風爲佳. 然不可衣被帳褥大暖. 大暖, 則腠理開, 易於中風, 便昏冒."

기운을 조화시켜 원기(元氣)가 손상되지 않도록 만든다."라고 언급하는 경우가 없지는 않다.[38] 하지만 살이 붓는 부골저(附骨疽) 같은 질병에는 다양한 처방이 수록된 방대한 처방서를 살피라고 하거나,[39] 변화가 심한 어린이의 질병들을 단방(單方) 정도로는 치료할 수 없다고 지적하면서[40] 전문의서를 참고하도록 유도한다.

병인론(病因論)에 대해 천착하지 않고 복잡한 질병을 다루지 않는다는『향약구급방』의 편찬 원칙을 가장 잘 보여주는 내용은 본문 마지막에 나온다.

> 이상에서 다룬 총 53부는 〈그 약물이〉 모두 위급할 때 쉽게 얻을 수 있는 약물이며, 〈질병의〉 표리냉열(表裏冷熱)을 다시 살피지 않더라도 쉽게 알 수 있는 질병을 기록한 것이다. 효과가 있는 단방(單方)이더라도, 표리냉열을 살핀 다음에야 써야 하는 단방이라면 기록하지 않았다. 잘못 써서 해를 끼칠까 걱정해서이다. 사대부(士大夫)들은 잘 살펴 쓰기를 바란다.[41]

쉽게 얻을 수 있는 약물[易得之藥]로 쉽게 알 수 있는 질병[易曉之病]을 치료하며, 질병의 표리냉열을 따져야 해서 오용 가능성이 있

38 『鄕藥救急方』中卷, 發背癰疽癤乳癰. "大氏血滯, 則生瘡. 肝爲宿血之藏, 而決明和肝氣, 不損元氣也."

39 『鄕藥救急方』中卷, 附骨疽. "外用針灸, 內用下藥, 宜檢大方中."

40 『鄕藥救急方』下卷, 小兒方. "凡小兒, 血肉柔胞, 易深於疾. 而五変九蒸, 変改万端, 非單方之所能具載. 今略記易行ネ."

41 『鄕藥救急方』下卷, 古傳錄驗方. "右摠五十三部, 皆倉卒易得之藥, 又不更尋表裏冷熱, 其病皆在易曉者錄之. 雖單方効藥, 審其表裏冷熱, 然后用者, 亦不錄焉. 恐其誤用致害也. 庶幾士大夫審而用之." 이 문장의 '五十三'은 '五十五'의 오각이 아닐까 생각된다.

다면 단방이라도 수록하지 않는 것이 『향약구급방』의 편찬 원칙이었다. 이것이 『향약구급방』에서 이론 설명이 대단히 취약한 이유였다.

『향약구급방』의 이용 계층과 관련하여 흥미로운 약재는 인삼(人蔘)이다. 고려 고종대에 출간된 『신집어의촬요방』에서는 인삼이 3번째로 자주 처방된 약재로서 4개 처방당 1번꼴로 사용되었다. 그런데 『향약구급방』에서는 전체를 통틀어 인삼이 단 한 번도 처방되지 않는다. 물론 인삼은 향약이지만, 고려에서 인삼은 자연삼(自然蔘)이었으므로 보편화된 것이 아니었다. 정확하게 말한다면 『신집어의촬요방』을 읽는 독자층은 인삼을 쉽게 사용할 수 있는 반면, 『향약구급방』으로 치료받는 환자들은 인삼을 이용할 수 없었다. 약재의 가치는 인식하고 있었지만, 약재의 활용에서는 신분계급간의 차이가 드러나고 있었던 것이다. 대중의서인 『향약구급방』의 성격이 여실히 드러나는 대목이다. 앞서 검토한 것처럼 『향약구급방』에서는 일상의 약물이 주로 처방되었는데, 이것은 그 치료 대상이 일반 백성들이었기 때문이다.

그리고 인용문에서는 『향약구급방』을 활용할 사람들로 사대부(士大夫)를 지목한 것이 눈길을 끈다. 다시 말하면 골경(骨鯁)을 치료하기 위해 '용(龍)'자(字)를 쓸 수 있는 사람들이 『향약구급방』의 독자였다.[42] 약재가 부족한 현실에서 『향약구급방』의 편찬 목적은 향약을 활용한 대중의 치료를 사대부가 담당하도록 유인하는 것이었다. 이것은 지배층이 각 지역에서 자기 식솔과 일반 백성들의

42 『鄕藥救急方』 上卷, 骨鯁方. "理鯁不下.…… 又以東流水一盃, 東向坐, 以手指書龍字, 訖飮之, 卽下. 如不會書者, 以他人書, 亦得."

의료를 담당하는 의료체계를 의미한다. 치료 대상은 일반 백성들이지만, 대중 의료의 주도는 사대부에게 맡겨져 있는 구조였다. 『향약구급방』이 사대부를 치료의 주체(의료인)로 삼는 대중의서라면, 『신집어의촬요방』은 의관(醫官)이라는 전문의료인을 독자로 상정하는 전문의서였다.

2) 구급의서이자 성인 남성 중심의 의서

『향약구급방』에서는 52개 목(目)에서 질병 치료를 다루고 있다. 『향약구급방』 치료의 특징을 살피기 위해 52목을 내용별로 정리해 보면 〈표 5〉와 같다.

『향약구급방』의 내용은 외과 〉 부위 〉 병증 〉 응급 순으로 비중이 높다. 외과로 분류된 다양한 중독이 응급과 연관되어 있는 점을 고려하면, 『향약구급방』이 일상의 응급상황에 대비한 의서라는 점은 쉽게 확인된다. '『향약구급방(鄕藥救急方)』'이란 책 이름에 담긴 의미와 같이, 이 책은 당시 구급방서(救急方書)의 대표격이었던 것이다. 『신집어의촬요방』에서 주로 장부, 육음, 병증 등 내과 계열의 질병을 다루는 것과는 대비된다.

〈표 5〉에 따르면 『향약구급방』에서 산부인과는 1목(目), 소아과는 2목에 불과하며, 책 전체에서의 비중은 5.8%에 그칠 뿐이다. 성인 남성을 중심에 두고 『향약구급방』을 편찬했다는 뜻이다. 본문을 살펴봐도 치료 대상이 다를 경우에는 '소아'나 '부인'이라고 구분하여 처방을 별도로 제시한다.[43] 조선초기에 간행된 『의방유취』의 편제와 비교해 보면 『향약구급방』에서는 여성과 소아에 대

〈표 5〉『향약구급방』의 내용 분류표

구분	항목[목의 숫자]	비율(%)
육음(六淫)	중풍(中風)[1]	1.9
부위(部位)	후비(喉痺) 중설구창(重舌口瘡) 치감닉(齒蚶䘌) 심복통(心腹痛) 비뉵(鼻衄) 안(眼) 이(耳) 구순(口脣) 두통(頭痛)[9]	17.3
병증(病症)	냉열리(冷熱痢) 대소변불통(大小便不通) 임질(淋疾) 소갈(消渴) 소변하혈방(小便下血方) 음퇴음창(陰㿗陰瘡) 수종(水腫) 전광(癲狂) 학질(瘧疾)[9]	17.3
외과(外科)	식독(食毒) 육독(肉毒) 균독(菌毒) 백약독(百藥毒) 석교독(螫咬毒) 중주욕사방(中酒欲死方) 단주방(斷酒方) 타손압착상절타파(墮損壓笮傷折打破) 금창(金瘡) 정창(丁瘡) 발배(發背)·옹저(癰疽)·절(癤)·유옹(乳癰) 장옹방(腸癰方) 동창(凍瘡) 악창(惡瘡) 칠창(漆瘡) 탕화창(湯火瘡) 단독은진방(丹毒癮疹方) 대지창(代指瘡) 표저(瘭疽) 부골저(附骨疽) 선개과창(癬疥瘑瘡) 전촉급죽목첨자(箭鏃及竹木籤刺) 치루장풍(痔漏腸風)[23]	44.2
응급(應急)	골경방(骨鯁方) 식열방(食噎方) 졸사(卒死) 자액사(自縊死) 이열갈사(理熱暍死) 낙수사(落水死)[6]	11.6
부인(婦人)	부인잡방(婦人雜方)[1]	1.9
소아(小兒)	소아방(小兒方) 소아오탄제물(小兒誤呑諸物)[2]	3.9
기타	잡방(雜方)[1]	1.9
총계	52목	100%

한 관심과 배려가 대단히 소홀하다. 뿐만 아니라 노인 치료에 대한『향약구급방』의 언급은 단 2회에 불과하다.[44]

이처럼『향약구급방』에서는 소아, 여성, 노인의 특수성을 인정

43 『鄕藥救急方』 中卷, 惡瘡과 丹毒癮疹方에서는 '小兒'라고 표시하였고, 『鄕藥救急方』 中卷, 淋疾에서는 '小兒'와 '婦人'을 별도로 언급하였다.

44 『鄕藥救急方』 上卷, 齒蚶䘌. "理牙齒不生. 雌雞屎【頭員者雌】·雄雞屎【頭尖者雄】. 右等分, 細研, 以針刺齒不生處, 貼之. 老人二十日, 少者十日, 當出."; 『鄕藥救急方』 下卷, 婦人雜方. "此粥, 不唯產後, 可服老人藏腑秘. 常服之, 下氣尤妙."

하되 성인 남성을 표준으로 삼고 있다. 의서에 깃든 성인 남성 중심의 인간관은 전근대 한의학에서 대체로 공통되는 논리이다. 신분계급제적인 사회질서가 남(男)·녀(女)·노(老)·소(少)를 차별하는 인체론으로 현상(現像)하면서 의학에도 그대로 관철되는 것이다.

3) 향명에 새겨진『향약구급방』의 의학 수준

『향약구급방』의 본문 구성은 비교적 단순하다.『향약구급방』 본문을 분석하기 위해 육독(肉毒) 즉 '고기를 먹고 생긴 중독'의 치료법을 거론하면 다음과 같다.

> 제니(薺苨)【앞에 나왔다】·남(藍)【향명(鄕名)은 청대[靑苔, 청디]이다. 민간에서 푸른 쪽[靑乙召只, 플족]이라고 부르는 것은 잘못된 것이다】즙, 콩·팥·감초(甘草) 달인 즙을 식힌 다음에 마시면 해독이 된다. 콩즙과 팥즙은 절대로 감초 〈효능에〉 미치지 못한다.
>
> 오두독(烏頭毒)·파두독(巴豆毒)에 중독된 사람에게는 감초(甘草)를 복용시키면 즉시 안정된다.
>
> 여로(藜蘆)【〈향명은〉 박새[箔草, 박새]이다】에 중독된 경우에는 파 달인 물[葱湯]을 삼키면 금방 낫는다.
>
> 어떤 사람이 옥호환(玉壺丸)을 복용한 후에도 구토를 계속하였다. 모든 약을 먹어도 멈추지 않았는데 남(藍)【앞에 나왔다】즙을 입에 넣어주자 즉시 안정되었다. 〈옥호환과 남즙〉 이것들은 서로를 보완하는 약들이다.
>
> 생선을 먹고 중독된 경우에는 달인 노근(蘆根)즙을 식혀서 마시

면 즉시 해독된다.[45]

『향약구급방』 본문은 증상별로 여러 치료법이 나열되어 있다. 그리고 처음 등장하는 약재에는 '향명(鄕名)'을 세주(細註)로 설명하고 있다. 이 '향명'은 고려시대 초간본에 수록되어 있던 원래의 향약 표기였다. 『향약구급방』 본문의 향명 표기가 「방중향약목초부(方中鄕藥目草部)」의 향명 표기보다 오래된 형태를 간직하고 있음은 앞서 살펴본 바와 같다.

이미 『향약구급방』 초간본에서부터 향명(鄕名)을 병기한 것은 고려에서 약재의 향약 명칭이 매우 중요한 문제였음을 보여준다. 『향약구급방』에서는 토산약재(土産藥材)에 '향명(鄕名)'을 부여하여 당재(唐材)와 동일시함으로써 약재 수급의 난관을 극복하였다. 향명 부여는 고려의 토산약재를 당재(唐材)와 똑같은 약효를 지닌 대체약재로 공증(公證)하는 조치이다. 이러한 공증을 통해 중국 의학의 처방과 의학이론은 고려에서 더욱 쉽게 활용될 수 있었다.

『향약구급방』에는 대략 150개 내외의 향명 표기가 있다.[46] 그런

45 『鄕藥救急方』 上卷, 肉毒. "薺苨【出上】·藍【鄕名靑苔. 俗云靑乙召只, 非也】汁, 大小豆·甘草煮汁, 停冷飮之, 解毒. 大小豆汁殊不及甘草. 有人中烏頭·巴豆毒, 甘草入腹, 卽定. 中藜蘆【箔草】毒, 葱湯下咽, 便愈. 有人服玉壺丸, 嘔吐不已, 服百藥不止, 藍【出上】汁入口, 卽定. 皆有相須也. 食魚肉中毒, 煮蘆根汁, 停冷飮, 卽解."

46 이은규는 『향약구급방』에서 향명으로 표기된 것은 총 154개로서 식물명 117개, 동물명 19개, 광물명 5개, 병명 7개, 기타 6개가 借字表記되었다고 정리하였다(李恩揆, 「『鄕藥救急方』의 國語學的 硏究」, 효성여자대학교 박사학위논문, 1993, 5쪽). 반면 남풍현은 『향약구급방』에 등장하는 약재는 135종이라고 설명하였다(南豊鉉, 「『鄕藥集成方』의 鄕名에 대하여」, 『震檀學報』 87집, 1999, 188쪽). 연구자들마다 차이를 보이는 이유는 『향약구급방』의 어휘 혹은 표현들 중에는 鄕名인지 唐名인지 애매하거나, 더 나아가 그냥 설명하는 구절처럼 보이는

데 이 향명이 모두『향약구급방』편찬시에 확정된 것은 아닐 것이다. 이전부터 중국 의서의 처방을 활용하면서 약효 비교를 통해 당재와 동일하다고 인정받게 된 토산약재들이라고 이해하는 것이 자연스럽다. 앞의 인용문에서 남(藍)에 대해 "향명(鄕名)은 청대[靑苔, 청딕]이다. 민간에서 푸른 쪽[靑乙召只, 플족]이라고 부르는 것은 잘못된 것이다."라고 설명한 것은 상이한 약재를 향명으로도 구분하려는 세심한 노력이었다.[47] 즉 향약이 하나씩 발견 혹은 개발되는 지난(至難)한 과정이『향약구급방』에서는 150개 가량의 향명으로 표현된 셈이다.

동시에『향약구급방』에서는 향명 부여 외에 약재별 효능에 대한 지식도 축적하고 있었다. 인용문을 보면 구토에는 남(藍)즙이 옥호환(玉壺丸)보다 낫다고 주장하였다. 원래 화담옥호환은『화제국방(和劑局方)』에 수록되어 있는데, 구토 등을 가라앉히기 위해 천남성·반하·천마·두백면이 사용된다.[48]『신집어의촬요방』에서도『화제국방』을 본받아 허약한 비위를 치료하거나 위장 장애에는 화

것들이 있어서이다. 예를 들면 石花, 蓮根, 黑雞, 乳母, 心回草(心廻草), 苎苎草 등이 그러하다.

47 남풍현은『향약집성방』의 향명 중에는 이미 신라시대에 차용한 것들도 있다고 추측하고 있다(南豊鉉,『借字表記法硏究』, 檀大出版部, 1981, 258쪽). 이 중 흥미로운 사례가 木串子이다. 남풍현에 따르면, 목관자는 그 자체가 약재인 無患 또는 木患을 차자표기한 것으로,『향약구급방』에서 목관자가 표제어로 제시되었다는 것은『향약구급방』이전에 차자표기가 널리 쓰이고 있었다는 의미라고 한다(남풍현, 앞의 책, 70~72쪽).

48『太平惠民和劑局方』卷4, 治痰飮【附欬嗽】化痰玉壺丸(四庫全書本). "治風痰吐逆, 頭目眩, 胷膈煩滿, 飮食不下, 及咳嗽痰盛, 嘔吐涎沫. 天南星【生】· 半夏【生, 各一兩】· 天麻【半兩】· 頭白麪【三兩】. 右爲細末, 滴水爲丸如梧桐子大. 每服三十丸, 用水一大盞, 先煎令沸, 下藥煮五七沸, 候藥浮, 即熱漉出放温, 别用生薑湯下, 不拘時候服."

담옥호환을 처방하였다.[49] 그런데 옥호환 처방을 잘 알고 있는『향약구급방』의 저자들이 일부러 고려에서 '청대[靑苔, 청디]'라고 부르는 남(藍)즙의 효과를 강조하고 있다. 이 처방 역시『천금방』등에 수록된 것이지만,[50]『향약구급방』에서는 청대라는 향명을 붙임으로써 향약 사용을 유도하였다. 청대즙처럼 고려에서 쉽게 구하는 사물이 천남성 같은 당재들보다 효율적이라고 인정하고 있었던 것이다.

거시적으로 보자면 중국 의학이 유입될 때부터 향약은 그 가능성을 배태하고 있었다. 향약의 초기 모습은 고려의 현실을 토대로 중국 의학의 처방을 준수하는 것이다.『향약구급방』의 약물들 대부분이 흙이나 풀 따위의 일상 사물들로서, '협의의 약재'와는 거리가 있어 보이는 이유가 여기에 있다. 일반 백성들이 모두 향유할 수 있는 약재 수급이 뒷받침되지 않으므로, 중국이든 고려든 별 차이가 없는 일상 사물(식초·꿀·소금 등)을 치료에 사용하였다. 당시로서는 중국 의학의 처방을 활용하기에 별 무리가 없는 방안이었다.

아울러 의료 확대에 비례하는 약재 수요의 급증을 중국 약재의 수입만으로 감당할 수 없게 되면서 자연스레 토산약재에 대한 관

49 『醫方類聚』卷102, 脾胃門4 御醫撮要. "化痰玉壺丸. 理脾胃虛弱, 胃膈痞悶, 心腹疠痛, 少氣下痢, 腹滿身重, 四肢不擧, 腸鳴飱泄, 食不消化. 天南星·半夏·天麻【各半兩】·白麵【四錢, 入末同拌和丸】. 右件爲末, 同生白麪, 滴水爲丸如桐子大. 每服十五丸, 水壹盞, 先煎令沸, 入藥煮五沸, 放冷漉出, 別用生姜湯下, 不計時候."

50 『備急千金要方』卷72, 解百藥毒第二(四庫全書本). "有人服玉壺丸, 治嘔不能已, 百藥與之, 不止. 藍汁入口, 即定.";『外臺秘要方』卷31, 解一切食中毒方三首(四庫全書本). "有人服玉壺丸, 吐嘔不已, 以百藥與之, 不止. 藍汁入口, 即定."

심이 높아진다. 『향약구급방』 단계에서는 향명 부여를 통해 대체 약재를 정리하는데 집중하는 수준이지만(藍=청대, 藜蘆=박새 등), 점차 의토성(宜土性) 즉 사람을 둘러싼 '풍토(風土)'와 '질병(疾病)'과 '약재(藥材)'의 일체성(一體性)이 자연스레 부각된다. 그리고 토산약재의 증가와 반복적인 사용을 통해 약성(藥性)에 대한 경험과 이해가 축적되면서 토산약물을 별개의 약재로 인정하게 된다. 『향약구급방』은 토산약재에 대한 이해가 깊어짐에 따라 고려의 의학이 향약이라는 이름 아래 발전하는 과정을 담고 있는 것이다.

5. 맺음말

본문에서는 『향약구급방』의 판본을 비롯하여 수록 처방의 연원과 약재의 특성, 그리고 의서로서의 성격과 가치에 대해 살펴보았다.

『향약구급방』은 3권 1책으로 된 고려시대의 의서이다. 『향약구급방』 초간본(初刊本)의 정확한 간행시기는 알 수 없지만, 고종대 이후의 고려후기인 것은 분명하다. 체재를 살펴보면 이 책은 군진의학이 아니라 일상의 구급상황에 초점을 맞추고 있다.

현존하는 『향약구급방』 중간본(重刊本)은 조선 태종 17년(1417)에 간행된 것으로 일본 도쿄의 궁내청(宮內庁) 서릉부(書陵部)에 유일하게 소장되어 있다. 중간본을 편찬하면서 초간본에 없던 「방중향약목초부(方中鄕藥目草部)」가 합본되었으며 말미에는 발문(跋文) 및 간기(刊記)가 덧붙여졌다. 중간본은 두 달만에 인쇄를 완료한 목판본인데, 인쇄 상태나 책자로서의 완성도가 아주 훌륭한 편은 아니며 600년의 시간이 흐르는 동안 손상된 부분도 적지 않다.

『향약구급방』의 연원을 살펴보면 대부분의 처방은 중국 의서에서 인용하고 있으며 고유 처방들이 약간 수록되어 있다. 주로 고려와 동시대인 송(宋)나라의 『성혜방』과 『증류본초』의 영향력이 가장 크지만, 고려 이전 시기의 『외대비요』·『천금방』·『주후비급방』 등도 『향약구급방』에 적지 않은 영향을 미쳤다.

한편 『향약구급방』에서는 549개 처방에 754개의 약재가 사용되었다. 1처방당 평균 1.37개의 약재가 사용된 셈이어서, 대다수의 처방은 약재 1개만을 사용하는 단방(單方)인 것을 알 수 있다. 그리고 『향약구급방』에서 널리 활용되는 약물은 식초를 비롯하여 꿀·소금·당귀·쑥 같은 일상의 음식, 채소, 곡물, 축산물, 식물들이었다. 단방 중심에 '광의의 약물'로 치료하는 『향약구급방』 단계의 의술 수준이, 조선초기의 『향약제생집성방』 단계에 이르게 되면 처방당 2~3개의 약재를 사용하고 '협의의 약재'를 적극 활용하는 방식으로 발전하게 된다.

『향약구급방』의 내용을 살펴보면 이론 부분은 극히 드물며, 52개 항목의 대부분은 간단한 처방들로 이루어져 있다. 쉽게 얻을 수 있는 약물[易得之藥]로 쉽게 알 수 있는 질병[易曉之病]을 치료하는 것이 『향약구급방』의 편찬 원칙이었기 때문이다. 심지어 인삼(人蔘)이 한번도 처방되지 않는 것에서도 단적으로 드러나듯이, 『향약구급방』은 일반 백성들을 위한 대중의서였다. 아울러 본문을 범주별로 분석해보면, 『향약구급방』은 외과로 대표되는 구급의학에 초점을 맞추고 있다. 한마디로 『향약구급방』은 일상의 응급상황에 대비하는 대중용 구급의서라고 평가할 수 있다.

끝으로 『향약구급방』에는 150종 내외의 향명이 수록되어 있다. 이 150종 가량의 고려 토산약재[鄕材]는 외국산인 당재(唐材)와 동일한 약효를 지니는 대체약재로 인정받았다. 그만큼 중국 의서의 처방이 고려에서 원활하게 통용되므로 중국 의학의 영향력이 커지는 것도 사실이었다. 동시에 150종 가량의 향명은 『향약구급방』 편찬시에 일시적으로 확정된 것이 아니라, 토산약물들에 대한 검토를 통해 하나씩 발견되었다. 즉 『향약구급방』의 향명은 토산약물의 반복적인 활용을 거치면서 약성(藥性)에 대한 이해가 축적되고 발전하는 과정을 보여준다. 따라서 『향약구급방』은 중국 의학을 적극 소화하면서 고려시대 의학의 표준으로 역할하고 있었다.

일러두기

1 이 책은 『향약구급방(鄕藥救急方)』을 번역한 것이다. 고려시대에 간행된 『향약구급방』 초간본은 현존하지 않으며, 현재는 조선 태종 17년(1417)의 중간본이 일본 도쿄의 궁내청 서릉부에 소장되어 있다. 여기에서는 서릉부 소장본을 번역하였다.

2 본문에서는 번역문, 원문, 주석을 차례대로 실었으며, 『향약구급방』 원본은 이 책의 맨 뒤쪽을 처음으로 삼아 영인하였다. 영인 저본은 2004년 국립중앙도서관에서 조사 영인한 자료로, 국립중앙도서관에서 소장하고 있는 마이크로필름(國立中央圖書館 M古3-2005-28)을 이용하였다. 아울러 찾아보기를 통해 이 책에 대한 이해를 돕고, 열람의 편의를 꾀하였다.

3 번역문은 한글 표기를 원칙으로 삼았다. 주석은 쉽게 확인할 수 있도록 각주로 처리하였다. 한자가 필요한 경우에 음이 같을 때는 ( )를 사용하고, 음이 다르거나 원문을 제시할 때는 [ ]를 사용하였다. 보충역은 〈 〉로 표시하였다.

4 향명(鄕名)은 『향약구급방』 중간본이 간행된 15세기 음가(音價)를 표기하였으며, 국어학계의 다음 연구를 참고하였다(南豊鉉, 『借字表記法研究』, 檀大出版部, 1981; 李恩揆, 『『鄕藥救急方』의 國語學的 研究』, 효성여자대학교 박사학위논문, 1993). 본문에서 이들 연구의 출전은 별도로 기입하지 않았다.

⑴ 향명의 번역문은 ① 현재의 표준어, ② 15세기 음가(音價)의 현대적 설명, ③ 차자표기 원문, ④ 15세기 음가(音價), ⑤ 일반 설명 순으로 제시하였다. 이 경우는 다시 두 가지로 나누어진다. 계관(鷄冠)과 위령선(威靈仙)을 각각의 예로 들면 다음과 같다.

⑵ 원본 : 雞冠【鄕名雞矣碧叱】

번역문 : ① 계관(鷄冠)【향명은 ② 닭의 볏[③ 雞矣碧叱, ④ 돐의볏]이다】.

즉 ④ '15세기 음가(音價)'를 이해하기 쉽도록 ② '15세기 음가(音價)의 현대적 설명'을 덧붙였다. 이 경우가 대부분이다.

⑶ 원본 : 威靈仙【鄕名狗尾草, 一名能消】

번역문 : ① 위령선(威靈仙)【향명은 ② 강아지풀[③ 狗尾草]이다. ⑤ 일명 능소(能消)이다】.

15세기 음가가 불분명하거나 어형을 찾는 것이 무의미한 경우에는, 위령선(威靈仙)의 ② '강아지풀'처럼 설명하면서 ④ 15세기 음가(音價)는 생략하였다. 이 경우는 소수이다.

5 약재명, 처방명, 질병명, 인명 등의 고유명사에 대한 발음과 표기가 혼용될 때에는 주로 다음 책의 설명을 기본으로 삼았다(동양의학대사전편찬위원회, 『東洋醫學大事典』 전12권, 경희대학교 출판국, 1999).

6 원문 입력은 서릉부 원본에 따라 구분하는 것을 원칙으로 삼았으며, 같은 문단 내에서는 그 내용을 살펴 줄바꿈을 하였다. 원본의 작은 글자 즉 세주(細註)는【 】안에 글자 크기를 줄여서 표시하였다.

7 원문 입력은 다음을 원칙으로 삼았다.

⑴ 원문 입력은 최대한 원본을 따랐다. 건(乾)과 건(乹)을 구분하고, 맥(麥) 대신 맥(麦)으로 입력한 것이 그 예이다. 또 다른 예를 거론하자면 '라(亽)'는 '라(羅)'의 이체자로서, 이 두 글자가 원본에서는 혼용되어 있다. 이때는 원본에 따라 '라(亽)'와 '라(羅)'를 구분하여 입력하였다. 번역문에서는 원문을 제시하여 '라(羅)[亽]'로 병기하였다.

⑵ 문맥상 오각(誤刻)이 분명한 다음의 경우에는 바로잡았다. 옛책에서 흔히 '기(己)'·'이(已)'·'사(巳)'와 '무(毋)'·'모(母)', '구(灸)'·'자(炙)'는 혼용된다. 예컨대 원본에서는 '불사(不巳)'로 새겨져 있더라도, '그치지 않는다'라는 뜻의 '불이(不已)'가 분명한 경우에는 '불이(不已)'로 바로잡아 입력하였다. 하지만 이러한 판단은 최소로 줄였다.

⑶ 원본의 인쇄 상태가 불량하거나 종이가 오염되거나 찢어져서 정확한 판독이 어려운 경우에는, 다른 의서에서 관련되는 기사를 찾아 유추하였다. 이 경우에는 각주에 그 근거를 표시하였다.

⑷ 원본에서 판독이 어렵거나 미상(未詳)인 경우에는 □로 표시하였다.

8 독자의 이해를 돕기 위해 『향약제생집성방(鄕藥濟生集成方)』에 인용된 『향약구급방』 기사 10개와 『향약집성방(鄕藥集成方)』에 인용된 『향약구급방』 기사 45개를 함께 번역하여 부록으로 실었다.

향약구급방(鄕藥救急方) 역주

향약구급방 목차

『향약구급방』[鄕藥方] 상권 목차 18

1. 식독(食毒), 2. 육독(肉毒), 3. 균독(菌毒), 4. 백약독(百藥毒), 5. 석독(螫毒), 6. 골골(骨鯁), 7. 식열(食噎), 8. 졸사(卒死), 9. 자액(自縊), 10. 열갈(熱渴), 11. 낙수(落水), 12. 중주(中酒), 13. 단주(斷酒), 14. 타절(墮折), 15. 금창(金瘡), 16. 후비(喉痺), 17. 중설(重舌), 18. 치감(齒蚶)

鄕藥方上卷目十八[1]

食毒一 肉毒二 菌毒三 百藥毒四 螫毒五 骨鯁六 食噎七 卒死八 自縊九 熱渴十 落水十一 中酒十二 断酒十三 墮折十四 金瘡十五 喉痺十六 重舌十七 齒蚶十八

〈『향약구급방』〉 중권 목차 25

1. 정창(丁瘡), 2. 옹저(癰疽), 3. 장옹(腸癰), 4. 동창(凍瘡), 5. 악창(惡瘡), 6. 칠창(漆瘡), 7. 탕화창(湯火瘡), 8. 단독은진(丹毒癮疹), 9. 대지창(代指瘡), 10. 표저(瘭疽), 11. 부골저(附骨疽), 12. 선개과창(癬疥病瘡), 13. 전촉목죽첨자(箭鏃木竹籤刺), 14. 치루장풍(痔漏腸風), 15. 심복통(心腹痛)[心腸痛][2], 16. 냉열리(冷熱痢), 17. 대소변불통(大小便不通)[3], 18. 임질(淋疾), 19. 소갈(消渴), 20. 소변하혈(小便下血), 21. 음퇴음창(陰㿗陰瘡), 22. 비뉵(鼻衄), 23. 안병(眼病),

1 십팔(十八) : 원본 상태가 애매하지만, 글자 형태와 문맥상 십팔(十八)로 판단된다.

2 심복통(心腹痛)[心腸痛] : 목차의 원문은 심장통(心腸痛)이지만, 본문은 심복통(心腹痛)이다. 내용으로 미루어 목차는 심복통(心腹痛)의 오각(誤刻)이 분명하다.

3 대소변불통(大小便不通) : 본문은 '대변불통(大便不通)'과 '소변불통(小便不通)'으로 구분되어 있다.

24. 이병(耳病), 25. 구순병(口脣病)

中卷目二十五

丁瘡一 癰疽二 腸癰三 凍瘡四 惡瘡五 漆瘡六 湯火瘡七 丹毒癮瘮八 代指瘡九 瘭疽十 附骨疽十一 癬疥瘑瘡十二 箭鏃木竹籤刺十三 痔漏腸風十四 心腸痛十五 冷熱痢十六 大小便不通十七 淋疾十八 消渴十九 小便下血二十 陰癩陰瘡二十一 鼻衄二十二 眼病二十三 耳病二十四 口脣病二十五

〈『향약구급방』〉 하권 목차 12

1. 부인잡방(婦人雜方), 2. 소아잡방(小兒雜方), 3. 소아오탄제물(小兒誤呑諸物), 4. 수종(水腫), 5. 중풍(中風), 6. 전광(癲狂), 7. 학질(瘧疾), 8. 두통(頭痛), 9. 잡방(雜方), 10. 복약법(服藥法), 11. 약성상반(藥性相反), 12. 고전록험방(古傳錄驗方)[4]

下卷目十二

婦人雜方一 小兒雜方二 小兒誤呑諸物三 水腫四 中風五 癲狂六 瘧疾七 頭痛八 雜方九 服藥法十 藥性相反十一 古傳錄驗方十二

4 본문에서는 '12. 고전록험방(古傳錄驗方)' 다음에 '수합법(修合法)'과 '방중향약목초부(方中鄕藥目草部)' 항목이 들어 있다.

향약구급방 상권

鄕藥救急方上卷

식독

식독(食毒)[1] 1. 【무릇 해독약(解毒藥)을 사용할 때는 언제나 식힌 다음에 마시도록 한다. 만약 탕제가 뜨겁다면 해독할 수가 없다. 아무리 위급하더라도 반드시 식히는 것, 이것을 기억해야 한다.】

食毒一. 【凡解毒之藥, 皆令停冷然後飮. 若湯熱, 則不能解. 虽危急, 必須停冷, 此所知[2]也.】

무릇 식중독을 다스릴 때는 검은콩을 푹 달여서 그 즙을 마신다.

또한 달인 남(藍)【〈향명은〉 청대[靑台, 쳥딕]이다】즙을 마셔도 해독이 된다.

진하게 달인 제니(薺苨)【〈향명은〉 노루의 가죽[3][獐矣和次, 노ᄅᆞ인갗]이다】즙을 마셔도 효과가 있다.

凡理食毒, 煮黑豆令熟, 飮其汁.

又煮藍【靑台】汁, 飮亦解.

濃煮薺苨【獐矣和[4]次】汁, 飮亦効.

1 식독(食毒): 여러 종류의 식중독이다.

2 지(知): 원본 상태가 애매하지만, 글자 형태와 문맥상 지(知)로 판단된다.

3 노루의 가죽: 제니(薺苨)는 모싯대 또는 게로기에 해당한다. 노루의 가죽은 모싯대 또는 게로기와 다른 어형이 존재했음을 보여준다.

4 화(和): 음운학상 가(加)의 오각(誤刻)으로 판단된다.

손진인(孫眞人)은 "뜨거운 물이 눈[雪]을 녹이듯이 감초(甘草)는 모든 종류의 약독(藥毒)을 해독한다."라고 하였다.[5] 그 해독법은 감초 1냥(兩)을 대강 잘라서 물 2사발[垸]과 함께, 절반으로 졸아들도록 달인 후에 식혀서 마신다. 낫지 않으면 다시 반복한다. 주독(酒毒), 육독(肉毒), 식중독 등 다양한 중독 증상이 곧바로 해독된다.

감초는 우리나라[我國]에서 산출되지 않지만 왕왕 보관하고 있는 사람이 많은데, 〈감초는〉 해독에 특히 탁월하므로 없어서는 안 된다【그래서 〈수입 감초를 국내 생산으로〉 대체하려는 움직임[旨]도 있다】.[6]

孫眞人云, 甘草解百藥毒, 如湯沃雪. 其法, 麁剉甘草一兩, 以水二垸, 煎減半, 停冷飮之. 不差, 更作. 凡諸酒肉食毒, 應手而解.

甘草虽非我國所生, 往往儲貯者多, 而解毒尤妙, 故不可闕焉【亦有代[7]之旨】.

다양한 식중독에 황룡탕(黃龍湯)과 서각(犀角) 달인 물로 치료를

5 손진인(孫眞人)은 ~ 하였다 : 손진인은 중국 당(唐)나라의 의학자인 손사막(孫思邈, 581~682년)을 가리킨다. 어려서부터 성동(聖童)이라 일컬어진 손사막은 관직을 고사(固辭)하고 태백산(太白山)에 은거하면서 도학(道學)을 배우고 의업(醫業)에 정진하였다. 그는 『천금방(千金方)』이라고 약칭하는 30권짜리 『비급천금요방(備急千金要方)』을 썼다. 『황제내경(黃帝內經)』 이래의 중국 의학의 성과를 집대성한 이 책은 의학 총론에서 시작하여 본초(本草) · 제약(製藥)에 이르는 임상의 각과를 망라하고 있다. 이 기사는 『비급천금요방(備急千金要方)』 권72, 「해독잡치방(解毒雜治方)」 해백약독제이(解百藥毒第二)(사고전서본)에 보인다.

6 감초는 우리나라[我國]에서 ~ 대체하려는 움직임[旨]도 있다: 고려시대에 감초는 수입약재였으며, 조선전기에야 토산화에 착수하게 된다. 태종 11년(1411)에 이문화(李文和)가 감초(甘草) 1분(盆)을 재배하여 국왕에게 바쳤으며, 세종 30년(1448)에는 전라도와 함길도에 왜인(倭人)이 헌납한 감초를 재배하도록 명령하였다.

7 대(代): 원본 상태가 애매한데 대(代) 또는 단(但) 중 하나이다. 문맥상 대(代)로 판단된다.

못하는 경우는 없다.

말 오줌[馬尿]을 마시는 것도 좋다.

서각은 우리나라에서 산출되지 않지만, 임금의 명을 받들어 먼 곳으로 떠난 공경대부(公卿大夫)가 갑작스런 일을 당했을 때는 차고 다니는 서각을 깎아서 달여 복용하면 즉시 살아난다. 천금(千金)같이 귀중한 몸을 어찌 차고 다니는 서각과 비교할 수 있겠는가.[8]

諸食中毒者, 黃龍湯·犀角煮汁, 無不理也.

飮馬尿亦良.

犀角, 雖非我有, 公卿大夫, 奉使遠方, 如有倉卒, 剉帶犀而煮服, 卽活. 千金之軀, 豈与帶犀論[9]也.

채소를 먹고 걸린 식중독에는 달인 칡뿌리[葛根]즙을 마시지만, 이 방법은 감초 달인 즙〈을 마시는 것〉보다는 못하다.

食菜中毒, 煮葛根汁, 飮之, 亦不及甘草煮汁.

8 천금(千金)같이~비교할 수 있겠는가: 서각을 필수적으로 구비하라는 뜻이다.

9 논(論): 원본 상태가 애매하지만, 글자 형태와 문맥상 논(論)으로 판단된다.

육독

육독(肉毒)[10] 2.

肉毒二.

제니(薺苨)【앞에 나왔다】· 남(藍)【향명(鄕名)은 청대[靑苔, 쳥딕]이다. 민간에서 풀족[靑乙召只, 플족]이라고 부르는 것은 잘못된 것이다】즙, 콩·팥·감초(甘草) 달인 즙을 식힌 다음에 마시면 해독이 된다. 콩즙과 팥즙은 절대로 감초 〈효능에〉 미치지 못한다.

薺苨【出上】· 藍【鄕名靑苔. 俗云靑乙召只, 非也】汁, 大小豆·甘草煮汁, 停冷飮之, 解毒. 大小豆汁殊不及甘草.

오두독(烏頭毒)·파두독(巴豆毒)에 중독된 사람에게는 감초(甘草)를 복용시키면 즉시 안정된다.

有人中烏頭·巴豆毒, 甘草入腹, 卽[11]定.

여로(藜蘆)【〈향명은〉 박새[箔草, 박새]이다】에 중독된 경우에는 파 달인 물[葱湯]을 삼키면 금방 낫는다.

中藜蘆【箔草】毒, 葱湯下咽, 便愈.

10 육독(肉毒): 고기와 해산물을 먹고 생긴 식중독이다.

11 즉(卽): 원본 상태가 애매하지만, 글자 형태와 문맥상 즉(卽)으로 판단된다.

어떤 사람이 옥호환(玉壺丸)을[12] 복용한 후에도 구토를 계속하였다. 모든 약을 먹여도 멈추지 않았는데 남(藍)【앞에 나왔다】즙을 입에 넣어주자 즉시 안정되었다. 〈옥호환과 남즙〉 이것들은 서로를 보완하는 약들이다.

有人服玉壺丸, 嘔吐不已. 服百藥不止, 藍【出上】汁入口, 卽定. 皆有相須也.

생선을 먹고 중독된 경우에는 달인 노근(蘆根)즙을 식혀서 마시면 즉시 해독된다.

食魚肉中毒, 煮蘆根汁[13], 停冷飮, 卽解.

생선회를 먹고 소화가 되지 않은 경우에는 생강(生薑)을 빻아 즙을 낸 후에, 즙 소량을 물에 타서 복용한다.

또한 파[葱]·마늘[蒜]【대산(大蒜)이다】·생강[薑]·개자(芥子)·날된장[生醬]으로 제(虀)[14]【〈제(虀)의〉 발음은 제(齐)이며, 육회(肉膾)에서 뽑은 즙이다】를 만들어, 1작은잔[小盞] 정도를 마시면 금방 소화된다.

食鱠不消, 擣生薑, 取汁, 小与水和服.

又取葱·蒜【大蒜】·薑·芥·生醬, 作虀【音齐, 膾汁】, 飮一小盞許, 便消.

게[蟹]를 먹고 중독된 경우에는 동과(冬瓜)즙 2되[升]를 복용하는

12 옥호환(玉壺丸): 계속 구토하는 증상을 치료하는 환약이다.

13 즙(汁): 원본 상태가 애매하지만, 글자 형태와 문맥상 즙(汁)으로 판단된다.

14 제(虀): 절임이다.

데, 〈동과즙 대신〉 동과를 먹어도 된다.

食蟹中毒, 冬苽汁, 服二升, 亦可食冬苽.

쇠고기나 말고기를 먹고 중독된 경우에는 사람의 젖[人乳汁]을 마시면 좋다.

食牛馬肉毒, 飮人乳汁, 良.

쇠고기를 먹고 중독된 경우에는 낭아(狼牙)【개암 중 큰 것이다】[15] 태운 재를 물과 함께 복용하면 좋다.

食牛肉毒, 狼牙【皆嵓之吳大】灰, 水服, 良.

개고기를 먹고 중독된 경우에는 껍질·끝·두알들이[雙人]를[16] 제거한 행인(杏仁) 2냥을 곱게 간 후에, 뜨거운 물 3사발과 잘 섞는다. 식으면 3회분으로 나누어 복용한다.

食狗肉中毒, 杏人二兩, 去皮尖雙人, 細硏, 以熱湯三垸, 攪和. 冷分三服.

15 낭아(狼牙)【개암 중 큰 것이다】: 낭아(狼牙)는 선학초(仙鶴草)이며, 현재 우리말로는 짚신나물이라고 부른다. 그런데 세주의 설명은 애매하다. 개암(皆嵓)이라는 식물 이름은 찾을 수가 없는데, 오(吳)에는 '크다'는 뜻이 있어서 본문과 같이 해석하였다.

16 두알들이[雙人]: 쌍인(雙人)은 흔히 쌍인(雙仁)으로 표기한다. 복숭아씨[桃仁]·살구씨[杏仁] 등은 약재로 사용하는데, 복숭아나 살구 속에 씨(속알) 2개가 동시에 들어있는 것을 쌍인이라고 한다. 흔히 쌍인은 독성이 있다고 알려져 있어서, 약용으로 사용하지 않고 골라내서 버린다. '두알들이'는 북한의 한의서 번역본에서 사용하는 단어인데, 정확한 의미를 담고 있어서 이 책에서도 쌍인은 두알들이로 번역한다. 그리고 『향약구급방』을 비롯한 의서에서 도인(桃仁)·행인(杏仁)·욱리인(郁李仁)·의이인(薏苡仁) 등은 도인(桃人)·행인(杏人)·욱리인(郁李人)·의이인(薏苡人) 등으로 표기되기도 한다.

육축(六畜)[17] 고기를 먹고 중독된 모든 경우에는 아궁이 바닥의 황토(黃土) 1방촌시(方寸匙)[18]를 물에 타서 복용한다.

凡六畜肉毒, 竈底黃土方寸匕, 水和服之.

온갖 짐승의 간(肝)을 먹고 중독된 경우에는 돼지 비계 1되를 단번에 복용하면 좋다.

百獸肝毒, 頓服猪脂一升, 佳.

기장쌀 속에 들어있는 포(脯)를 먹고 중독된 경우의 치료 처방. 밀가루 1냥, 소금 2자밤[撮]을[19] 물 1되에 타서 복용한다.

理脯在黍米中毒方. 麵一兩, 塩兩撮, 以水一升, 和服之.

육축(六畜) 고기를 먹고 중독된 모든 경우의 처방. 식용 가축의 마른 똥 가루를 구하여[取][20] 물에 타서 복용하면 좋다.

凡六畜肉中毒方. 取所食畜乾屎末, 水和服之, 佳.

17 육축(六畜): 6종의 가축으로 소, 말, 돼지, 개, 양, 닭을 가리킨다.

18 방촌시(方寸匙): 사방 1치[寸]인 약숟가락으로서, 가루가 흘러 떨어지지 않을 정도의 분량을 의미한다. 대체로 광물성 약재 가루는 2g 정도이고, 식물성 약재 가루는 1g 정도의 무게이다. 『향약구급방』 원문에서는 한결같이 방촌비(方寸匕)라고 표기하였다. 『설문해자(說文解字)』에서 '북방 사람들은 비(匕)를 시(匙)라고 부른다[北方人名匕曰匙]'라고 하였듯이, 방촌비(方寸匕)는 방촌시(方寸匙)와 동일한 뜻으로 사용된다. 하지만 그 어원에서는 약간 차이가 있다. 비(匕)는 식사에 사용하는 도구로, 요즘 중국인들이 흔히 국물을 떠먹을 때 사용하는 갱시(羹匙)에 해당한다. 시(匙)는 솥에서 음식을 덜어낼 때 사용하는 작은 국자[小勺]를 가리킨다. 따라서 비(匕)는 칼날[匕首]처럼 얇고 가는 숟가락이어서 상대적으로 적은 양을 담는 숟가락이며, 시(匙)가 상대적으로 많은 양을 담는 숟가락이다.

19 자밤[撮]: 촬(撮)은 지촬(指撮)의 줄임말로써 세 손가락 끝으로 한 번 잡는 양을 가리킨다.

다양한 날고기를 먹고 중독된 경우에는 3자[尺] 깊이로 땅을 파서 그 속의 흙 3되를 물 5되와 함께 〈달이되〉, 그 흙이 5~6번 끓어오르도록 달인다. 그리고 맑은 웃물 1되를 떠서 마시면 곧바로 낫는다.

食諸生肉中毒, 堀地深三尺, 取下土三升, 以水五升, 煮土五六沸. 取上淸, 飮一升, 立愈.

20 구하여[取]: 의서에서 '취(取)'는 '구하다', '얻다', '추출하다' 등으로 번역해야 하는데, 대부분의 경우에는 번역을 생략하는 것이 오히려 매끄럽다. 다른 예를 들자면 '우취밀이승 복지(又取蜜二升, 服之)'의 번역은 '또한 꿀 2되를 구하여 이것을 복용한다'가 정확하지만 우리말로는 '또한 꿀 2되를 복용한다'가 자연스럽다. 따라서 이 책에서는 '취(取)'를 별도로 번역하지 않고 필요한 경우에만 '구하다' 등으로 적절하게 옮기겠다.

균독

균독(菌毒)[21] 〈3〉. 【〈균(菌)을〉 민간에서는 버섯[背, 비]이라고 부른다. 땅에서 나는 버섯을 〈먹고 생긴 증상을〉 지창(地瘡)이라고 부르고, 나무에서 나는 버섯을 〈먹고 생긴 증상을〉 목창(木瘡)이라고 부른다. 땅에서 나는 버섯의 중독은 토장(土醬)이 해독한다. 나무에서 나는 버섯의 중독은 백출탕(白朮湯)과 이엽탕(梨葉湯)이 모두 해독한다.】 이상의 증상은 전부 감초탕(甘草湯)으로 해독한다.

菌毒. 【俗云背也. 地上生者, 謂之地瘡, 木上生者, 謂之木瘡. 地上生者, 土醬解. 木上生者, 白朮[22]湯 · 梨葉湯並解.】 右並甘草湯解之.

심(蕈)【〈향명은〉 별버섯[星茸, 별버슷]이다】을[23] 먹고 중독된 경우에는 생오이[生苽] 조금을 기름에 찍어 먹는다.

계축년(癸丑年)에 집안의 노복이 버섯을 따서 불에 구우면서 장난삼아 "먹으면 맛이 달다."라고 하였다. 이 말을 믿은 여종 한 명은 그 버섯을 받아서 약간 먹었고, 또 곁에 있던 여종 두 명은 그

21 균독(菌毒): 버섯을 먹고 생긴 식중독이다.

22 출(朮): 원본 상태가 애매하지만, 글자 형태와 문맥상 출(朮)로 판단된다.

23 심(蕈)【〈향명은〉 별버섯[星茸, 별버슷]이다】: 성이(星茸)는 실체가 불분명한데, 이(茸)를 '버섯'이라고 이해하였다. 예컨대 송이버섯은 송이(松茸), 송이(松耳), 송이(松栮)로 표기한다. 그리고 성(星)은 버섯의 종류에 해당하는데, '별'의 훈차(訓借)로 판단하였다. 즉 성이(星茸)는 별버섯이다. 별버섯은 먼지버섯이라고도 하는데, 별 모양으로 생겼으며 포자를 먼지처럼 흩날린다. 약용으로 사용하기도 하지만, 독성이 있어서 식용하지는 않는다.

버섯을 받아서 아주 조금 먹었다. 잠시 후 여종 두 명이 어질어질하고[肱] 속을 답답해하다가, 한 명은 부엌에서 넘어지고 한 명은 방에 들어서자 넘어졌다.

갑작스런 일이라 약이 없었는데 생오이를 먹이면서 참기름 몇 방울도 함께 먹였다. 그런 후에야 눈을 떴다. 이어서 달인 감초(甘草)를 먹이자 살아났다. 그녀들은 "어질어질하고 속이 답답하던 차에 생오이가 입으로 들어오자 목구멍 속이 시원하게 뚫렸습니다."라고 하였다. 비로소 〈생오이가〉 사람을 살릴 수 있다는 것을 알게 되었다.

食蕈【星茸】中毒, 喫生苽小許, 和油食之.

癸丑年, 家僮摘蕈, 燒於火中, 戲云, 食之味甘. 一婢信之, 取食小許, 又二婢在旁, 取食些小. 須臾二婢肱[24]悶, 一倒竈中, 一入房而倒.

倉卒無藥, 令[25]食生苽, 又喫与眞油一小滴. 然後目[26]開. 乃煮甘草飮之, 然後甦. 渠云[27], 眩悶中, 生苽入口, 則一路冷徹咽中. 始知有生理.

24 현(肱): 문맥상 현(眩)의 오각(誤刻)으로 판단된다.

25 령(令): 원본 상태가 애매한데 령(令) 또는 합(合) 중 하나이다. 문맥상 령(令)으로 판단된다.

26 목(目): 원본 상태가 애매하지만, 글자 형태와 문맥상 목(目)으로 판단된다.

27 운(云): 원본 상태가 애매하지만, 글자 형태와 문맥상 운(云)으로 판단된다.

백약독

백약독(百藥毒)[28] 4.

百藥毒四.

비상(砒霜) 중독에는 찬물에 녹두(碌豆) 분말[粉]을 타서 복용한다. 〈녹두〉 분말이 없다면 곱게 가루[末][29] 낸 녹두를 복용하는데, 〈녹두〉 분말보다 낫다.

砒霜毒, 冷水和碌豆粉服. 無粉, 細末碌豆服之, 勝於粉也.

파두(巴豆) 중독에는 창포(菖蒲)즙과 생곽(生藿)즙【〈생곽은〉 소두(小豆)[30]의 잎이다】으로 해독한다.

콩[大豆] 달인 즙으로도 해독한다.

巴豆毒, 菖蒲汁 · 生藿汁【小豆葉[31]】解之.

大豆煮汁並解.

28 백약독(百藥毒): 독극약을 복용하거나 약물을 과다 복용하여 나타난 식중독이다.

29 분말(粉末): 분(粉)과 말(末)은 모두 가루를 의미하는데, 분(粉)이 말(末)보다 미세하다.

30 소두(小豆): 이 책의 「방중향약목초부(方中鄕藥目草部)」에도 똑같이 설명되어 있다. 소두는 흔히 팥으로 해석한다. 이 경우에는 본문의 생곽(生藿, 콩)과 그 뜻이 상충된다. 소두가 말 그대로 '작은 콩'이라는 의미여서, 쥐눈이콩 같은 것을 가리킬 수도 있다. 현재로서는 확실하지 않으므로 '소두(小豆)'라고 그대로 번역하였다. 참고로 본문에서는 부비화(腐婢花)를 소두화(小豆花)라고 설명하였는데, 이 부분도 '소두(小豆)의 꽃'이라고 번역하였다.

31 엽(葉): 원본 상태가 애매하지만, 글자 형태와 문맥상 엽(葉)으로 판단된다.

오두(烏頭) · 천웅(天雄) · 부자(附子) 중독에는 콩 달인 즙으로 해독한다.

烏頭 · 天雄 · 附子毒, 大豆煮汁解.

대극(大戟)【〈향명은〉 버들옻 뿌리[楊等柒根, 버들옷불휘]이다】 중독에는 창포(菖蒲)【〈향명은〉 송의마[32] [消衣亇, 숑이마]이다】즙으로 해독한다.

大戟【楊等柒根】毒, 菖蒲【消衣亇】汁解.

이상에서 다룬 온갖 약물 중독 및 식독(食毒) · 육독(肉毒) · 균독(菌毒)에는 감초(甘草) · 제니(薺苨)【앞에 나왔다】· 콩 · 팥 · 남(藍)【앞에 나왔다】즙을 모두 사용한다. 남실(藍實) 등으로도 해독할 수 있으나, 절대로 감초보다는 못하다. 〈여기에서〉 무릇 즙(汁)이라고 한 것은 날 것을 빻아 만든 즙을 마신다는 의미이다. 날 것이 없다면 마른 것을 달여 만든 즙을 마신다.

右件[33]百藥毒及食毒 · 肉毒 · 菌毒, 皆[34]用甘草 · 薺苨【出上】· 大小豆 · 藍【出上】汁. 藍實等並解, 然殊不及甘草. 凡云汁者, 生擣取汁飮也. 無生者, 煮乾飮汁也.

32 송의마: 창포(菖蒲)라는 약물을 요즘은 창포라고 그대로 부르고 있다. 송의마는 당시의 음가조차 불분명한 어휘이다

33 건(件): 문맥상 건(件)의 오각(誤刻)으로 판단된다.

34 개(皆): 원본 상태가 애매하지만, 글자 형태와 문맥상 개(皆)로 판단된다.

다만 대극(大戟)·택칠(澤漆)【앞에 나왔다】 중독에는 감초탕(甘草湯)을 사용하지 않는다. 〈약성(藥性)이〉 상반되므로 독성을 증가시키기 때문이다.

唯大戟·澤漆【出上】毒, 不用甘草湯. 以其相反故, 增毒也.

무릇 약을 지나치게 복용하여 답답함을 느끼는 경우 및 중독으로 인하여 답답함을 느끼는 경우에는, 남(藍)을 빻아 즙을 낸 후 두세 되를 마시면 낫는다. 남(藍)이 없는 겨울에는 푸른 베[靑布]를 물에 담가 우려낸 즙을 마셔도 좋다.[35]

凡服藥過劑煩悶, 及中毒煩悶者, 擣藍取汁, 服數升, 愈. 冬月無藍, 浣靑布取汁飮, 亦佳.

35 남(藍)이 없는 ~ 마셔도 좋다: 베에 푸른 물을 들일 때는 남(藍, 쪽물)을 사용하므로, 푸른 베에서 우려낸 쪽물로 치료하라는 의미이다.

석교독

석교독(螫咬毒)[36] 5. 오공(蜈蚣)【〈향명은〉 지네[之乃, 지내]이다】· 벌 · 뱀 · 호랑이 · 개 · 잡충(雜蟲) 등에게 물린 경우.

螫咬毒五. 蜈蚣【之乃】· 蜂 · 虵 · 虎 · 犬 · 雜虫等咬.

무릇 지네 · 벌 · 뱀에게 물려서 생긴 중독에는 쑥뜸보다 나은 방법이 없다. 물리자마자 쑥으로 심지를 만들어 3~4장(壯)을 뜸 뜨면 독기(毒氣)가 몸 안으로 침투하지 못하므로 금방 낫는다.

뱀에게 물린 중독에는 사람의 대변을 두텁게 바른다.

凡蜈蚣 · 蜂 · 虵螫毒, 無過艾灸. 若値螫咬, 卽用艾炷, 灸三四壯, 則毒氣不入於內, 便差.

虵螫毒, 人屎厚塗之.

또한 외톨마늘[獨頭蒜]을[37] 얇게 저며서 물린 부위를 덮은 후 쑥뜸을 떠서, 〈쑥뜸의〉 열기가 전달되면 즉시 낫는다.

36 석교독(螫咬毒): 지네 등을 비롯한 벌레들과 짐승에게 물려서 생긴 중독이다.

37 외톨마늘[獨頭蒜]: 마늘 한 통에 한 쪽만 든 마늘이다.

또한 돼지의 귀지로 상처 구멍을 눌러두면 붓지 않는다.

또한 유둣날[梳頭][38] 〈사용한〉 빗에 낀 때로 상처 구멍을 바른다.

又取獨頭蒜, 薄切, 安於螫處, 以艾灸, 熱通卽愈.

又取猪耳中垢, 壓瘡口, 則不腫.

又用梳頭梳中垢塗之.

호랑이에게 물린 경우에는 기장쌀을 씹어서 바르면 즉시 좋아진다.

또한 생철(生鐵)을 달여서 〈그 물로〉 환부를 씻어주면 좋아진다.

또한 푸른 베를 말아서 연기가 나도록 태우면서, 〈그 연기로〉 상처 구멍을 훈증한다.

虎咬, 嚼黍米, 塗之, 卽差.

又煮生鑛[39], 洗瘡上, 差.

又用靑布, 作卷, 燒令煙, 薰瘡口.

개에게 물려서 생긴 중독에는 행인(杏仁)을 갈아서 바른다.

또한 구(韮)【〈향명은〉 부추[厚菜, 후치]이다】뿌리를 갈아서 바른다.

犬咬毒, 硏杏人, 塗之.

又硏韮【厚菜】根, 塗之.

38 유둣날[梳頭]: 소두(梳頭)는 유두(流頭)나 수두(水頭)라고도 부른다. 유둣날은 신라에서부터 전래된 우리나라 고유의 명절이다. 음력 6월 15일인 이 날에는 동쪽으로 흐르는 물[東流水]에 머리를 감았다[頭沐浴]. 빗[梳]으로 머리를 빗기 때문에 유두(流頭)를 소두(梳頭)라고도 부르는 것이다.

39 유(鑛): 문맥상 철(鐵)의 오각(誤刻)으로 판단된다.

무릇 개에게 물린 경우에는 날생선·생채소·돼지고기 및 개고기·낙제(落蹄)[40]【낙제는 〈향명이〉 곰달래[熊月背, 곰돌빅]이다】를 먹어서는 안 된다.

凡犬咬, 禁食生魚·生菜·猪肉及犬肉·落蹄【落蹄熊月背】.

벌에게 쏘인 중독에는 창이(蒼耳)【〈향명은〉 도꼬마리[升古亇用, 도고마리]이다】즙을 바른다.

또한 쑥으로 뜸을 뜬다.

蜂毒, 取蒼耳【升古亇用[41]】汁, 塗之.

亦以艾灸之.

지네에게 물려서 생긴 중독에는 수탉의 볏피[冠血]를 바르며, 또한 뜸을 뜬다.

蜈蚣毒, 取雄雞冠血塗之, 亦灸之.

구인(蚯蚓)【〈향명은〉 지렁이[居乎, 걼휘]이다[42]】에게 물려서 나병[大風]에 걸린 것처럼 눈썹과 머리카락이 모두 빠지는 경우의 치료법. 석회탕(石灰湯)에 〈환부를〉 담가서 씻어내면 좋다.

40 낙제(落蹄): 낙제는 바다에 사는 동물인 낙지[絡蹄]를 가리키기도 하지만, 본문에서 설명하듯이 진달래와 유사하고 자적색(紫赤色)을 띠는 식물인 곰달래를 의미하기도 한다.

41 승고마용(升古亇用): 음운학상 용(用)은 이(伊)의 오각(誤刻)으로 판단된다. 『향약구급방』에서 '이(伊)'는 '이(角)'로 새겨져 있는데, 목판에 새긴 탓에 용(用)이나 각(角)과 아주 흡사해서 판독이 어렵다.

42 지렁이[居乎, 걼휘]: 걼휘는 지렁이와 다른 어형이 존재했음을 보여준다.

또한 진하게 끓인 소금물에 몸을 두세 번 담그면 즉시 낫는다【소서장군(所西將軍)인 장(張)이[43] 이 벌레에게[44] 물렸을 때 옛사람이 이 처방을 가르쳐주었는데, 곧바로 나았다】.

理蚯蚓【居乎】咬, 其形如大風, 眉髮皆落. 以石灰湯浸洗, 良.
又濃作塩湯, 浸身數遍, 卽愈【所西將軍張, 爲此虫所咬, 古人敎此方, 立愈】.

취해서 곤하게 잠든 사이에 뱀이 입으로 들어갔는데, 잡아당겨도 뱀이 나오지 않는 경우의 치료법. 칼로 뱀 꼬리를 짼 후 생초(生椒) 2~3개를 넣고 재빨리 묶어두면 잠시 후에 〈뱀이〉 나온다.

또한 돼지 피를 입 안에 떨어뜨리면 즉시 〈뱀이〉 나온다.

理因醉熟[45]睡, 有虵從口入, 挽不出. 以刀破尾, 納生椒三兩介, 急裹着, 則須臾出.
又取猪血, 滴口中, 卽出.

구수(蠼螋)[46]【그림자 무는 이[影千角汝乙角, 그르메너흘이]이다[47]】가 〈사

43 소서장군(所西將軍)인 장(張): 『의심방(醫心方)』에서는 절서장군(浙西將軍) 장소(張韶)가 지렁이에게 물리자 길에서 우연히 만난 스님이 이 치료법을 가르쳐주었다고 하였다(『醫心方』 권18, 「治蚯蚓人方第四十六」). 그리고 『향약구급방』 중간본(1417년)보다 후대의 의서이기는 하지만 『본초강목(本草綱目)』에서는 이 사람을 절강장군(浙江將軍) 장소(張韶)라고 표기하였다(『本草綱目』 권42, 「蟲之四」 蚯蚓).

44 이 벌레: 지렁이를 가리킨다.

45 숙(熟): 원본 상태가 애매하지만, 글자 형태와 문맥상 숙(熟)으로 판단된다.

46 구수(蠼螋): 민간에서는 그리마라고 부른다. 그리마의 오줌은 독성을 지니고 있어서 가려움을 유발한다. 옛날에는 그리마가 사람의 그림자에 오줌을 누면, 오줌에 닿은 그림자의 신체 부위에 상처가 생기면서 쐐기에 쏘인 것처럼 중독된다고 인식하였다.

47 그림자 무는 이: 사람의 그림자를 무는 벌레라는 뜻이다.

람〉 그림자에 오줌을 눈 탓에, 상처가 켜켜이 한데 뭉친 좁쌀처럼 변하면서 몸이 아픈 경우의 처방. 땅에 구수 그림을 그리고 칼로 〈구수 그림을〉 아주 잘게 칼질한 후, 구수 뱃속에 해당하는 흙과 침을 개어 만든 진흙으로 〈환부에〉 반복해서 바르면 낫는다.

蠼螋【影千角汝乙角[48]】尿影, 瘡似粟米累累一聚, 身中痛方. 畫地作蠼螋形, 以刀細細切, 取至蠼螋腹中, 以唾和成泥, 再塗, 則愈.

자(蚝)【〈향명은〉 쐐기[所也只, 소야기]이다】에게 물린 경우에는 돼지의 귀지를 발라서는 안 된다[毋].[49]

또한 사람의 대변을 바른다.

蚝【所也只】螫, 毋猪耳垢塗之.

又人屎塗之.

〈기존의〉 처방에서는 "벌에게 쏘인 중독에는 우(芋)[50]【향명은 모랍[毛立, 모롭]이다[51]】로 치료하라." 라고 하였으나, 틀린 이야기다. 우리 아이가 어렸을 적에 벌에게 쏘인 적이 있었는데 처방에 따라 우[芋卵]를 붙였다. 잠시 후 온몸에 은진(癮疹)【〈향명은〉 두드러기[豆等良只, 두드러기]이다】이 나는 바람에 마당을 뒹굴면서 울부짖을 지

48 영천각여을각(影千角汝乙角): 음운학상 영마이여을이(影亇伊汝乙伊)의 오각(誤刻)으로 판단된다.

49 무(毋): 원본은 무(毋)이다. 그런데 목판본에서 무(毋)와 모(母)는 혼용되어 새겨진다. 만일 모(母)로 새겨진 것이라면, 본문 해석은 '암퇘지의 귀지를 바르라'라는 뜻이 된다.

50 우(芋): 토란(土卵)이다.

51 모랍: 모랍은 토란(土卵)과 다른 어형이 존재했음을 보여준다.

경이었다. 쑥뜸 2장을 뜨니 즉시 좋아졌다.

方云, 蜂毒, 以芋【名毛立】理之, 不然. 吾子少時, 被蜂螫, 依方以芋卵付[52]之. 須臾滿身生癮疹【豆等良只】, 庭轉蹄呼. 以艾灸二壯, 卽差.

무릇 말[馬]의 땀이나 꼬리가 사람의 상처를 자극한 탓에 죽을 것처럼 붓고 아픈 경우. 따뜻한 물에 상처를 담그고 〈물이 차가워질 때〉 두세 번 물을 〈따뜻하게〉 갈아주면 금방 낫는다.

또한 순주(淳酒)를[53] 취할 때까지 마시면 즉시 낫는다.

또한 석회(石灰) 〈가루를〉 환부에 붙인다.

凡馬汗及馬尾, 入人瘡中, 腫痛欲死. 以溫水漬瘡, 數易水, 便愈.

又飮淳酒, 取醉, 卽愈.

又用石灰付之.

늦봄에서 초여름에는 개들이 발광하는 경우가 많은데, 이것들을 제견(猘犬)【민간에서는 미친개[狂犬, 미친가히]라고 부른다】이라고 부른다. 사람이 이 제견을 만나 물리면 틀림없이 발광하면서 죽게 된다. 반드시 물린 부위에는 100장을 뜸 뜨고, 술과 돼지고기·개고기는 먹지 말아야 한다. 모름지기 하루에 꼭 1장씩 뜸을 뜬다.

만약 상처가 호전되는 것을 보자마자 "회복되었다."라고 말하는 사람은 치료가 어렵다. 예후가 크게 악화된 다음에는 죽음이

52 부(付): 원본 상태가 애매한데 부(付) 또는 이(伊) 중 하나이다. 문맥상 부(付)로 판단된다.

53 순주(淳酒): 순주(醇酒) 또는 무회주(無灰酒)라고도 한다. 양조(釀造)한 다음에 물을 타지 않고 곧바로 걸러낸 아주 좋은 술이다.

아침저녁으로 찾아오니, 이것은 아주 걱정스런 상황이다. 비록 뜸을 뜨더라도 반드시 위에서 언급한 약으로 다스려야 한다.

春末夏初, 犬多發狂, 謂之猘犬【俗云狂犬】. 若人逢此猘犬咬, 必發狂, 以至於死. 必灸其上百壯, 不飮酒及食猪犬肉. 凡一日, 必須灸一壯. 若初見瘡差, 卽言平復者, 難理. 大禍卽至, 死在旦夕, 此所深畏. 雖灸, 必須用上項藥理之.

지주(蜘蛛)【〈향명은〉 거미[居毛伊, 거믜]이다】에게 물린 탓에 상처가 온몸에 생기면서, 배가 임산부처럼 부풀기도 하는 경우의 치료법. 양유(羊乳)를 마시면 좋아진다.

理蜘蛛【居毛伊】咬, 遍身生瘡, 或腹大如孕婦. 飮羊乳, 差.

말[馬]에게 물린 상처의 치료법. 잘게 썬 충울초(茺蔚草)【〈향명은〉 눈비앗[目非問叱, 눈비앗]이다】에 식초를 넣고 볶아서 환부에 붙인다.

理馬咬瘡. 茺蔚草【目非問[54]叱】細切, 和醋炒, 封之.

거미에게 물려서 상처가 온몸에 돋은 경우의 치료법. 구백(韮白)을 씹어서 환부에 붙이면 곧바로 효과가 있다.

理蛛咬, 遍身成瘡. 用韮白嚼傅之, 立効.

54 문(問): 음운학상 아(阿)의 오각(誤刻)으로 판단된다.

그리마[蚰蜒]·거미·개미에게 물린 경우의 치료 처방. 깨[油麻]를 곱게 갈아서 상처에 바르면 곧바로 효과가 있다.

理蚰蜒·蜘蛛·蟻子咬方. 用油麻細研, 塗瘡, 立効.

골경방

골경방(骨鯁方)[55] 〈6〉. 생선가시가 목구멍에 걸렸는데 삼키거나 뱉어낼 수 없는 경우이다.

骨鯁方. 魚骨着喉, 呑吐不能也.

무릇 생선가시가 〈목구멍에 걸린 경우에는〉 사슴 힘줄을 물에 불려서 머금는다. 〈우선 사슴 힘줄을〉 탄환(彈丸)만한 크기로 솜처럼 만든다. 사슴 힘줄 끝을 쥔 채 삼키도록 하여, 목구멍 속의 생선가시에 닿았을 때 서서히 당기면 생선가시가 힘줄에 붙어서 나온다.

또한 오래된 그물을 태운 재를 물에 타서 복용한다.

또한 입에 가마우지【까마귀처럼 생긴 물새이다】를 갖다 대면 〈생선가시가〉 즉시 내려간다〈고 하는데, 이 방법을〉 시험해 보지는 못했다.

凡骨鯁, 取鹿筋, 漬而含之. 以綿絮大如彈丸. 持筋端呑之, 入喉至鯁處, 徐徐引之, 鯁着筋出.

又燒故魚網灰, 水和服之.

又口稱鸕鷀【水鳥如烏】, 卽下, 未試.

55 골경방(骨鯁方): 생선을 먹다가 가시가 목구멍에 걸린 경우의 처방이다.

생선가시가 내려가지 않는 경우의 치료법. 대 껍질을 아주 매끄럽게 깎은 후 천으로 싸서 목구멍에 집어넣는다. 〈생선가시로〉 막힌 곳에 닿았을 때 위아래로 밀고당기면 막혔던 〈생선가시가〉 즉시 따라 나온다.

또 다른 처방. 해백(薤白)【〈향명은〉 해채 흰뿌리[海菜白根, 히치힌불휘]이다】을 반쯤 익혀서 조금 씹는다. 그리고 실[線]로 해백의 가운데를 묶은 다음에, 실을 잡은 채 해백을 삼키도록 한다. 해백이 목구멍을 넘어가다가 〈생선가시로〉 막힌 곳에 닿았을 때 〈실을〉 잡아당기면 곧바로 〈생선가시가 딸려서〉 나온다.

또 다른 처방. 마늘을 깎아서 콧속에 넣으면 곧바로 〈생선가시가〉 내려간다.

또 다른 처방. 좁쌀만하게 가루 낸 조협(皂莢)【〈향명은〉 쥐엽[注也邑, 주엽]이다】을 콧속에 넣어서 들이키도록 시키면 생선가시가 나온다. 흔히 이 처방은 비밀로 해왔다.

또한 그물을 〈환자의〉 머리에 씌우면 곧바로 〈생선가시가〉 내려간다.

또한 가마우지 분(糞)【똥이다】을 물에 타서 목구멍 바깥에 바르면 즉시 〈생선가시가〉 나온다.

또한 동쪽으로 흐르는 물[東流水] 1잔[盃]을 〈준비하여〉, 동쪽을 향해 앉은 채 손가락으로 '용(龍)' 자(字)를 쓴 다음에 마시면 즉시 〈생선가시가〉 내려간다. 만약 글씨를 쓰지 못하는 사람이라면 다른 사람이 〈'용(龍)' 자를〉 써주어도 괜찮다.

理鯁不下. 作篾刮, 令細滑, 綿裹, 納咽中. 至[56]哽處, 令進退引之, 哽卽隨出也.

又方. 薤白【海菜白根】令半熟, 小嚼之. 線繫薤中央, 捉線呑薤. 下喉, 至哽處, 引之, 卽出.

又方. 削大蒜, 納鼻中, 卽下.

又方. 以皂莢【注也邑】末如粟米許, 入鼻中, 使嚏, 則鯁出. 多秘此方.

又以魚網覆頭, 立下.

又以鸕鷀糞【屎】, 水調, 塗喉外, 卽出.

又以東流水一盃, 東向坐, 以手指書龍字, 訖飮之, 卽下. 如不會書者, 以他人書, 亦得.

56 지(至): 원본 상태가 애매하지만, 글자 형태와 문맥상 지(至)로 판단된다.

식열방

식열방(食噎方)[57] 〈7〉. 목이 메인 것이다.

食噎方. 喉塞也.

식열(食噎)에는, 두 사람에게 〈양쪽에서 환자의〉 귀를 잡고 양쪽 귀에 바람을 불게 하면 즉시 〈얹힌 음식물이〉 내려간다.

또한 진자(榛子)를 씹어 먹는다【진자의 식욕 증진 효과[開月]는[58] 충분히 입증되었기 때문이다】.

또한 마늘을 깎아서 콧속에 넣으면 즉시 〈얹힌 음식물이〉 내려간다.

食噎, 使兩人提耳, 吹兩耳, 卽下.

又嚼下榛子【以榛子開月, 甚驗故也】.

又削大蒜, 內鼻中, 卽下.

57 식열방(食噎方): 음식량에 상관없이 가슴이 답답하고 아프며 호흡이 곤란한 증상에 대한 처방이다.

58 개월(開月): 문맥상 식욕을 증진시키다라는 뜻으로 '개위(開胃)'의 오각으로 판단된다. 이 처방은 『향약제생집성방』과 『향약집성방』에도 『향약구급방』을 인용하는 형식으로 실려 있는데, 이 부분이 '개위(開胃)'라고 되어 있다(이 책 329쪽과 339쪽 참고).

졸사

졸사(卒死)[59] 〈8〉.
卒死.

갑자기 죽은 듯이 기절하여 맥(脈)도 뛰지 않는 경우의 치료법. 소[牛]를 〈환자의〉 코 가까이에 끌고 와서, 200번 정도 숨 쉴 동안 소가 〈환자의 코를〉 핥으면 반드시 좋아진다. 소가 핥지 않으려고 할 때는 소금물을 〈환자의〉 얼굴에 바르면 핥게 된다.

또한 울두(熨斗)【〈향명은〉 다리미[多里甫伊, 다리브리]이다】를 데워서 〈환자의〉 양쪽 옆구리 아래를 찜질한다.

또 다른 처방. 반하(半夏)【〈향명은〉 끼무릇[雉矣毛老邑, 씨의모롭]이다】를 콩알만하게 가루 내어 콧속에 불어넣는다.

또한 조협(皂莢)【앞에 나왔다】을 콩알만하게 가루 내어 콧속에 불어넣으면 즉시 살아난다.

또한 해백(薤白)【앞에 나왔다】즙을 콧속에 흘려 넣으면 즉시 살아난다.

理卒死無脉. 牽牛臨鼻上, 二百息許, 牛舐, 必差. 牛不肯舐者, 塩汁塗面, 則舐.

59 졸사(卒死): 갑자기 죽은 듯이 기절한 경우이다.

又灸熨斗【多里甫伊】, 熨兩脇下.

又方. 半夏【雉矣毛老邑】末如豆許, 吹鼻中.

又皂莢【出上】末如豆許, 吹鼻中, 卽活.

又以薤【出上】汁, 灌鼻中, 卽活.

귀염(鬼魘)【잠들었다가 깨어나지 못하는 것이다】으로 혼수상태인 경우의 치료법. 복룡간(伏龍肝)【이것은 오래된 가마 아래쪽의 땅을 팠을 때 나오는 황토를 가리킨다】 가루를 콧속에 불어넣는다. 촛불을 켜서 환자를 비춰보는 것은 절대로 금하며, 반드시 환자의 양쪽 발가락을 아프도록 깨문다.

理鬼魘【夢而不悟也】不悟. 伏龍肝【此則古釜下掘地, 有黃土, 是也】末, 吹鼻中. 切忌燃燭視之, 唯須痛嚙兩趾.

또한 중악(中惡)으로[60] 갑자기 죽은 듯이 기절하는 경우에는, 사람을 시켜 환자 얼굴에 소변을 누게 하면 낫는다【중악이란 사악한 귀기(鬼氣) 때문에 생긴다】.

又中惡[61]卒死, 使人尿其面上, 愈【中惡, 因鬼邪之氣也】.

무릇 귀격(鬼擊)이란[62] 〈귀기(鬼氣)가〉 갑자기 사람에게 달라붙

60 중악(中惡): 더러운 독기와 부정한 기운으로 인해 갑자기 졸도하는 증상으로 유사중풍(類似中風)으로 간주된다.

61 악(惡): 원본 상태가 애매하지만, 글자 형태와 문맥상 악(惡)으로 판단된다.

62 귀격(鬼擊): 귀신이 갑자기 공격해온 것처럼 가슴과 배에 칼로 찌르는 듯한 통증이 생기면서, 심하면 피를 토하거나 코피가 나고 하혈도 하는 증상이다.

는 바람에, 칼에 베인 것처럼 가슴과 뱃속이 꼬이면서 손댈 수 없을 만큼 급작스레 아픈 증상이다. 때로는 곧바로 피를 토하는 동시에 콧구멍으로 피가 나고, 때로는 피똥을 눈다. 인중(人中)에 뜸을 1장 뜨면 곧바로 낫는다. 낫지 않으면 다시 뜸을 더 뜬다.

凡鬼擊者, 卒着人, 如刀刺狀, 胷腹內絞急切痛, 不可抑按. 或卽吐血, 鼻口血出, 或下血. 灸人中一壯, 立愈. 不差, 更加灸.

갑작스런 객오(客忤)로[63] 인하여 죽은 사람처럼 말을 못하는 경우의 치료법. 길경(桔梗)【〈향명은〉 도라지[道羅次, 도랒]이다】 2냥을 태워 가루 낸 후에 술 또는 미음과 함께 복용한다. 이어서 콩만한 사향(麝香)을 삼키면 효과가 있다.

理卒客忤停尸不言. 燒桔梗【道羅次】二兩, 爲末, 酒或米飮下. 仍呑麝香如大豆許, 効.

63 객오(客忤): 사기(邪氣)에 해당하는 객기(客氣)가 갑자기 몸에 침범하여 정신을 잃는 증상이다. 객오는 주로 집 밖에서 걸리며, 생명이 위태롭다.

자액사

자액사(自縊死)[64] 〈9〉. 【아침에 〈목을 매서〉 저녁까지 이른 경우에는 〈살리기가〉 어렵고, 밤에 〈목을 매서〉 새벽까지 이른 경우에는 살리기가 쉽다.】

自縊死. 【從朝至暮者難, 從夕至曉者易活.】

무릇 자액(自縊)【목을 맨 것이다】에는 절대로 끈을 〈갑자기〉 끊어서는 안 된다. 조심스레 목 맨 사람[死人]을 안아서 끈을 푼다. 명치 아래가 아직도 따뜻할 때는 담요[氈]로 입과 코를 막은 다음에 두 사람으로 하여금 양쪽 귀에 바람을 불도록 한다.

또 다른 처방. 조협(皂莢)【향명(鄕名)은 쥐엄[注也邑, 주엽]이다】과 세신(細辛)【우리나라에서도 세심[洗心, 셰심]이라고 부른다】을 빻아서 콩알만 하게 가루 내어 양쪽 콧속에 불어넣는다.

또한 남(藍)【향명은 청대[靑苔, 청디]이다】즙을 입 안에 흘려 넣는다.

凡自縊【結項】, 勿截斷繩. 徐徐抱死人, 解之. 心下尙溫者, 以氈覆口鼻, 使兩人吹兩耳.

又方. 擣皂莢【鄕名注也邑】·細辛【鄕亦名洗心】末如豆大, 吹兩鼻中.

又取藍【鄕名靑苔】汁, 灌口中.

64 자액사(自縊死): 스스로 죽으려고 목을 맨 경우이다.

또한 계관(鷄冠)【향명은 닭의 볏[雞矣碧叱, 돍의볏]이다】을 째서 뽑은 피를, 〈환자의〉 입 안에 떨어뜨리면 즉시 살아난다. 남성 〈환자는〉 암탉을 사용하고, 여성 〈환자는〉 수탉을 사용한다.

又刻[65] 雞冠【鄕名雞矣碧叱】血, 滴着口中, 卽活. 男用雌, 女雄.

또 다른 처방. 대추만한 하얀 닭똥[雞屎白]을 술 반 잔에 타서 입과 코에 흘려 넣는다.

又方. 雞屎白如棗大, 以酒半盞和, 灌口及鼻.

또 다른 처방. 파대롱[葱葉]을 통해 조협(皂莢)【향명은 쥐엄[注也邑, 주엽]이다】 가루를 양쪽 콧속에 불어넣는다. 〈조협 가루가〉 밖으로 흘러나오면 다시 불어넣는다.

又方. 用葱葉, 吹皂莢【鄕名注也邑】末兩鼻中. 逆出, 更吹.

또 다른 처방. 사람을 시켜 〈환자의〉 입·코·귓속에 소변을 누도록 하는 동시에, 붓대롱 모양으로 머리카락 1자밤을 쥔 다음에 잡아당기면 곧바로 살아난다.

又方. 使人尿口鼻耳中, 幷捉頭髮撮, 如筆管大, 掣之, 立活.

65 각(刻): 문맥상 취(取)나 할(割)의 오각(誤刻)으로 판단된다.

이열갈사

이열갈사(理熱暍死)[66] 〈10〉.

理熱暍死

무릇 더위를 먹고 정신을 잃은 경우에는 길 위의 뜨거운 흙[塵土]으로 가슴 위를 덮는다. 〈흙이〉 약간 차가워지면 즉시 〈흙을〉 바꾸어주고, 〈환자의〉 숨이 통하면 멈춘다.

凡熱暍, 取道上熱塵土, 以覆心上. 小冷卽易, 氣通乃止.

또 다른 처방. 〈더위로〉 정신을 잃은 사람[死人]을 똑바로 눕힌 후에 뜨거운 흙을 〈환자〉 배꼽 위에 쌓아두고 사람을 시켜 〈환자에게〉 소변을 누도록 한다. 한 사람이 소변을 다 누면 교대로 또 다른 사람에게 소변을 누도록 하는데, 〈환자〉 배꼽이 따뜻해지면 즉시 낫는다.

또한 진하게 달인 요(蓼)즙 3되를 마시면 즉시 낫는다.

又方. 仰臥死人, 以熱土壅臍中, 令人尿之. 一人尿了, 更益人尿之, 臍中溫, 卽愈.

又濃煮蓼汁三升飮之, 卽愈.

66 이열갈사(理熱暍死): 더위를 먹고 정신을 잃어 죽을 지경이 된 경우이다.

또한 생지황(生地黃)즙 1잔을 복용한다.

또한 물 반 되에 밀가루 1큰홉[大合]을 타서 복용한다.

又生地黃汁一盞服之.

又水半升和麵末一大合, 服之.

또한 〈더위로〉 정신을 잃은 사람[死人]의 입을 벌려 식도를 연 후에 따뜻한 물을 서서히 입 안에 흘려 넣는다. 그리고 이 사람[死人]의 머리를 약간만 든 채 뜨거운 물이 뱃속으로 흘러가도록 하면 잠시 후에 살아난다.

又張死人口令通, 以煖湯徐徐灌口中. 小擧死人頭, 令湯入服, 須更蘇.

낙수사

낙수사(落水死)[67] 〈11〉. 【〈물에 빠져〉 죽게 된 사람[死人]을 축 늘어뜨려 물을 배출시킨다. 또 "거꾸로 매단다."라고도 하는데, 이것들은 모두 〈몸 안의〉 물을 없애기 위한 것이다.】

落水死. 【令死人甫垂, 令下水. 又云倒懸者, 皆[68]欲去水也.】

무릇 물에 빠진 경우에는 하룻밤이 지났더라도 여전히 살릴 수가 있다. 〈물에 빠져〉 죽게 된 사람[死人]의 옷을 벗기고 배꼽에 뜸을 뜬다.

또 다른 처방. 아궁이 속의 재를 땅에 5치[寸] 두께로 깔고 시루를 옆으로 눕혀서 재 위에 고정시킨다. 그리고 죽게 된 사람을 시루 위에 엎드리게 하여 머리를 약간 늘어뜨린다. 〈재를〉 소금 2방촌시(方寸匙)와 섞어 대롱 속에 넣은 후 〈환자의〉 항문[孔中]에 불어넣으면 즉시 물을 토하게 된다. 물을 배출한 다음에는 시루를 빼내고 죽게 된 사람을 잿속으로 내린다. 재로 온몸을 묻어주되, 계속 입과 코에서 〈물이〉 나오게 하면 즉시 살아난다.

凡落水, 經一宿, 猶可活. 解死人衣, 灸臍中.

又方. 竈中灰布地, 令厚五寸, 以甑側着灰上. 令死人伏於甑上, 使頭

67 낙수사(落水死): 물에 빠져서 정신을 잃고 익사할 지경이 된 경우이다.

68 개(皆): 원본 상태가 애매하지만, 글자 형태와 문맥상 개(皆)로 판단된다.

小垂下. 和塩二方寸匕, 內管中, 吹下孔中, 卽當吐水. 下水, 因去甑, 下死人着灰中. 以灰壅身, 常出口鼻, 卽活.

또 다른 처방. 땅을 파서 구덩이를 만든 후에 뜨거운 재 두세 휘[斛]를 구덩이 속에 채운다. 〈물에 빠져〉 죽게 된 사람[死人]을 구덩이 속으로 내리고 재로 몸을 덮는다. 재가 젖으면 재를 바꾸어주는데, 한나절이면 살아난다. 그 재가 지나치게 뜨거워서는 안 되며, 식으면 바꾸어준다.

又方. 掘地作坑, 熱數斛灰, 納坑中. 下死人於坑中, 以灰覆之. 灰濕, 則易之, 半日而活. 其灰勿大熱, 冷則易之.

또 다른 처방. 천으로 조협(皂莢)【향명(鄕名)은 쥐엄[注也邑, 주엽]이다】 가루를 싸서 항문 속에 넣으면 잠시 후에 물이 나온다.

又方. 綿裹皂莢【鄕名注也邑】末, 納下部中, 須臾水出.

또 다른 처방. 천으로 석회(石灰)【일상에서 쓰는 석회인데, 돌을 태워서 만든다】를 싸서 항문 속에 넣는다. 물이 모두 빠져나오면 즉시 살아난다.

又方. 綿裹石灰【常用石灰, 燒石爲之】, 納下部中. 水出盡, 卽活.

중주욕사방

중주욕사방(中酒欲死方)[69] 〈12〉.

中酒欲死方.

술을 너무 지나치게 마셔서 오장(五臟)이 문드러질까 걱정될 때는, 따뜻한 물을 큰 통에 채운 후 술 취한 사람을 그 속에 담근다. 물이 차가워지면 다시 〈뜨거운 물로〉 바꾸며, 여름에도 뜨거운 물을 사용한다.

무릇 취한 탓에 푹 잘 수가 없는 경우에는 반드시 다른 사람을 시켜 흔들어주되 바람[風]을 쏘이지 않도록 특별히 유념한다. 대체로 취한 경우에는 찬물을 들이부으면 깨어난다. 하지만 바람에 쏘인 상태에서 차갑게 만든다면, 그 순간에는 약간 시원할지라도 병에 걸릴 〈가능성이〉 많아질 것이다. 조금 취했을 때는 〈이 방법도〉 무방하지만 심하게 취했을 때는 반드시 위의 방법을 사용해야 한다.

『주역(周易)』에서는 "물은 습한 곳으로 흐르고 불은 〈마른 곳으

69 중주욕사방(中酒欲死方): 술 마시고 죽을 지경이 된 경우의 처방이다.

로 번진다〉[水流濕火□□]."라고 하였으니,[70] 자기 부류들과 □□하는 것이다. 크게 취한 사람이 뜨거운 물을 이용해서 자기 몸[其外]을 따뜻하게 만들지 않는다면, 뜨거운 기운이 빠져나갈 통로가 없는 셈이니, □□□□□에 이르게 된다.

飮酒過甚, 恐爛五藏, 卽以溫湯置大槽中, 漬醉人. 冷復易, 夏亦用湯.

凡醉不得安臥, 必須使人搖轉, 特忌當風. 凡醉, 則入冷水活. 或當風取涼者, 雖當時小快, 得病且多. 或小醉無妨, 至於[71]極醉, 則必用上法.

易云, 水流濕火□□□□[72]其類也. 大醉人不用熱湯薰其外, 則熱氣無因外透, 至□□□□□.

또한 술을 마셔도 취하지 않는 처방. 갈화(葛花)【앞에 나왔다】와 부비화(腐婢花)【소두(小豆)의 꽃이다】[73]〈를 사용한다〉. 위의 약재들을 동일한 분량으로 가루 내고, 3방촌시(方寸匙)를 복용한다. 취했을 때 복용하면 빨리 술이 깬다.

70 물은 습한 곳으로 흐르고 불은 〈마른 곳으로 번진다〉[水流濕火□□]: 이 기사는『주역』에 보인다.『주역(周易)』,「건(乾)」. "같은 소리는 서로 응하고 같은 기운은 서로 찾으며, 물은 습한 곳으로 흐르고 불은 마른 곳으로 번진다[同聲相應, 同氣相求, 水流濕, 火就燥]."

71 어(於): 원본 상태가 애매하지만, 글자 형태와 문맥상 어(於)로 판단된다.

72 □□□□: 판독이 불가능하다. 다만 문맥상 앞의 두 글자는 '취조(就燥)'일 가능성이 높다.『주역(周易)』에 "수류습, 화취조(水流濕, 火就燥)."라고 하였기 때문이다.

73 부비화(腐婢花)【소두(小豆)의 꽃이다】: 본초서(本草書)에서 부비화를 '소두화(小豆花)'라고 설명하였으므로, 소두화는 차자표기가 아니다. 특히 부비(腐婢)는 마편초과에 속하는 식물로서 우리나라에서 자라지 않는다. 따라서 '소두화(小豆花)'는 '팥꽃'일 수가 없으므로 원문 그대로 '소두의 꽃'이라고 번역하였다.

又飮酒不醉方. 葛花【出上】· 腐婢花【小豆花】. 右等分爲末, 服三方寸匕. 醉後服之, 速醒.

술로 인하여 목구멍과 혓바닥에 생긴 상처의 치료 처방. 마인(麻仁) 1되와 황금(黃芩)【〈향명은〉 속썩은풀[所邑朽斤草, 솝서근플]이다】〈을 사용한다〉. 위의 약재들을 꿀과 섞은 후 입에 머금는다.

理因酒咽喉及舌上生瘡方. 麻人一升 · 黃芩【所邑朽斤草】. 右蜜和, 含之.

단주방

단주방(斷酒方)[74] 〈13〉.

斷酒方.

말[馬]의 땀을 걷어 술에 타서 마시면 죽을 때까지 〈술을〉 마시지 않는다.

또 다른 처방. 호랑이 똥 속의 뼈를 태워 가루 낸 후 술에 타서 복용한다.

앞서 나온[右][75] 가마우지[鸕鷀]【앞에 나왔다】 똥을 태워 만든 재 1방촌시(方寸匙)를 물에 타서 복용하면 영원히 〈술을〉 끊는다.

刮馬汗, 和酒飮之, 終身不飮.

又方. 虎屎中骨燒末, 和酒, 服.

右鸕鷀【出上】屎燒灰, 方寸匕水和, 服, 永斷.

74 단주방(斷酒方): 술을 끊는 처방이다.

75 우(右): 원문은 우(右)이다. 이 경우에는 '앞서 나온'이라는 뜻이 되고, 본문의 '앞에 나왔다[出上]'는 문장과 겹치면서 문맥상 어색하다. 『향약구급방』의 본문 형식으로 미루어, '다른 처방'이라는 의미의 '우(又)'를 오각(誤刻)한 것일 수도 있다.

타손압착상절타파

타손압착상절타파(墮損壓笮傷折打破)[76] 〈14〉.

墮損壓笮傷折打破.

무릇 깔리거나 구타를 당한 탓에, 가슴·배가 찢어지거나 함몰되고 사지가 부러져서 숨쉬기가 어렵고 죽을 것 같은 경우. 오계(烏鷄)【〈향명은〉 검은 닭[黑雞, 검돍]이다】 1마리를 털을 뽑지 않고 〈사용한다〉. 짐승의 생명을 끊는 것을 싫어하므로[77] 지금은 자세한 설명을 더하지 않는다.

凡被壓拃打破, 胷腹破陷, 四支摧折, 氣悶欲死. 以烏雞【黑雞】一隻, 合毛. 惡傷物[78]命, 今不具注.

높은 곳에서 추락하거나 싸운 탓에 몸 안에 어혈(瘀血)이 든 경우. 자리로 쓰던 푸른 베[席緣靑布] 따위의 낡고 푸른 베옷을 태워 재로 만든다. 이것을 찬물에 타서 3돈[錢]을 복용하면 즉시 〈어혈

76 타손압착상절타파(墮損壓笮傷折打破): 추락하거나 깔리면서 외상을 입은 경우이다.

77 짐승의 생명을 ~ 싫어하므로: 치료하기 위해 오계(烏鷄)를 죽이는 것을 싫어한다는 의미이다. 이 문장이 본문에서는 여러 차례 반복된다.

78 상물(傷物): 원본 상태가 애매하지만, 글자 형태와 문맥상 상물(傷物)로 판단된다.

이〉 배설된다. 만약 덜 배설되었을 때는 2~3번을 복용하면 낫지 않는 경우가 없다.

從高墮落, 或因鬪搏, 內有瘀血. 用故靑布衣, 若席緣靑布, 燒作灰. 調冷水, 服三錢, 卽洞下. 如未泄, 再三服之, 無不差.

또한 추락하면서 다친 탓에 답답하여 울부짖으면서 잠들 수가 없는 경우의 치료법. 서시(鼠矢)【쥐똥이다】를 태워 가루 낸 후 체로 거르고, 이것을 돼지기름과 섞어서 부은 곳에 바르면 즉시 편안해진다. 빨리 환부를 싸매야 한다.

又理墮下傷折, 煩燥啼叫, 不得臥. 取鼠矢【鼠屎】, 燒末篩, 以猪膏和, 塗腫上, 卽安. 急裹之.

무릇 구타를 당한 탓에 피가 명치[心]로 쏠려서 말할 수도 없는 경우. 손으로 〈환자의〉 입을 벌린 후 입 속에 소변을 누어 목구멍으로 〈소변이〉 내려가도록 하면 즉시 깨어난다.

凡被打, 血搶心, 不能言. 可擘口, 尿中令下喉, 卽醒.

또한 포황(蒲黃)【〈향명은〉 부들망치 위의 누런 가루[蒲槌上黃粉, 부들마치우흿누른ᄀᆞᄅᆞ]이다】과 좋은 당귀(當歸)【당귀의 잎과 뿌리이다】 가루를 술에 타서 복용한다. 〈포황과 당귀 중〉 하나라도 좋다.

又蒲黃【蒲槌上黃粉】·好當歸【黨皈葉根】末, 酒和服. 一物亦可.

또한 낙마(落馬)한 탓에 피가 명치에 쌓이면서 피를 한없이 토하는 경우. 건우(乾藕)【〈향명은〉 연근[蓮根, 년근]이다】 가루 1방촌시(方寸匙)를 술과 함께 복용하는데, 매일 3번 〈복용하면〉 좋다.
又墮馬, 積血心腹, 唾血無數. 乾藕【蓮根】末, 酒服方寸匕, 日三, 良.

무릇 구타를 당한 경우. 파뿌리[葱白根]를 화롯재 속에서 구운 후에[煨],[79] 껍질을 제거하고 쪼갠다. 그 진액이 약간 나올 때 뜨거운 상태에서 진액 채로 〈환부를〉 감싸는데, 두세 번 바꾸어준다.
凡被打破. 用葱白根, 煨於爐灰中, 去皮擘破. 微有涕, 承熱, 幷涕[80]纏裹, 數易之.

무릇 깔리거나 구타를 당한 탓에, 어혈(瘀血)【악혈(惡血)이다】이 몸 안에 들고 마음이 답답한 경우. 생지황(生地黃)즙 3되·술 1되를 2되 7홉[合]이 될 때까지 달인 다음에 3회분으로 나누어 복용한다. 질병의 경중(輕重)에 따라 〈약재량을〉 가감하여 복용한다.
凡被壓笮打毆, 瘀血【惡血】在內, 心悶者. 用生地黃汁三升·酒一升, 煮取二升七合, 分三服. 量病大小, 加減服之.

무릇 얻어맞아 뱃속에 어혈(瘀血)이 든 경우. 백마(白馬) 발굽을 연기가 안 나올 때까지 태운 후에, 술과 함께 1방촌시(方寸匙)를 복

79 외(煨): 약재를 굽는 가공법이다. 젖은 종이나 밀가루 반죽에 싼 약재를 잿불이나 달군 합분(蛤粉) 등에 파묻은 후, 약재 겉면이 부풀어 터지거나 약재를 싼 보조 재료들이 터지도록 구운 다음 보조 재료는 벗겨낸다. 이렇게 하면 약재에 들어 있는 일부 성분들을 제거함으로써 지나친 자극과 부작용을 예방할 수 있다.

80 체(涕): 원본 상태가 애매하지만, 글자 형태와 문맥상 체(涕)로 판단된다.

용한다. 낮에 3번, 밤에 1번 복용하면 어혈[血]이 녹아서 물이 된다.
凡被擣, 腹中有瘀血. 白馬蹄燒令煙盡, 酒服方寸匕. 日三夜一, 血消爲水.

또한 사지(四肢)의 뼈가 바스러지는 경우 및 근육을 다쳐서 비틀거리는 경우. 생지황(生地黃)을 빻아서 상처에 붙인다.
又四支骨碎, 及筋傷蹉跌. 用生地黃, 擣付傷處.

높은 곳에서 추락한 경우 및 방망이·돌에 맞아서 다친 경우의 치료법. 무릇 이렇게 다쳤을 때는 피가 어혈이 되어 몸 안에 쌓이고 정신을 잃으면서 죽을 것 같지만 언제나 치료할 수 있다. 낙마한 경우도 치료한다.

깨끗한 흙 5되를 〈시루에 얹고〉 물방울이 떨어질 정도로 찐다. 〈그 흙을〉 절반씩 나누고 헌 베로 여러 겹을 감싸서 환부를 찜질한다. 너무 뜨겁게 〈찜질해서〉 파혈(破血)시키지는 말고, 식으면 〈나머지 흙으로〉 바꾸어주되 나으면 멈춘다.
治從高墮下, 及爲木石所傷. 凡是傷損, 血瘀凝積, 氣絶欲死, 無不理之. 落馬亦理.
淨土五升, 蒸之令溜. 分半, 以故布數重裹之, 以熨病上. 勿令大熱破血, 冷則易之, 取差止.

만약 추락하여 기절한 경우에는 반하(半夏)【앞에 나왔다】를 콩알만하게 가루 내어 콧속에 넣으면 즉시 소생한다.

근육이 끊어져서 이어야 되는 경우에는 선복화(旋覆花)뿌리【황국화(黃菊花)와 같다】를 빻아 만든 즙을 손상된 부위에 떨어뜨리고, 〈선복화뿌리를 빻고 남은〉 찌꺼기로 환부 밖을 감싼다.

또한 생갈근(生葛根)을 빻아 만든 즙을 마신다.

若墮落氣絶者, 半夏【出上】末如豆大, 納鼻中, 卽蘇.

筋断須續者, 用旋覆花根【如黃菊花】, 擣取汁, 滴損處, 外用滓付裹之.

又擣生葛根汁, 飮之.

또한 끊어진 근육의 치료법. 게를 사용한다. 짐승의 생명을 끊는 것을 싫어하므로 자세한 설명을 더하지 않는다.

又理筋絶. 用蠏. 惡傷物命, 不具注.

구타로 인해 욱신거리게 아픈 경우의 치료법. 야합화(夜合花)【〈향명은〉 살나무 꽃[81] [沙乙木花, 살나모곶]이다】 가루 2돈숟가락[錢匕]을[82] 술에 타서 복용하면, 그 효과가 신묘하다.

理打損疼痛. 夜合花【沙乙木[83]花】末, 酒調服二錢匕, 妙.

파상풍(破傷風) 및 타박상(打撲傷)을 치료하는 옥진산(玉眞散). 천남성(天南星)【〈향명은〉 두여머조자기[豆也亇次火, 두여맞블]이다. 끓는 물에 7차례 씻은 것】과 방풍(防風)【자른 것】〈을 사용한다〉. 위의 약재들을

81 살나무 꽃: 후대에는 야합화를 흔히 자귀나무 꽃이라고 설명한다.

82 전비(錢匕): 1전비(錢匕)는 2g 정도이다. 원래는 중국 한대(漢代)의 동전인 오수전(五銖錢)으로 약가루를 떴을 때 약가루가 흘러내리지 않을 정도의 분량을 가리킨다.

83 목(木): 원본이 불(不)처럼 보이지만, 실제로는 글자 일부가 탈락(脫落)된 것이다.

각각 동일한 분량으로 곱게 가루 낸다.

파상풍의 경우에는 이 약을 상처 구멍에 붙인 다음에 따뜻한 술에 1돈을 타서 복용한다. 입을 꽉 악무는 경우나 몸을 활처럼 거꾸로 젖히는 경우에는 이 약 2돈을 어린이의 소변에 타서 복용한다. 만약 싸우다가 죽을 지경으로 다쳐서 그저 가슴 부위에만 약간 온기가 있는 경우에는 소변에 〈이 약을〉 타서 3~4번 복용하면 즉시 살아난다.

理破傷風及打撲傷, 玉眞散. 天南星【豆也亇次火. 湯洗七偏】· 防風【剉】. 右各等分細末.

如破傷, 以藥貼瘡口, 然[84]後以溫酒調下一錢. 如牙關緊急, 角弓反張, 用藥二錢, 童子小便調下. 如鬪傷至死, 但心頭微溫, 小便調下三四度, 卽活.

84 연(然): 원본 상태가 애매하지만, 글자 형태와 문맥상 연(然)으로 판단된다.

금창

금창(金瘡)[85] 〈15〉. 【무릇 심한 금창에는 짠음식이나 미음을 먹어서는 안 되는데, 출혈이 심해져서 죽기 때문이다. 마땅히 말린 음식을 섭취해야 한다.】

金瘡. 【凡金瘡重者, 不可食鹹及漿, 血出多[86], 致死人也. 當忍飮燥[87]食.】

금창(金瘡)을 치료할 때 출혈이 그치지 않으면 포황(蒲黃)【앞에 나왔다】 가루를 환부에 붙이면 즉시 〈출혈이〉 그친다.

理金瘡, 血出不止, 蒲黃【出上】末, 付之, 卽止.

또한 숙애(熟艾)【곱게 찧은 쑥이다】를 환부에 붙이면 즉시 〈출혈이〉 그친다.

또한 차전채(車前菜)를 빻아 붙인다.

또한 연근(蓮根)을 빻아 붙여도 효과가 있다.

又用熟艾【細挼艾】, 貼之, 卽止.

又擣車前菜, 付之.

又蓮根擣付, 亦効.

85 금창(金瘡): 날카로운 금속에 찔려서 생긴 상처이다.

86 다(多): 원본 상태가 애매하지만, 글자 형태와 문맥상 다(多)로 판단된다.

87 음조(飮燥): 원본 상태가 애매하지만, 글자 형태와 문맥상 음조(飮燥)로 판단된다.

금창(金瘡)으로 몸 안에서 계속 출혈하는 경우에는 포황(蒲黃)【앞에 나왔다】과 당귀(當歸) 가루를 매일 3번 복용한다.

金瘡血內漏不止, 服蒲黃【出上】· 當皈末, 日三.

또한 목단(牧丹)의 뿌리 껍질 가루 3자밤을 복용하면 곧바로 소변을 통해 피를 배설한다. 일상에서 보는 목단꽃의 뿌리이다.

又服牧丹根皮末三撮, 立尿出血. 常牡丹花根也.

금창(金瘡)으로 참을 수 없이 아프지만 어떤 수를 써도 낫지 않는 경우에는, 파 1줌[把]을 물 3되에 넣고 푹 달여서 상처 부위를 적셔주면 통증이 사라진다.

金瘡痛不可忍, 百方不差, 用葱把, 水三升煮熟, 漬瘡, 則痛止.

금창(金瘡)으로 창자가 삐져나온 경우에는 사람의 대변을 말려서 〈그 대변 가루를〉 창자에 뿌려주면 창자가 들어간다.

또한 몸에 박힌 화살과 쇠뇌살이 빠지지 않는 경우나 살에 피가 뭉치는 경우에는 여인의 생리포[月經布]를 태워 만든 재를 상처에 붙인다.

또한 술과 함께 〈이 재를〉 복용한다.

또한 독화살에 맞은 경우에도 이 방법을 사용한다.

金瘡腸出, 取人屎, 乾之, 以粉腸, 則入矣.

又爲弓弩矢所中不出, 或肉中有聚血, 取女人月經布, 燒作灰, 付傷處.

又酒服之.

又爲毒箭所中, 亦用此法.

화살촉이 〈몸에서〉 빠지지 않는 경우에는 목단(牧丹)의 뿌리 껍질 1푼[分]과 백염(白鹽) 2푼을 곱게 가루 낸다. 술과 함께 1방촌시(方寸匙)를 매일 3번 복용하면 〈화살촉이〉 빠진다.

또한 괄루(栝樓)【〈향명은〉 하눌타리[天叱月乙, 하ᄂᆞᆶ ᄃᆞᆯ]이다】를 상처에 바르면 즉시 〈화살촉이〉 빠진다.

箭鏃不出, 牡丹根皮一分·白塩二分, 細末. 酒服方寸匕, 日三, 出.

又取苦蔞【天叱月乙】, 塗瘡, 卽出.

금창(金瘡)으로 배가 찢어져서 창자가 삐져나온 경우에는 상백피(桑白皮)[88]로 아주 꼼꼼하게 봉합하고, 그 위에 닭의 볏피[冠血]를 바른다.

金瘡腹破腸出, 用桑白皮, 細細縫之, 外以雞冠血塗之.

금창(金瘡)으로 출혈이 그치지 않으면서 욱신거리게 아픈 경우에는 백작약(白芍藥)의 꽃과 뿌리를 빻아 환부에 붙이면 효험이 있다.

또한 백작약을 누레지도록 볶아서 곱게 가루 낸 후에, 술이나 미음과 함께 2돈을 복용한다.

金瘡血不止, 疼痛者, 擣白芍藥花根, 付之, 驗.

亦用白芍藥, 熬令黃, 細末, 酒或米飮下二錢.

88 상백피(桑白皮): 뽕나무뿌리의 흰 속껍질이다.

금창(金瘡) 치료에는 막 채취한 상백피(桑白皮) 태운 재를 말똥[馬糞]과 섞어 상처 위에 뿌려주고 두세 번 바꾸어주면, 그 효과가 신묘하다.

또한 막 싼 말똥[馬屎]을 뜨겁게 볶아서 환부를 감싸되, 매달[月][89] 3번 바꾸어주면 효과가 있다.

理金瘡, 取新桑白皮, 燒灰, 馬糞和, 塗瘡上, 數易之, 妙.

又新馬屎熬令熱, 裹之, 月三易, 効.

또 다른 처방. 석회(石灰)로 환부를 감싸면 통증이 빨리 호전된다. 석회가 없으면 숯도 좋다.

又方. 用石灰裹之, 痛速愈. 無石灰, 炭亦可.

금창(金瘡)으로 배에서 창자가 삐져나왔는데 집어넣을 수가 없는 경우의 치료법. 소맥(小麥)【〈향명은〉 참밀[眞麦, 츰밀]이다】 5되를 물 9되와 함께, 4되로 졸아들도록 달인 후에 찌꺼기를 버리고 천으로 거른다. 아주 차갑게 식힌 다음에 사람을 시켜 이것을 입에 머금었다가 〈환부에〉 뿜도록 한다. 창자가 조금씩 〈배 안으로〉 들어가면 〈환자의〉 등에 뿜도록 한다.

여러 사람이 지켜보는 것은 적당하지 않으니, 주위 사람들과 대화를 못하도록 막기 위함이다. 또한 모름지기 환자에게 〈이 치료방법을〉 알게 해서는 안 된다. 알게 되면 창자가 곧바로 들어가지 않

89 월(月): 원문은 월(月)이다. 문맥상 일(日)의 오각(誤刻)일 수도 있는데, 이 경우에는 '매일 3번 바꾸어준다'라는 뜻이 된다.

는다.

〈이때는〉 환자[病入[90]]가 누운 자리의 네 모서리를 잡은 채 환자를 들어 올려 살살 흔들어주면 잠시 후에[須史[91]] 창자가 저절로 들어간다. 10일 동안은 포식해서는 안 되며 자주 조금씩 먹게 한다. 환자를 놀라게 해서는 안 되니, 놀라게 하면 죽는다.

理金瘡腹膓出, 不能納之. 小麦【眞麦】五升, 水九升, 煮取四升, 去滓, 綿濾. 使極冷, 令人含噀之. 膓漸漸入, 令噀其背.

不宜多人見, 不欲旁人語. 又不須令病人知之. 知則膓不卽入.

取病入臥席四角合, 舝病人微搖, 須史膓便自入. 十日中食不飽, 數食須使小. 勿使病人驚, 驚殺人.

금창(金瘡)인 경우에 지혈시키고 빨리 낫게 하는 방법. 볶은 석회(石灰)를 달걀 흰자와 섞어서 탄알만한 환(丸)을 만든다. 이것을 숯불에 벌겋게 구웠다가 가루로 빻아서 상처에 붙이면 곧바로 좋아진다.

金瘡, 止血速差. 炒石灰, 和雞子白, 作丸如彈子大. 炭火燒赤, 擣末, 以付瘡, 立差.

90 입(入): 원문은 입(入)이지만, 문맥상 병인(病人)의 인(人)이 확실하다.

91 사(史): 원문은 사(史)이지만, 문맥상 수유(須臾)의 유(臾)가 확실하다.

후비

후비(喉痺)[92] 〈16〉. 【비(痺)란 붓고 아프다는 말이다. 나력(瘰癧)도 함께 다룬다.】

喉痺. 【痺者, 腫痛之言也. 瘰癧幷付.】

전후풍(纏喉風)[93] 및 후폐(喉閉)[94]로 인하여 먹을 수가 없고 죽을 것 같은 증상의 처방. 반혼(反魂)【일명 자완(紫菀)이며, 향명(鄕名)은 탱알[迨加乙, 틱갈]이다】뿌리 1경(莖)을 깨끗이 씻어 목구멍에 넣어준다. 더러운 침[惡涎]이 〈뿌리에〉 묻기를 기다려 뽑아내면 곧바로 좋아지니 그 효과가 신효하다.

또한 웅작시(雄雀矢)【향명은 숫새똥[雄鳥屎, 수새똥]인데, 〈양쪽〉 끝이 뾰족한 똥이 수컷의 똥[雄矢]이다】를 곱게 갈아 〈물에〉 타서 흘려 넣고, 반 돈을 따뜻한 물에 타서 복용한다.

또한 줄기와 잎이 함께 달린 푸른 쑥 1줌[握]을 식초에 타서 빻은 다음에 후비 증상이 있는 목 바깥에 붙인다. 만약 쑥을 붙인 부위에 좁쌀만한 작은 물집이 돋아난다면, 이것은 열기(熱氣)가 이미 밖을 향하고 있는 것이니 목구멍이 막힐 수는 없다. 겨울에는 말린 쑥잎을 대강 빻아 식초와 섞어서 달인 다음에 붙이는데, 차가

92 후비(喉痺): 목구멍이 붓고 아픈 경우이다.

93 전후풍(纏喉風): 열이 목구멍에 몰리면서 붓고 저리거나 가려우면서 음식을 삼키지 못하는 병증이다.

94 후폐(喉閉): 후비(喉痺)라고도 하며 목구멍이 막히면서 붓고 아픈 병증이다.

워지면 바꾸어주니 그 효과가 신험하다.

纏喉風及喉閉, 飮食不通, 欲死方. 以反魂【一名紫菀, 鄕名迨加乙】根一莖, 淨洗, 入喉中. 待取惡涎, 出立差, 神効.

又用雄雀矢【鄕名雄鳥屎, 頭尖爲雄矢】, 細硏調灌, 半錢溫水調下也.

又用靑艾幷莖葉一握, 用醋和擣, 付當痺外項. 如付艾處, 有小疱如粟生, 則熱氣已向於外, 不能塞喉. 冬月用乹艾葉, 麁擣, 和醋煮付, 冷則易, 神驗.

또한 여화(蠡花)【여(蠡)는 곧 마린(馬藺)이니 창포화(菖蒲花)처럼 생겼다. 청자색(靑紫色)으로 길가[道过] 곳곳과 연못에서 피어난다. 『역서(曆書)』에서 "여지(茘枝)가 나온다."라고 한 것이[95] 이것이다】 가루 1방촌시(方寸匙)를, 설사할 때까지 따뜻한 물과 함께 복용한다.

또한 막 싼 말똥[馬矢]의 즙을 목구멍 안에 떨어뜨린다.

又服蠡花【蠡則馬藺也, 如菖蒲花. 靑紫色, 處々[96] 道过[97] 澤中有. 曆書茘枝出者, 是也】末, 溫水服方寸匕, 以利爲限.

又取新馬矢汁, 瀝喉中.

또 다른 처방. 마린자(馬藺子) 반 되를 물 2되와 함께, 1되 반으로 졸아들도록 달여서 복용한다.

又方. 取馬藺子半升, 以水二升, 煮取一升半, 服之.

95 여지(茘枝)가 나온다: 이 문장의 출전은 확인이 안 된다.

96 々: 바로 앞의 글자에 대한 반복부호(反復符號)이다. 여기에서는 처(處)를 가리킨다.

97 과(过): 과(过)는 과(過)의 속자인데, 문맥상 변(辺)의 오각(誤刻)으로 판단된다.

또한 목관자(木串子)[98]【향명은 부배야기나무 열매[99][夫背也只木實, 부븨여기나모여름]이다】를 복용하면 즉시 숨이 통한다【목관자로는 염주(念珠)를 만드는데, 연꽃 열매처럼 검고 동그랗다】.

又用木串子【鄕名夫背也只木実】服之, 卽通氣【木串子, 作念珠, 如蓮子黑色員者】.

후폐(喉閉)를 치료하는 오언절구[五言].

숯불에 복숭아씨를 굽는데, 모름지기 연기가 끊어져선 안 된다네.

한 돈을 따뜻한 술과 함께 넘기니, 만금 값으로도 전하지 마소.

오직 입을 열어 흘려 넣을 수만 있다면, 죽은 목숨이라도 즉시 살아난다네.

理喉閉五言.

炭火燒桃核, 仍須不断烟.

一錢溫酒下, 莫抱萬金傳.

但能開口下, 雖死卽時生.

급성 후폐[急喉閉]는 치료하지 않고 머뭇거리면 죽게 된다. 껍질

98 목관자(木串子): 목관자(木串子)라는 약재는『동양의학대사전(東洋醫學大事典)』(전 12권)이나『동양의학대사전(東洋醫學大辭典)』(전통의학연구소(傳統醫學硏究所) 편, 성보사(成輔社), 2000)에서도 표제어로 나와 있지 않다. 남풍현의 연구에 의하면, 목관자(木串子) 자체가 차자표기한 것으로 목관(木串)은 무환(無患) 또는 목환(木患)에서 차용(借用)한 것이다.『향약구급방』에서 이미 목관자가 표제어로 제시되었다는 것은『향약구급방』보다 이전에 이미 차자표기가 널리 쓰이고 있었다는 의미라고 한다(남풍현(南豊鉉),『차자표기법연구(借字表記法硏究)』, 단대출판부(檀大出版部), 1981, 70~72쪽). 참고로 무환자(無患子)나무는 무환자나뭇과의 낙엽 활엽 교목이다.

99 부배야기나무 열매: 부배야기는 목관자(木串子) 혹은 무환자와 다른 어형이 존재했음을 보여준다.

과 씨를 제거한 조협(皂莢)【향명은 주엽[注也邑, 주엽]이다】 반 냥을 가루 낸 후에, 매번 조금씩 복용한다. 젓가락 끝으로 〈조협 가루를 묻혀〉 부은 곳에 찍고, 다시 식초에 약 가루를 개어 목 아래에 두텁게 바른다. 잠시 후에 〈부은 곳이〉 터지면서 약간 출혈하면 낫게 된다.

또 다른 처방. 후폐(喉閉)와 독기(毒氣)를 함께 치료하기 위해서는 길경(桔梗)【향명은 도라지[道羅次, 도랒]이다】 1냥과 감초(甘草) 1냥을 대강 썰어[麁末][100] 물 3되와 함께, 1되로 졸아들도록 달여서 단번에 복용한다. 〈이 치료법은〉 마후비(馬喉痺)【말은 목이 길기 때문에, 무릇 목 안에 자리잡고 있어서 환처가 보이지 않는 후비[痺]를 마후비(馬喉痺)라고 부른다】도 치료한다.

갑작스레 말을 못하는 후비(喉痺) 치료에는 달인 콩즙을 입에 머금는다.

또한 마린자(馬藺子)【향명은 이미 위의 항목에서 나왔다】[101] 49알[粒]을 빻아서 가루 내고 물에 타서 복용하면 곧바로 낫는다.

急喉閉, 逡巡不救, 則死人. 以皂莢【鄕名注也邑】去皮子半兩, 爲末, 每服小許. 以筯頭點腫處, 更以醋調藥末, 厚付項下. 須臾便破, 小血出則愈.

又方. 理喉閉幷毒氣, 桔梗【鄕名道羅次】一兩 · 甘草一兩, 爲麁末, 用水三升, 煮取一升, 頓服. 兼理馬喉痺【馬項長故, 凡痺在項內, 不見処者, 爲馬

100 추말(麁末): 잘게 대강 썬다는 의미이다. '말(末)'은 가루를 가리키는데, 썰어서 굵은 가루로 만드는 과정이다. 언해본(諺解本) 의서(醫書)들에서는 '굵게 ᄀ로니'라고 되어 있어서, '거칠게 가루 내어'라고 해석하기도 한다.

101 마린자(馬藺子)[향명은 이미 위의 항목에서 나왔다]: 본문 바로 앞에 나오는 여화(蠡花) 처방을 가리키는 것으로 보인다. 하지만 향명 표기는 수록되어 있지 않다.

喉痺】.

理喉痺卒不語, 煮大豆汁, 含之.

又馬藺子【鄕名已出上項】四十九粒, 擣羅爲末, 水調服之, 立愈.

또 다른 처방. 승마(升麻)【향명은 치골목[102][雉骨木, 티골목]이다】 1냥과 마린자(馬藺子) 2냥〈을 사용한다〉. 위의 2가지 약재들을 빻아서 곱게 가루 낸다. 매번 1돈을 복용하되, 꿀물에 타서 삼킨다.

又方. 升麻【鄕名雉骨木】一兩 · 馬藺子二兩. 右二味, 擣羅爲細散. 每服一錢, 以蜜水和下.

마후비(馬喉痺) 치료 처방. 목구멍 깊은 곳이 부어 뺨까지 심하게 열이 나고 자주 숨을 토하는 것이 마후비이다. 마린화(馬藺花)【낙오화(落午花)이다[103]】뿌리를 달여서 만든 즙을 천천히 빨아 먹으면 즉시 좋아진다.

治馬喉痺方. 喉中深腫, 連脥壯熱, 吐氣數者, 爲馬喉痺. 用馬藺花【落午花】根, 煮取汁, 細細含嚥, 卽差.

남성과 여성의 나력(瘰癧)에 효과가 입증된 치료 처방. 숯불 5근(斤)에 전체적으로 불그스름하게 달군 후 꺼내 습지(濕地)에 놓고

102 치골목: 남풍현은 당시의 약재를 다루던 전문인들이 만든 조어(造語)로 추정한다.

103 낙오화(落午花)이다: 낙오화의 실체는 정확히 알 수가 없다. 『동양의학대사전(東洋醫學大事典)』(전 12권)이나 『동양의학대사전(東洋醫學大辭典)』에서도 표제어로 나와 있지 않다. 「방중향약목초부(方中鄕藥目草部)」에 따르면 마린자(馬藺子)가 여실(蠡實)이며, 민간에서는 붓꽃[筆花, 붇곶]이라고 불렀다.

종이로 싸서 하룻밤 동안 화독(火毒)을 뺀 모려갑(牡蠣甲)【〈향명은〉 굴조개[屈召介, 굴조개]이다. 큰 수컷이 모(牡)이다】 10냥과 현삼(玄蔘) 2냥【〈현삼은〉 심회초(心回草)이다[104]】〈을 사용한다〉.

위의 2가지 약재들을 빻아서 가루 내고 밀가루 풀[麵糊]과 〈반죽하여〉 벽오동씨만한 환(丸)을 만든다. 아침저녁의 식후(食後)와 잠자리에 들면서 각각 1번씩 복용하되, 박하(薄荷)【〈향명은〉 박하[芳荷, 방하]이다】 달인 물과 함께 10환을 복용한다. 약이 거의 떨어질 때쯤에는 나력 역시 그 뿌리가 뽑힌다.

治丈夫·婦人瘰癧經効方. 牡蠣甲【屈召介. 扁大雄爲牡】十兩, 用炭火五斤, 煅令通赤, 出置濕地, 用紙襯, 出火毒一宿, 玄蔘二兩【心回草】.

右二物, 擣羅爲末, 麵糊爲丸如桐子大. 早晩食後, 臨臥, 各一服, 用薄荷【芳荷】湯下十丸. 藥將盡, 癧子亦除根本.

후비(喉痺) 치료법. 사간(射干)【〈향명은〉 범의 부채 뿌리[虎矣扇根, 범의부체불휘]이다】 1조각을 입에 머금어 그 즙을 빨아먹으면 좋아진다.

또 다른 신선비밀법(神仙秘密法). 목구멍이 갑자기 독기(毒氣)의 공격을 받아 아픈 경우에는, 조각낸 상륙(商陸)【〈향명은〉 자리공[者里宮, 쟈리공]이다】을 뜨겁게 구워 베로 싸서 환부를 찜질한다. 차가워지자마자 바꾸어주면 곧바로 낫는다.

理喉痺. 射干【虎矣扇根】一片含咽汁, 差.

104 심회초(心回草)이다: 심회초의 실체는 정확히 알 수가 없다. 『동양의학대사전(東洋醫學大事典)』(전 12권)이나 『동양의학대사전(東洋醫學大辭典)』에서도 표제어로 나와 있지 않다. 「방중향약목초부(方中鄕藥目草部)」에 따르면 현삼(玄蔘)을 민간에서는 심회초(心廻草)라고 불렀다. 「방중향약목초부」의 용례로 미루어 심회초는 차자표기한 향명일 가능성도 높다.

又神仙秘密法. 喉中卒被毒氣攻痛者, 切商陸【者里宮】, 灸令熱, 隔布熨之. 冷卽易, 立愈.

중설구창

중설구창(重舌口瘡)[105] 〈17〉. 【중설(重舌)이란 혀 아래의 살이 부어서 마치 혀가 두 개인 것처럼 커진 것이다.】

重舌口瘡. 【重舌者, 舌下肉附如舌重付也.】

중설(重舌) 치료법. 사태피(蛇蛻皮) 태운 재를 곱게 갈아서 소량을 환부에 붙여주면 효과가 있다.

또 다른 처방. 복룡간(伏龍肝)【앞에 나왔다】을 분말처럼 갈아서 우방(牛蒡)【향명(鄕名)도 똑같다】즙과 섞어서 환부에 붙여주면 좋다.

治重舌. 虵脫皮燒爲灰, 細硏, 以小許付之, 効.

又方. 用伏龍肝【出上】, 硏如粉, 和牛蒡【鄕名亦同】汁, 付之, 良.

어린이의 중설(重舌)에는 녹각(鹿角) 가루 소량을 혀 아래에 뿌려주는데, 매일 3~4번이면 좋아진다.

또한 적소두(赤小豆)[106] 가루를 식초와 섞어서 환부에 붙인다.

또한 포황(蒲黃)【앞에 나왔다】 가루를 혀 아래에 붙인다.

小兒重舌, 鹿角末小許, 粉舌下, 日三四, 差.

105 중설구창(重舌口瘡): 혀 아래의 살이 붓고 입이 허는 경우이다.

106 적소두(赤小豆): 붉은 팥이다.

又用赤小豆末, 醋和付之.

又用蒲黃【出上】末, 貼舌下.

목설(木舌) 치료법. 회태(炱炲)【솥 밑에 달라붙은 검댕이다】를 식초와 섞어서 혀에 붙인다. 당연히 침이 나오더라도 계속 바르며, 혀가 예전대로 회복되면 그친다.

혀가 돌연 붓고 막히면서 돼지 오줌통[猪胞]처럼 〈부푼〉 경우의 치료법. 입 안을 가득 채울 정도로 부었는데도 치료하지 않으면 얼마 뒤에 죽는다. 솥 밑에 달라붙은 검댕[釜黑]을 소금 소량과 동일한 분량으로 섞은 후 곱게 가루 내어 〈입〉 안팎에 붙인다. 일설[一大]에는 "〈솥 밑에 달라붙은 검댕을〉 식초와 섞어서 혀 아래에 발라주면 곧바로 좋아진다."라고 하였다.

理木舌. 取炱炲【釜下黑[107]也】, 醋和付舌. 當出涎沫, 又塗之, 舌如故卽止.

理舌忽然腫塞如猪胞狀. 滿口不理, 須臾死. 取釜黑, 和塩小許等分, 細研, 表裏付. 一大[108], 和醋塗舌下, 立差.

목구멍 및 입과 혀가 헐고 짓무르는 경우의 치료법. 양하(蘘荷)【향명도 똑같다】를 담갔던 술로 양치하면 좋아진다.

理喉中及口舌生瘡爛. 酒漬蘘荷【鄉名亦同[109]】含漱, 差.

107 흑(黑): 원본 상태가 애매하지만, 글자 형태와 문맥상 흑(黑)으로 판단된다.

108 대(大): 문맥상 운(云)의 오각(誤刻)으로 판단된다.

109 역동(亦同): 원본 상태가 애매하지만, 글자 형태와 문맥상 역동(亦同)으로 판단된다.

혀가 헐고 짓무르는 경우의 치료법. 손가락만한 감초(甘草) 3치를 대강 썬 다음에 꿀 3홉·돼지 비계 3홉과 함께 적당하게 달이고, 대추만한 크기로 뭉쳐서 조금씩 삼킨다. 자주 사용하면 신효하다.

理舌生瘡爛. 甘草如指大三寸麁剉, 淸蜜三合·猪脂三合, 合煎相得, 合如棗大, 稍々[110] 咽之. 頻用神効.

110 々: 여기에서 이 반복부호는 초(稍)를 가리킨다.

치감닉

치감닉(齒蚶䘌)[111] 〈18〉. 【치통(齒痛)도 함께 다룬다.】

齒蚶䘌. 【幷齒痛.】

양치하는 방법. 조협(皂莢)【앞에 나왔다】 2정(挺)과 소금 반 냥을 함께 전체적으로 불그스름하게 구운 후에 곱게 갈아서 밤마다 치아를 닦는다. 1개월 후에는 흔들리는 치아와 피가 나는 충치가 모두 좋아지면서 치아가 단단해진다.

치아가 욱신거리게 아픈 경우의 치료에는, 잘게 자른 유지(柳枝) 1줌을 초염(硝鹽)물에 넣어 달인 후 입에 머금으면 아주 신묘하다.

養齒法. 以皂莢【出上】兩挺 · 塩半兩, 同燒令通赤, 細研, 夜夜用揩齒. 一月後, 有動者齒及血䘌齒, 並差, 其齒牢固.

理牙齒疼, 柳枝一握細剉, 入小塩水煎, 含之, 甚妙.

참을 수 없는 치통(齒痛)에는, 하얀 닭똥 태운 가루를 천으로 싸서 아픈 부위에 놓고 물고 있으면 곧바로 좋아진다.

齒痛不可忍, 取雞屎白, 燒末, 綿裹, 安痛處, 咬, 立差.

111 치감닉(齒蚶䘌): 충치와 치통을 비롯한 치과 관련 질병이다.

또한 치통(齒痛)에는, 우슬(牛膝) 태운 재를 잇몸에 문지르면 좋다.

또 다른 처방. 치감닉(齒蚶䘌)과 충치(蟲齒).[112]

又齒痛, 用牛膝燒灰, 揩齒根, 良.

又方. 齒蚶䘌虫牙.

또한 우치(齲齒) 치료에는, 욱리(郁李)【〈향명은〉 산이스랏[山叱角賜羅次, 묏이ᄉ랏]이다】뿌리의 하얀 껍질을 잘라서 물에 진하게 달인 즙을 머금는다. 뜨거울 때는 머금고, 식으면 뱉는다. 우치(齲齒)란 벌레가 치아를 갉아먹어 구멍이 난 것이다.

又理齲齒, 以郁李【山叱角[113]賜羅次】根白皮切, 水煮濃汁, 含之. 熱含, 冷吐. 齲齒者, 虫食齒有孔也.

또한 벌레가 치아를 갉아먹는 치닉(齒䘌)이[114] 몇 년 동안 낫지 않은 경우에는, 노소(老少)를 막론하고 작맥(雀麥)【〈향명은〉 귀보리[鼠矢包衣, 쥐의보리]이다】〈을 쓴다〉. 이상〈의 증상에 대해서는〉, 고호(苦瓠)잎【〈향명은〉 박잎[朴葉, 박닙]이다. 신라인(新羅人)[㐨人[115]]들은 호(瓠)를 박이라고 불렀다. 『삼국사(三國史)』에 나온다[116]】 30지(枝)를 깨끗이 씻는다. 작맥(雀麥)을 길이 2치 정도, 너비 1치, 두께 5푼으로 자른

112 본문에 처방이 나와야 하지만, 처방 내용이 빠져있다.

113 각(角): 음운학상 이(伊)의 오각(誤刻)으로 판단된다.

114 치닉(齒䘌): 치아가 썩어서 곪는 증상이다.

115 라인(㐨人): 라(㐨)는 라(羅)의 이체자이며, 라인(㐨人)은 신라인(新羅人)을 의미한다.

116 『삼국사(三國史)』에 나온다: 이 기사는 『삼국사기』에 보인다. 『삼국사기(三國史記)』 권1, 신라본기(新羅本紀)1 시조혁거세거서간(始祖赫居世居西干) 원년. "진한 사람들은 호(瓠)를 박이라고 불렀다[辰人謂瓠爲朴]."

후 고호잎으로 싸서 50~60개를 만들어 3년 묵은 식초에 담근다.

한낮이 되면 2개를 불 속에 넣어 뜨겁게 구운 다음에, 입 안에 넣어 치아 표면을 찜질한다. 식으면 다시 바꾸어준다. 구리그릇에 물을 받아서, 〈고호잎으로〉 싼 것을 물속에서 풀어 헤쳐 보면 곧 3푼 길이의 벌레가 나온다. 늙은 벌레[老者]는 누런색이고 어린 벌레는 흰색이다. 〈벌레가〉 많으면 〈고호엽〉 20~30매를, 〈벌레가〉 적으면 〈고호엽〉 10~20매를 쓰니, 이 처방은 충분히 입증되었다.

又齒䘌牙虫, 積年不差, 從小至老, 雀麦【鼠矣包衣】. 右用苦瓠葉【朴葉. 今人謂瓠爲朴. 三國[117]史出】三十枚, 洗淨. 取雀麦, 剪長二寸許, 廣一寸, 厚五分, 以瓠葉裹了, 作五六十裹, 以三年醋漬之.

至日中, 以兩裹火中, 炮令熱, 納口中, 齒外邊, 熨之. 冷更易. 取銅器貯水, 水中解裹洗之, 卽有虫三分. 老者黃色, 少者白色. 多則二三十枚, 小則一二十枚, 此一方甚驗.

또한 참을 수 없는 우치(齲齒) 통증에는, 검게 되도록 구운 도인(桃仁)을 아픈 치아에 붙여서 물고 있으면 곧바로 통증이 멎는다.

又齲齒痛不可忍, 燒桃人令黑, 着痛齒咬之, 立定.

또한 마야목(馬夜目)【달리는 말 다리 안쪽의 동전만한 〈살이다〉】을 천으로 싸서 치아 끝에 물고 있으면 효과가 있다.

又用馬夜目【行[118]馬脚內如錢】, 綿裹, 咬着齒端, 効.

117 국(國): 원본 상태가 애매하지만, 글자 형태와 문맥상 국(國)으로 판단된다.

118 행(行): 원본 상태가 애매하지만, 글자 형태와 문맥상 행(行)으로 판단된다.

치아가 나지 않는 경우의 치료법. 쇠똥 속의 콩을 태운 재를 곱게 간 다음에, 우선 침(針)으로 〈잇몸을〉 찔러 피가 약간 나오자마자 그 재로 닦아주면 좋다.

理牙齒不生. 取牛糞中豆, 燒灰, 細硏, 先以針刺之, 小血出, 卽以灰塗之, 良.

잇몸이 드러나면서 치아가 돌출되는 경우의 치료법. 생지황(生地黃) 1근을 나무절구로 빻아 분쇄하고 소금 2홉을 넣어 섞어준다. 앞서 나온 흰밀가루[白麵]를 이용하여 넉넉히 반 치 두께로 이것을 싸서, 연기가 안 나올 때까지 잿불에 굽는다. 검게 탄 밀가루는 제거한 후 사향(麝香) 소량을 첨가하여 잇몸 위에 붙인다.

또한 치아를 벌레가 갉아먹어 구멍이 난 것의 치료에는, 송진을 송곳처럼 뾰족하게 만들어 구멍에 넣어주면 벌레가 송진을 따라 나오면서 좋아진다.

또한 치통(齒痛)에 효과가 입증된 처방. 앞서 나온 조협자(皂莢子)를 가루 낸 후 비단으로 탄알만하게 싸서, 식초[醶醋]에 넣고 푹 달여서 곧바로 아픈 치아 부위에 놓고 문다. 차가워지자마자 바꾸어주는데 신효하다.

또한 치통(齒痛)에는 식초[醋] 1되를 구기자(枸杞子) 껍질 1되와 함께, 반 되로 졸아들도록 달인다. 뜨거울 때는 머금고 있다가 식었을 때는 뱉으면 즉시 좋아진다.

理牙齒宣露挺出. 生地黃一斤, 木臼擣碎, 入塩二合和之. 上用白麵裹, 厚可半寸, 於煻灰中, 燒斷煙. 去焦麵, 入麝香小許, 貼於齒根上.

又理齒有虫孔, 取松脂, 銳如錐, 納孔中, 虫緣松脂出, 差.
又齒痛立効方. 右取皂莢子, 爲末, 以帛裹如彈丸大, 於醶醋中煮熟之, 卽於齒病處咬之. 冷卽易, 神効.
又齒痛, 以醋一升, 煮枸杞草皮一升, 取半升. 熱含, 冷吐, 卽差.

치아가 나지 않는 경우의 치료법. 암탉똥[雌雞屎]【〈똥〉 끝이 동그란 것이 암탉이다】과 수탉똥[雄雞屎]【〈똥〉 끝이 뾰족한 것이 수탉이다】〈을 사용한다〉. 위의 약재들을 동일한 분량으로 곱게 간 후에, 침(針)으로 치아가 나지 않는 부위를 찌르고 이 가루를 붙인다. 노인은 20일, 젊은이는 10일이면 〈치아가〉 당연히 드러난다.
理牙齒不生. 雌雞屎【頭員者雌】· 雄雞屎【頭尖者雄】. 右等分, 細硏, 以針刺齒不生處, 貼之. 老人二十日, 少者十日, 當出.

흔들리는 치아를 다시 견고하게 만드는 치료 처방. 조협(皂莢)【앞에 나왔다】 적당량을 태워서 재로 만들어 아주 곱게 간다. 그 다음에 생지황(生地黃)즙과 반죽하여 달걀만한 단(團)[119]을 만든다. 또한 전체적으로 불그스름하게 구웠다가, 식은 후에 빻아서 가루 낸다. 그리고 지황(地黃)즙과 함께 반죽하여 단(團)을 빚어서 다시 굽는데, 이렇게 3번 반복한 후에 유발(乳鉢)에 넣고 곱게 간다. 매번 사용할 때마다 젖은 종이[濕紙] 조각에 이 약가루를 뿌려서 치아에 붙이면 신효하다.

119 단(團): 양사(量詞)로서, 여기에서는 동그란 형태의 알약을 의미한다.

理牙齒動搖却令堅固方. 皂莢【出上】不限多小, 燒爲灰, 硏令細. 然後以生地黃汁, 搜和作團如雞子. 又燒令通赤, 候冷, 擣羅爲末. 又以地黃汁搜, 成團, 更燒, 如此三遍, 入乳鉢, 硏令細. 每用濕紙片子摻藥, 貼齒, 神効.

치아 통증 치료법. 붉은 껍질을 제거한 나복자(蘿蔔子)【〈향명은〉 당무씨[唐菁實, 대무수씨]이다】 14알을 곱게 갈아 사람의 젖과 섞는다. 만약 왼쪽 치아가 아플 때는 오른쪽 콧속에 〈이 약을〉 떨어뜨리고, 오른쪽 치아가 욱신거릴 때는 왼쪽 콧속에 떨어뜨리면 곧바로 효과가 있다.

또한 잇몸이 붓고 참을 수 없이 아플 때는 우방(牛蒡)뿌리 1근(斤)을 빻아 만든 즙에 소금 1돈을 넣은 후, 은그릇[銀器]에서 졸여 고약을 만든다. 매번 사용할 때마다 잇몸 아래에 발라주면, 심한 경우라도 3~5번 바르기 전에 좋아진다.

理牙痛. 以蘿菖子【唐菁實】二七粒去赤皮, 細硏, 和人乳汁. 若左牙痛, 卽右鼻中點, 如右牙疼, 卽左鼻中點之, 立効.

又齒根腫痛不可忍, 用牛蒡根一斤, 擣取汁, 入塩一錢, 於銀器中, 熬成膏. 每用塗齒根下, 重者不過三五度, 差.

향약구급방 중권
鄕藥救急方中卷

정창

정창(丁瘡)[1] 〈1〉.【무릇 정창에 걸린 사람은 삼꽃[麻花]을 봐서는 안 되니, 삼꽃을 보면 죽는다. 또한 삼밭에 들어가 걸어서도 안 된다.】

丁瘡.【凡丁瘡者, 忌見麻花, 見則死. 又不得入麻中行.】

무릇 정창(丁瘡)에는 13종(種)이 있는데, 화정(火丁)만은 뜸을 떠서는 안 된다. 화정은 그 형상이 화창(火瘡)처럼 끝이 검고, 네 모서리에는 그을린 듯한 진물[煙漿]이 있거나 붉은 좁쌀 같은 〈물집이 있으니〉 절대로 뜸을 뜨거나 불로 지져서는 안 된다.

무릇 정종(丁腫)이란 한독(寒毒)이 오랫동안 뭉쳐있다가 질병으로 발전한 것이다. 곧바로 치료하지 않으면 〈정창의〉 뿌리가 화살처럼 맥(脈)에 침투하게 되어 뽑아낼 수가 없다. 만약 이 정창이 발병하면 손발·얼굴·입언저리에 잘 나타나는데, 구슬처럼 생기고 검은색을 띠면서 명치까지 깔깔하게 아픈 것이 이것이다. 음식과 성생활을 삼가야 한다.

만약 제대로 치료하지 못하여 5~6일 후에 눈에서 불꽃이 생기면서 정신이 혼미해지는 경우는 죽는다. 처음에 이 정창임을 알게 되면 곧바로 쇠[鐵] 우려낸 물을 마셔서 독기(毒氣)가 몸의 여러 맥

1 정창(丁瘡): 못머리[丁]처럼 생긴 부스럼을 비롯한 다양한 종류의 종기이다.

(脈)에 침입하지 못하게 한 다음에 치료한다.

凡丁瘡十三種, 唯火丁, 不得下灸. 火丁, 其狀如火瘡, 頭黑, 四邊有煙漿, 又如赤粟米, 切忌灸及火烙.

凡丁腫, 是寒毒久結, 作此疾也. 不卽療之, 根流入脉如箭, 不能拔也. 若有此瘡, 好著手足面上口頬, 黑如珠子, 磣痛應心, 是也. 克愼口味房室.

若失理, 經五六日, 眼中見火光, 心神昏昧者, 死也. 初知是丁瘡, 卽飮鐵液, 則毒氣不能流入諸脉, 然後理之.

무릇 정종(丁腫)에는 언제나 쑥으로 뜸을 뜬다. 300~400장을 뜸 뜬 다음에, 창이(蒼耳)【앞에 나왔다】의 뿌리·줄기·잎 가운데 한 부분을 골라서 태운 재를 진한 식초[醇醋]와 진흙처럼 찰지게 개어 바른다. 마르면 바꾸어준다. 10번을 바르기 전에 곧바로 〈정종의〉 뿌리가 뽑히니 신묘하고 훌륭하다. 만약 상태가 심각하다면 창이【앞에 나왔다】의 뿌리와 잎을 빻아 만든 즙을 어린이 소변과 섞어 1되씩 매일 3번 복용한다.

손진인(孫眞人)[2]은 "정종 처방이 1,000가지가 있지만 창이 재를 식초에 개어 바르는 방법에는 모두 미치지 못하므로, 이 방법을 기록하여 후세에 전한다."라고 하였다.[3] 나 역시 이 방법을 써서 사람을 살린 적이 많았다.

2 손진인(孫眞人): 중국 당(唐)나라의 의학자인 손사막(孫思邈, 581~682년)을 가리킨다.

3 정종 처방이 ~ 전한다: 이 기사는 『비급천금요방(備急千金要方)』 권65, 『정종방(丁腫方)』(사고전서본)에 보인다.

또 다른 처방. 독주근(獨走根)【일명 마두령(馬兜鈴)이며, 향명(鄕名)은 말슨아배[勿叱隱阿背, 몰슨아비]라고도 하고 말슨달아[4][勿叱隱提阿, 몰슨돌아]라고도 한다. 그 열매가 조금 벌어지므로 이러한 이름이 붙었는데, 잎은 서여(薯芧)처럼 생겼다】을 식초에 갈아 붙이면 〈정종의〉 뿌리가 뽑히는데, 정종 치료에 효과가 아주 크다.

또 다른 처방. 형개(荊芥)의 줄기와 잎을 달여서 마시고, 아울러 빻아서 〈환부에〉 붙이면 좋다. 가노(家奴)인 양보(良甫)가 이 정창에 걸렸는데 창이 재 처방으로 치료하였다. 내복약으로는 형개를 달여 6~7일 복용시켰더니 〈정창의〉 뿌리가 뽑히면서 좋아졌다. 가노가 "형개 〈달인 물을〉 마시지 않았을 때는 가슴이 답답했는데, 마신 후에는 개운해졌습니다."라고 하였다.

凡丁腫, 皆艾灸之. 至三四百壯, 後用蒼耳【出上】根莖葉, 但取一色, 燒作灰, 用醇醋和如泥, 塗之. 乾則易之. 不過十度, 卽拔根出, 神良. 若困甚者, 取蒼耳【出上】根葉, 擣取汁, 和小兒尿, 服一升, 日三.

孫眞人云, 丁腫方, 乃有千首, 皆不及蒼耳灰醋和付法, 故錄之, 以傳後嗣. 吾亦用此法, 活人多矣.

又方. 獨走根【一名馬兜鈴, 鄕名勿叱隱阿背也, 又云勿叱隱提阿. 以其實[5]小破, 故有此名, 葉如薯芧[6]】用醋磨調付, 卽拔根, 療丁腫, 大効.

又方. 煮荊芥莖葉飮之, 幷擣付, 良. 家奴良甫得此瘡, 用蒼耳灰法, 理

4 말슨아배와 말슨달아: 독주근은 쥐방울에 해당한다. 말슨아배와 말슨달아는 쥐방울과 다른 어형이 존재했음을 보여준다.

5 실(實): 원본 상태가 애매하지만, 글자 형태와 문맥상 실(實)로 판단된다.

6 여(芧): 문맥상 여(蕷)의 이체자로서, 서여는 서예(薯蕷)를 가리키는 듯하다.

之. 內用[7]荊芥湯, 服之六七日, 拔根而差. 奴云, 不飮荊芥, 則脊悶[8], 飮則快然.

큰 정창(丁瘡)을 치료하는 경험방. 바닥 뚫린 잔처럼 생긴 밀가루[麵] 반죽을 만들어서 정창[瘡上]에 올려놓은 다음에, 펄펄 끓인 고초(苦醋)를 정창 끝에 들이부으면 아주 신묘하다.

또한 가루 낸 백렴(白蘞)을 물에 타서 부은 곳에 붙여주되, 마르면 다시 바른다.

理大丁經驗方. 以麵餠作如盃穿底, 安於瘡上, 沸苦醋, 注瘡口, 甚妙. 又用白蘞爲末, 水調傅腫上, 乾卽再塗.

냉기나 열기로 인하여 발생한 모든 창종(瘡腫)·정창(釘瘡)·표저(瘭疽)를 두루 치료하는 처방. 전체적으로 불그스름하게 구운 후 식초에 담그는 과정을 통해 부서질 정도로 만든 후 가루를 낸 맥반석(麥飯石)【〈향명은〉 차돌[粘石, 출돌]이며, 붉은색을 띤다】과 줄기와 잎을 태워 재로 만든 삭조(蒴藋)를 사용한다. 겨울에는 〈삭조의〉 마른 줄기와 뿌리도 괜찮다.

위의 2가지 약재들은 각각 2푼을, 늙은 쥐의 똥[老鼠屎]과 암참새의 똥[雌雀屎]은 각각 1푼을 가루 낸다. 고초(苦醋) 1푼과 돼지 비계 2푼을, 앞의 4가지 약재들과 함께 골고루 섞어서 창종 끝에 붙인다. 우선 창종 끝에 14장이나 21장을 뜸 뜨고, 침(針)으로 딱지

7 용(用): 원본 상태가 애매하지만, 글자 형태와 문맥상 용(用)으로 판단된다.

8 민(悶): 원본 상태가 애매하지만, 글자 형태와 문맥상 민(悶)으로 판단된다.

를 제거하여 붉은 살이 드러나게 한 다음에 약을 붙인다. 이때 부은 곳에 〈약을〉 고루 바르고 기름종이[油紙]로 덮어주는데 하루에 2번 바꾸어준다.

뜸을 뜨지 않은 경우에는, 침으로 창종 끝을 뚫어 피를 내서 통기(通氣)시킨 다음에 약을 붙이면 신묘하다.

通理冷熱一切瘡腫·釘瘡·瘭疽方. 用麦飯石【粘石, 帶赤色者】燒通赤, 納醋中, 如是碎屑爲度, 作末, 蒴藋莖葉, 燒作灰. 冬則枯莖及根亦可.

右件二味各二分, 老鼠屎·雌雀屎各一分, 爲末. 以苦醋一分·猪脂二分, 與上件四味, 和合調均, 付瘡頭. 先灸瘡頭二三七壯, 以針去痂, 令露赤肉, 後貼藥. 遍塗腫処, 以油紙, 付其上, 日二易之.

若不灸, 針其瘡頭, 出血通氣, 後貼藥, 妙.

어제(魚臍)의 정창(丁瘡)으로 종기 끝이 하얗고 통증을 참을 수 없는 경우의 치료법. 침(針)으로 정창의 튀어나온 부위와 네 모서리를 찌른 후 백거(白苣)즙을 그 구멍 속에 떨어뜨리면 좋아진다.

理魚臍丁瘡, 頭白痛不可忍. 以針刺瘡上及四畔, 取白苣汁, 滴孔中, 差.

또한 창종 끝이 검은콩처럼 생겼을 때는 대침(大針)으로 창종의 네 모서리와 중앙을 찌른다. 섣달에 잡은 돼지 머리뼈를 재로 만든 후에, 달걀 흰자와 섞어서 창종의 튀어나온 부위에 붙이되 3번 바꾸어 〈붙여준다〉.

又瘡頭如黑豆, 以大針刺瘡四畔中央. 用臘月猪頭骨, 爲灰, 雞子淸調[9], 付[10]瘡上[11], 易三[12].

또한 정종(丁腫)으로 거의 죽게 된 경우의 치료법. 국화잎[菊葉] 1줌을 찧어서 즙을 짜내 1되를 마시면 즉시 살아나는데 신험하다. 겨울에는 〈국화〉뿌리를 사용한다.
又理丁腫垂死. 菊葉一握, 擣絞取汁, 一升入口, 卽活, 神驗. 冬月用根.

9 조(調): 원본 상태가 애매하지만, 글자 형태와 문맥상 조(調)로 판단된다.
10 부(付): 원본 상태가 애매하지만, 글자 형태와 문맥상 부(付)로 판단된다.
11 상(上): 원본 상태가 애매하지만, 글자 형태와 문맥상 상(上)으로 판단된다.
12 삼(三): 원본 상태가 애매하지만, 글자 형태와 문맥상 삼(三)으로 판단된다.

발배·옹저·절·유옹

발배(發背)·옹저(癰疽)·절(癤)【〈향명은〉 뾰루지[包尔刀叱, 보곰돗]이다】·유옹(乳癰)[13] 〈2〉. 【피부 표면 쪽에 생긴 것이 옹(癰)이고 피부 깊은 쪽에 생긴 것이 저(疽)이다. 종기의 폭이 1치 이상인 것은 옹(癰)이고, 콩처럼 생긴 것은 저(疽)이다.】

發背癰疽癤【包尔刀叱】乳癰. 【皮薄爲癰, 皮厚爲疽. 腫痕廣一寸已上爲癰, 如豆者疽也.】

무릇 등[背甲]에서 생긴 종기로서 그 끝부분은 흰색에 기장쌀·좁쌀만하고, 〈종기〉 주위는 빙 둘러 부은 채로 검붉으며, 아프기도 하고 가렵기도 하면서 환자를 답답하고 어지럽게 만드는 것을 곧 발배(發背)라고 부른다. 즉각 성생활, 술과 밀가루 음식, 고기와 마늘을 금한다. 만약 곧바로 뜸을 뜨지 않으면 독기(毒氣)가 안으로 침투하여 환자를 죽인다. 마땅히 종기의 튀어나온 부위마다 700~800장〈을 뜸 뜬다〉.

막 돋아난 종기 주변의 모공이 살짝 함몰되어 있거나, 막 돋아

13 발배(發背)·옹저(癰疽)·절(癤)·유옹(乳癰): 화독(火毒)이 쌓여서 등에 생기는 종창 혹은 뾰루지 같은 다양한 피부질환과 유방에 생기는 옹저·젖멍울 등의 질병이다.

난 모습이 좁쌀처럼 날카롭게 생기고 가려운 것, 이것이 옹저(癰疽)가 되려고 하는 상태이다.

凡腫起背甲中, 頭白[14]如黍粟, 四过[15]連腫赤黑, 或痛或痒, 令人悶乱, 卽名發背也. 卽禁房室酒麵肉蒜. 若不卽灸, 則毒氣入內, 殺人. 當瘡上各七八百壯.

初腫过[16]毛孔微陷者, 初錐如粟米痒者, 是爲欲作癰疽也.

무릇 발배(發背)와 옹저(癰疽)는 발생 초기에 피부와 살 사이에서 이질감이 드는데, 이렇게 되면 반드시 종기가 돋아난다. 마늘을 동전(銅錢) 두께의 두터운 절편으로 잘라서 종기 위에 얹은 다음에, 횟수를 헤아리지 말고 뜸을 뜬다.

환자가 처음부터 통증을 느꼈다면 통증이 안정될 때까지 〈뜸을 뜬다〉. 처음에 통증을 느끼지 못했다면 심하게 아플 때까지 뜸을 뜬 후에 멈춘다. 〈종기 발생〉 전후로 이 방법을 사용하여 환자에게 뜸을 뜨면 낫지 않는 경우가 없다.

사마귀[疣贅] 같은 것에도 이러한 방법대로 뜸을 뜨면, 금방 딱지가 졌다가 저절로 떨어지게 되니 그 효과가 신기하다.

凡發背癰疽, 初覚皮肉間有異, 如是必作瘡者. 切大[17]蒜, 如銅錢厚片, 安腫上, 灸之, 不計壯數.

14 백(白): 원본 상태가 애매하지만, 글자 형태와 문맥상 백(白)으로 판단된다.

15 과(过): 문맥상 변(辺)의 오각(誤刻)으로 판단된다.

16 과(过): 문맥상 변(辺)의 오각(誤刻)으로 판단된다.

17 대(大): 원본 상태가 애매하지만, 글자 형태와 문맥상 대(大)로 판단된다.

患人初覺痛者, 以痛定爲限. 初不覺痛者, 灸至極痛而止. 前後用此法, 灸人, 無不差者.
若是疣贅之類, 亦如此灸之, 便成痂自落, 其効如神.

또한 발배(發背)와 옹저(癰疽)는 터졌든 터지지 않았든, 청국장[全豉][18] 3되를 조금씩 물과 섞은 후 진흙처럼 푹 이겨서 3푼 두께의 반죽을 만들어 종기의 튀어나온 부위에 얹는다. 차례로 뜸을 떠서 점차 따뜻해지다가 뜨겁게 만들되, 지나치게 뜨거운 열기로 살을 터지게 해서는 안 된다. 뜨거워서 아플 때는 재빨리 바꾸어 주면 환부가 마땅히 줄어들면서 나아진다. 하루에 2번 뜸을 뜨는데, 뜸의 횟수를 늘리면 빨리 좋아진다. 만약 종기 구멍에서 진물[汁]부터 먼저 나온다면 호전된다. 〈청국장으로 만든〉 반죽으로 〈종기〉 구멍을 덮어서는 안 된다.
又發背癰腫, 已潰未潰, 全豉三升, 小与水和, 熟擣成泥, 作餠子厚三分, 安腫上. 列灸之, 使其溫溫而熱, 勿令大熱破肉. 如熱痛, 則急易之, 患當減快. 一日二灸, 灸多爲速差. 如瘡孔中, 先有汁出者, 差. 其餠子勿覆孔上.

또한 처음 생긴 옹종(癰腫)과 발배(發背)로 인해 날이 지날수록 그 부은 곳이 벌겋게 열이 나며, 독기(毒氣)가 성해져서 밤낮으로 아프고 백약(百藥)이 효과가 없는 경우의 처방. 달걀 1개와 달걀만

18 청국장[全豉]: 콩을 삶아 발효시킨 다음에 누룩과 소금을 첨가한 것이다.

하게 막 배설한 사람 대변〈을 사용한다〉.

위의 2가지 약재들을 함께 잘 휘저어 섞고, 약한 불로 적당하게 졸여서 창두(瘡頭)만한 반죽을 만든 다음에, 종이에 발라서 종기에 붙인다. 이어서 오래된 비단으로 덮은 후에 이리저리 움직여서 〈조정한 후〉 약기운[氣]이 새어나가지 못하게 하면 하룻밤만에 안정된다. 여러 날 앓은 환자에게는 3일간 붙이되 하루에 1번씩 바꾸어주면 좋아진다.

손진인(孫眞人)은 "이 처방은 지저분하여 귀한 사람에게 쓰기 어려우나, 병을 치료하는 데는 어떤 처방도 여기에 미치지 못한다. 이것 외의 다양한 처방은 도리어 쓸모없는 관원(官員)이나 의례적인 주석(註釋)이라고 비유할 수 있을 뿐이다."라고 하였다.

又癰腫發背, 初作, 及經日已上, 腫勢焮熱, 毒氣盛, 日夜痛, 百藥不効方. 雞卵一箇, 新出人屎尖如雞卵大.

右二物, 相和攪調和, 微火熬令得所, 捻作餠子可頭大小, 帖紙上, 以貼腫上. 仍用故帛覆之, 轉動, 及歇氣, 一宿定. 如多日患者, 三日貼之, 一日一易, 卽差.

孫眞人云, 此方穢惡, 不可施之貴勝, 然愈疾一切諸方, 皆不及之. 此外諸方还復設員備儀注而已.

또한 발배(發背) 및 여러 악종(惡腫)을 치료하는 북제(北齊)시대 의인(醫人)인 마사명(馬嗣明)의 처방. 거위알만한 돌을 맹렬한 불에 벌게지도록 구운 다음에 식초에 넣기를 10여 차례 반복한다. 돌이 거의 깨질 정도가 되었을 때 완전히 가루를 낸 후, 햇볕에 말려서 식초와 버무려 종기에 바르면 즉시 낫는다.

又北齊醫人馬嗣明理發背及諸惡腫方. 取石如鵝卵大, 猛火燒之令赤, 投酢中十餘度. 至石碎, 盡取屑, 曝乾, 研和酢, 塗腫, 卽愈.

또한 맥반석(麥飯石)을 붙이는 방법. 녹각(鹿角)【8냥, 땅에 떨어진 사슴 뿔은 사용하지 않는다】, 백렴(白蘞)【4냥, 향명(鄕名)은 가위톱풀[犬角刀叱草, 가히돗플]이다】, 식초 5되와 함께 우선 벌게지도록 구웠다가 식초에 집어넣기를 무한히 반복하면서 식초가 절반으로 줄어서야 멈춘 백맥반석(白麥飯石)【〈향명은〉 차돌[粘石, 출돌]이다】 1개〈를 사용한다〉. 녹각은 검은색이 되도록 굽는다.

위의 3가지 약재들을 합하여 아주 곱게 빻은 다음에, 나머지 식초와 함께 진흙처럼 버무려서 환부에 붙인다. 마르면 바꾸어준다. 나머지 식초가 모두 떨어지면, 다시 한번 다른 식초를 달여서 약과 섞어 바른다. 약이 마르면 식초를 뿌려서 촉촉하게 만들어도 괜찮다. 매일 5~6번 바꾸어준다.

무릇 〈이 치료법은〉 옹종(癰腫)·다양한 누창(漏瘡)·나력(瘰癧)에 모두 사용하며, 붓기를 가라앉히는데 아주 효과가 있다.

又傅麦飯石法. 鹿角【八兩, 不用落角】·白斂【四兩, 鄕名犬角[19]刀叱草】·白麦飯石【粘石】一介用醋五升, 先燒石令赤, 內醋中不限數, 醋半减則止. 鹿角燒令黑色.

右三味, 合擣極細, 以餘醋和如泥, 付之. 乾則易之. 餘醋盡, 更煎它

19 각(角): 음운학상 이(伊)의 오각(誤刻)으로 판단된다.

醋, 調藥塗之. 藥乾, 用醋濕之亦可. 日五六易.

凡癰腫 · 諸漏瘡 · 瘰癧, 皆[20]用之, 消腫, 甚効.

또한 회향초(茴香草)【향명도 똑같다】를 빻아서 즙을 내어 1되를 마신다. 매일 3~4번 복용하고, 〈빻고 남은〉 회향초 찌꺼기는 종기에 붙인다. 이것은 다른 나라의 신기한 처방이다. 원가(元嘉)[21] 연간의 말년부터 사용되었는데, 죽은 사람도 살렸다.

또한 숫참새의 똥[雄雀矢]을 식초에 타서 종기에 바른다.

又擣茴香草【鄕名亦同】, 取汁, 飮一升. 日三四服, 其滓付腫上. 此是外国神方. 從元嘉年末, 卽用之, 起死人也.

又雄雀矢和醋, 塗腫上.

또한 석위(石韋)【석화(石花)라고[22] 부른다.바위 위에서 총생(叢生)하며, 등은 누렇고 속은 파랗다. 오직 하나의 잎만 피는데, 그 잎은 버들잎과 비슷하다】를 살짝 물에 씻은 후 누런 등털을 완전히 제거한다. 이 등털이 완전히 제거되지 않으면 계속 재채기가 난다. 등털을 제거한 다음에

20 개(皆): 원본 상태가 애매하지만, 글자 형태와 문맥상 개(皆)로 판단된다.

21 원가(元嘉): 중국에서 원가(元嘉) 연호는 두 시기가 있다. 즉 151~153년에 해당하는 후한(後漢)대와 424~453년에 해당하는 남송(南宋)대인데, 본문 기사가 어디에 해당하는지는 확실하지 않다.

22 석화(石花): 「방중향약목초부(方中鄕藥目草部)」에 따르면 석위(石韋)가 '일명 석화(石花)'인데, 「방중향약목초부」의 용례로 미루어 석화는 향명(鄕名)이 아니라 당재명(唐材名)에 해당한다. 그런데 당재인 석화(石花)는 우리나라에서 자생하지 않는 반면에 석위는 우리나라에서 자라므로, 본문의 설명이 일관되지 못하게 된다. 만약 향명으로 석화(石花)를 이해한다면 "향명은 돌꽃[石花, 돌곶]이다."라고 해석해야 한다. 어느 쪽이 맞는지 확신하기 어려우므로, 여기에서는 원문 그대로 석화(石花)라고 해석하였다.

는 그늘에서 말리고, 약하게 볶아 가루를 낸 후 찬 술에 타서 복용한다. 발배(發背) 치료에 특효이다.

又石葦【名石花. 繁生石上, 背黃內青. 唯一葉, 葉如柳】微用水潤之, 去背黃毛盡. 不盡則欬不可救. 去毛後, 陰乾, 微炒爲末, 冷酒調服. 理發背殊効.

또한 종기를 가라앉히고 속으로 삭히는 처방. 품질 좋은 아교[明膠] 2냥을 물 반 되에 넣어 완전히 녹이고, 황단(黃丹) 1냥을 넣은 다음에 3~5번 끓어오르도록 다시 달인다. 그리고 따뜻한 채로 놓아두어 식힌 후에 닭털로 〈약을〉 발라서 종기의 튀어나온 부위를 문지르는데, 만약 고름이 만들어지지 않은 상태라면 곧바로 〈종기가〉 없어진다. 고름이 이미 만들어졌을 때는 침(鍼)으로 그 가운데를 찌르면 고름이 배출되면서 곧바로 〈종기가〉 없어진다.

又斂瘡內消方. 好光明膠二兩, 水半升消膠了, 入黃丹一兩, 再煮三五沸. 又放溫冷, 以雞毛掃在瘡口上, 如未成膿, 卽消. 如成膿, 則用鍼針其中, 卽膿出便消.

또한 종두(腫頭)가 나지 않은 종기[癰]에 반드시 〈종기가 터지면서〉 구멍이 생기도록 치료하는 신수득효방(神授得效方)[23]. 끝이 단정하고 완전한 모추(茅錐)【모향(茅香) 안에서 처음으로 피어난 잎이다】 1매를 물과 함께 10여번 끓어오르도록 달여서 복용하면 곧바로 〈종기가〉 터진다. 만약 〈모추가〉 두 줄기라면 구멍이 두 군데 생긴다.

23 신수득효방(神授得効方): 신에게 하사받은 처방으로 효과가 입증되었다는 뜻이다.

모추 1매를 잘라서 둘로 나누어도 구멍이 두 군데 〈생긴다고 하는데〉, 실제로 시험해 보았더니 정말이었다.

또한 여실(蠡實) 1매【마린자(馬藺子)이다】를 복용한다.

또한 규자(葵子) 1매【일상에서 보는 해바라기 열매이다】를 복용한다.

또한 사람의 젖을 면(麵)【〈향명은〉 참〈밀〉가루[眞末, ᄎᆞᆷᄀᆞᄅᆞ]이다】과 섞어서 환부에 붙이면 〈밀가루가〉 고름[膿]을 흡수해낸다.

又理癰未有頭, 使必穴, 神授得効方. 用茅錐【茅香內初生葉】一枚尖正全具者, 以水煎十數沸, 服之, 立潰. 若兩莖, 則生兩孔. 或断折一錐爲二, 亦兩孔, 曾試信然.

又服蠡實一枚【馬藺子[24]也】.

又服葵子一枚【常葵実】.

又人乳和麵【眞末】, 付之, 饒膿而出.

또한 고름이 든 종기[癰]를 터뜨려 치료하는 처방. 닭 날개털[雞羽] 14매를 태운 가루를 복용하면 즉시 〈종기가〉 터진다.

또한 헌 박경승(箔經繩)[25] 태운 가루를 선달에 잡은 돼지의 비계[猪脂]와 섞어서 붙이면 〈종기가〉 터진다. 침을 놓거나 뜸을 떠서는 안 된다.

又療癰有膿令潰方. 雞羽二七枚燒末, 服之卽潰.

又箔經故繩燒末, 和臘月猪脂, 付之卽潰. 不須針灸.

24 자(子): 원본 상태가 애매하지만, 글자 형태와 문맥상 자(子)로 판단된다.

25 박경승(箔經繩): 발(주렴)을 짜는 실이다.

또한 종기[癰]가 터지면서 군살이 나오는 경우에는, 삭조(蒴藋) 태운 재【앞에 나왔다】와 석회(石灰)【일상에서 쓰는 석회이다】〈를 사용한다〉. 위의 2가지 약재들을 동일한 분량으로 씻은 다음에 즙을 낸 후 달여서 고약이 완성되면, 비단 위에 〈이 고약을〉 발라서 환부에 붙인다. 군살이 제거된 다음에야 생기약(生肌藥)을[26] 붙인다. 이 방법은 기미도 아울러 제거한다. 이 약은 〈만든 지〉 10일이 지나면 사용할 수가 없다.

又癰潰有惡肉者, 蒴藋灰【出上】·石灰【常用石灰】. 右二物等分, 淋取汁, 煎如膏成, 貼帛上, 付之. 去惡肉, 然後貼生肌藥. 此兼去黑子. 此藥過十日後, 不[27]中用也.

생기고(生肌膏). 경황이 없어서 고약을 조제할 수 없는 경우에는, 기름에 황랍(黃蠟)을 달이되 적당하게 점도를 높인 다음에 헌 비단 위에 〈이 고약을〉 발라서 환부에 붙인다.

또한 옹종(癰腫)이나 열종(熱腫)에는, 사람 대변을 태워 만든 재를 두초(頭醋)와[28] 섞어서 종기에 바른다. 마르면 곧바로 바꾸어 준다.

生肌膏. 倉卒不能合大膏, 則油煎黃蠟, 希稠得所, 帖於故帛上, 貼之.

又癰腫熱腫[29], 燒[30]人屎作灰, 以頭醋和, 塗腫上. 乾卽易之.

26 생기약(生肌藥): 살이 돋아나는 약이다. 본문에서 곧바로 생기고(生肌膏) 처방이 제시된다.

27 부(不): 원본 상태가 애매하지만, 글자 형태와 문맥상 부(不)로 판단된다.

28 두초(頭醋): 막 담근 식초로서 물을 타지 않아서 아주 신맛이 난다.

29 종(腫): 원본 상태가 애매하지만, 글자 형태와 문맥상 종(腫)으로 판단된다.

30 소(燒): 원본 상태가 애매하지만, 글자 형태와 문맥상 소(燒)로 판단된다.

유옹(乳癰)과 투유(妬乳). 무릇 젖이 잘 빠져나가지 못하여 몸 안에 뭉쳐있는 것을 투유(妬乳)라고 부르는데, 유옹보다 위급하다. 버드나무뿌리의 껍질을 잘 빻은 후 불로 따뜻하게 만들어 비단 주머니에 담아 〈가슴을〉 찜질한다. 차가워지면 다시 바꾸어주는데, 그 효과는 충분히 입증되었다. 무릇 여러 치료법으로 좋아지지 않았더라도, 이 방법을 사용하면 좋아진다.

乳癰妬乳. 凡乳汁不得[31]洩內結, 名妬乳, 乃[32]急於癰. 以柳根皮, 熟擣, 火溫, 帛囊盛, 熨之. 冷更易, 甚驗. 凡衆療不差, 用此則差.

발배(發背) 치료법. 초결명(草決明)【결명(決明)에는 '석(石)〈결명〉'이 있고 '초(草)〈결명〉'이 있으므로, 초결명(草決明)이라고 말한 것이다. 석결명(石決明)은 생포(生鮑)[33] 껍질[生鮑甲, 생보겁질]이다】 신선한 것 1되를 빻아서 가루 내고, 감초(甘草) 1냥도 분쇄한 다음에 물 3되와 함께, 2되로 졸아들도록 달여서 2회분으로 나누어 따뜻하게 복용한다.

대체로 피가 통하지 않으면 종기가 생긴다. 간(肝)은 피가 머무는 장기(臟器)인데, 결명(決明)은 간의 기운을 조화시켜 원기(元氣)가 손상되지 않도록 만든다.

理發背. 草決明【決明有石有草, 故云草決明. 石決明生鮑甲也】生用一升, 擣碎, 甘草一兩亦碎, 以水三升, 煮取二升, 分溫[34]二服.

31 득(得): 원본 상태가 애매하지만, 글자 형태와 문맥상 득(得)으로 판단된다.

32 내(乃): 원본 상태가 애매하지만, 글자 형태와 문맥상 내(乃)로 판단된다.

33 생포(生鮑): 전복(全鰒)이다.

34 온(溫): 원본 상태가 애매하지만, 글자 형태와 문맥상 온(溫)으로 판단된다.

大氐血滯, 則生瘡. 肝爲宿血之藏, 而決明和肝氣, 不損元氣也.

종두(腫頭)가 없는 종기[癰]를 치료할 때는, 백합(百合)뿌리【〈향명은〉 개나리 뿌리[犬伊邦里根, 가히나리불휘]이다】를 곱게 갈아서 종기의 튀어나온 부위에 붙이면 구멍이 생긴다.

理癰無頭, 用百合根【犬伊邦[35]里根】, 細硏, 貼瘡口, 則穴.

35 방(邦): 음운학상 나(那)의 오각(誤刻)으로 판단된다.

장옹방

장옹방(腸癰方)[36] 〈3〉. 【짐승의 생명을 끊는 것을 싫어하므로 지금은 자세한 설명을 더하지 않는다. 옹(癰) 치료법도 함께 다룬다.】

腸癰方. 【惡傷物命, 今不錄注. 幷付理癰.】

폐옹(肺癰)으로 피고름을 토하는 증상의 치료 처방. 의이인(薏苡仁) 3홉을 분쇄하여 물 2큰잔[大盞]과 함께, 1큰잔으로 졸아들도록 달인 후에 찌꺼기를 버리고 2회분으로 나누어 따뜻하게 복용한다.

理肺癰吐濃血方. 用薏苡人三合, 擣碎, 以水二大盞, 煎取一大盞, 去滓, 分溫二服.

〈고름을〉 토한 후의 폐옹(肺癰)을 치료하기 위해서는 보폐배농산(補肺排濃散)을 복용한다. 황기(黃芪) 2냥을 빻아서 곱게 가루 낸다. 매번 3돈을 복용하되 물 1중잔(中盞)과 함께, 6분(分)으로 졸아들도록 달인 후에[煎至六分][37] 매일 3~4번을 따뜻하게 복용한다.

또한 폐옹(肺癰)으로 인한 천식 때문에 숨이 몹시 차서 잠들 수

36 장옹방(腸癰方): 창자 속에서 악창이 발생한 경우의 처방이다.

37 6분(分)으로 졸아들도록 달인 후에[煎至六分]: 전체 분량의 6/10만 남을 때까지 가열한다는 뜻이다. 이하 마찬가지이다.

도 없는 경우〈의 치료법〉. 종이를 깔고 벌게지도록 볶은 첨정력(甜葶藶) 2냥 반을 빻아서 가루 낸다. 매번 2돈을 복용하되 물 1중잔과 함께, 6분(分)으로 졸아들도록 달인 후에 수시로 따뜻하게 복용한다.

理肺癰得吐後, 服補[38]肺排濃散. 黃蓍二兩, 擣爲細散. 每服三錢, 水一中盞, 煎至六分, 溫服, 日三四.

又肺癰喘故, 氣急不得臥. 用甜葶藶二兩半, 紙隔炒令赤色, 擣爲散. 每服二錢, 水一中盞, 煎至六分, 不計時溫服.

38 보(補): 원본 상태가 애매하지만, 글자 형태와 문맥상 보(補)로 판단된다.

동창

동창(凍瘡)[39] 〈4〉.

凍瘡.

꿩의 뇌수[雉頭腦]를 〈동창 부위에〉 바르면 좋다.

또한 낙소(落蘇)의 뿌리·줄기·잎을 진하게 달여서 〈동창 부위를〉 담근다【낙소는 가자(茄子)의[40] 뿌리이다】.

또한 돼지 비계를 〈동창 부위에〉 바른다.

雉頭腦塗之, 良.

又落蘇根莖葉, 濃煎, 浸之【落蘇者茄子根】.

又猪脂塗之.

39 동창(凍瘡): 동상으로 인한 상처이다.

40 가자(茄子): 가지이다.

악창

악창(惡瘡)[41] 〈5〉.

惡瘡.

몇 년 동안 시달린 악창(惡瘡) 치료법. 마치현(馬齒莧)【〈향명은〉 쇠비름[金非陵音, 쇠비름]이다】잎을 빻아서 〈환부에〉 붙이면 2~3번을 넘지 않아 〈낫는다〉. 마치현은 36가지 풍결창(風結瘡)을[42] 다스린다. 솥 하나에 마치현을 달인 후, 그 웃물에다 밀랍(蜜蠟)[臘] 3냥을 넣고 거듭 달여서 고약을 만들어 창상(瘡上)에 붙인다. 또한 이 약은 복용하기도 한다.

理多年惡瘡. 用馬齒莧【金非陵音】葉, 擣付, 不過三兩遍. 馬齒莧主三十六種風結瘡. 以一釜, 煮馬齒, 澄淸, 納臘[43]三兩, 重煎成膏, 付瘡上. 亦用服之.

습선(濕癬)과 백독창(白禿瘡)에는 마치고(馬齒膏)를 마치현(馬齒莧)【앞에 나왔다】 재와 섞어서 붙이면 좋다.

濕癬白禿, 以馬齒膏, 和馬齒【出上】灰付, 良.

41 악창(惡瘡): 쉽게 낫지 않고 피고름이 많이 나는 악성 종기이다.

42 풍결창(風結瘡): 풍사(風邪)가 몸 안에서 뭉치면서 발생한 종기이다.

43 납(臘) : 문맥상 납(蠟)의 오각(誤刻)으로 판단된다. 본문과 동일한 기록이 수록된 『증류본초(證類本草)』에서도 이 부분은 '납(臘)'이라고 되어 있다.

악창(惡瘡)에는 우슬(牛膝)을 빻아서 붙이면 좋다.

또한 구맥(瞿麥)【〈향명은〉 석죽화[石竹花, 셕듁화]이다】의 줄기와 잎을 빻아서 붙이면 좋다.

惡瘡, 擣牛膝, 付之, 良.

又擣瞿麦【石竹花】莖葉, 付之, 良.

온몸에 돋아난 악창(惡瘡)에는 물속의 부평(浮萍)【〈향명은〉 고기밥[魚食, 고기밥]이다. 작고 둥근 잎이 물위에 뜬다】을 진하게 달인 즙에 한나절 동안 몸을 담그면 아주 효과가 있다.

또한 복숭아잎 달인 물에 〈악창을〉 담갔다가 씻어낸 다음에 몸을 따뜻하게 덮고 땀을 내면 좋아진다. 〈복숭아〉 껍질도 괜찮다.

惡瘡遍身, 取水中浮萍【魚食. 小員葉浮水上】, 濃煮汁, 漬浴半日, 甚効.

又煮桃葉湯, 浸洗後, 溫覆發汗, 則差. 皮亦可.

악창(惡瘡) 치료법과 아울러 온몸에 대추만한 〈반점이 돋는〉 풍단(風丹)[44] 치료법. 번루(繁縷)를 빻아서 환부에 붙이면 그 효과가 신험하다.

理惡瘡, 兼理風丹, 滿身如棗大. 擣蘩蔞, 傅之, 神驗.

또한 몇 년이 지나도 낫지 않는 악창(惡瘡)에는, 사태피(蛇蛻皮) 1조(條)를 태워 곱게 가루 낸 다음 돼지 비계와 섞어서 환부에 붙

44 풍단(風丹): 피부가 벌겋게 변하면서 화끈거리는 단독(丹毒)의 일종이다. 피부에 희끄무레한 반점이 생겼다가 물집으로 변하고, 결국은 터져서 누런 진물이 나오며 통증이 있다.

인다.

又惡瘡久年不差, 燒蛇蛻皮一條, 硏細, 和猪脂, 傅之.

또 다른 처방. 악창(惡瘡) 치료에는 해(薤)【향명(鄕名)은 해채[解菜, 히치]이다】를 진흙처럼 빻아서 환부에 붙인다. 〈해(薤)로〉 뜨겁게 뜸을 뜨다가 해가 검게 변하면, 다시 〈해를 빻아서〉 만든다.

又方. 理惡瘡, 擣薤【鄕名解菜】如泥, 付之. 熟灸熱, 薤焦, 更作.

어린이의 두창(頭瘡)에는, 황벽피(黃蘗皮)【향명도 똑같다】를 곱게 가루 낸 후 찬물에 타서 〈환부에〉 바른다.

小兒頭瘡, 細末黃蘗皮【鄕名亦同】, 冷水和塗.

어린이의 얼굴과 몸에 난 열창(熱瘡)에는, 난발(亂髮) 1단(團)【달걀만한 것】과 완전히 익힌 달걀 노른자[雞子黃]〈를 사용한다〉. 위의 2가지 약재들을 철 쟁개비[銚子] 속에서 섞은 다음에 숯불로 볶는다. 처음에는 바싹 말랐다가 조금 뒤에는 난발이 검게 변하고, 마침내는 진액이 나오는데, 이것을 볶아서 자기(磁器) 안에 담아둔다. 이 액체를 창상(瘡上)에 바르고, 곧바로 고삼(苦蔘)【향명은 너삼[板麻, 널삼]이다】 가루를 〈창상에〉 뿌려준다.

유우석(劉禹錫)[禹錫]의 『전신방(傳信方)』에서는[45] "아직 요[褥] 안

45 유우석(劉禹錫)[禹錫]의 『전신방(傳信方)』: 유우석(772~842년)은 중국 당(唐)나라의 정치가로서 의학에도 밝았다. 직접 경험하거나 관찰한 처방들 가운데 효과가 높은 것들을 골라서 818년에 편찬한 2권짜리 의서가 『전신방(傳信方)』이다. 이 책에서 그는 자신의 임상 경험을 토대로 효과가 입증된 방제(方劑)를 수록하였다. 당(唐)나라와 송(宋)나라의 대표적인 의서

에서 키우는 갓난아이가 열창(熱瘡)에 시달리느라 밤낮으로 울면서 젖을 먹지도 못하고 잠들지도 못하는 상황에서, 다른 모든 약이 효과가 없을 때는 이 약을 쓰면 곧 좋아진다."라고 하였다.

小兒頭面身體熱瘡, 乱髮一團【如雞子[46]大】, 雞子黃煮熟. 右二物, 和於鐵銚子內, 炭火上熬. 初甚乾, 少頃髮焦, 遂有液出, 熬取置甆器中. 以此液, 塗瘡上, 卽以苦蔘【鄉名板麻】粉粉之.

禹錫傳信方云, 生子在褥中, 有熱瘡, 晝夜啼號, 不乳, 不睡, 一他藥無効, 用此, 乃差.

또 다른 처방. 멥쌀밥으로 달걀만한 주먹밥을 만들어 검게 구운 후에, 기름에 묻혀서 환부에 발라주면 아주 효과가 있다.

又方. 用[47]粳米飯, 作塊如卵[48]許, 燒令黑, 油和塗之, 甚効.

또한 위 항목의 종기 치료법 중에 있는 백맥반석(白麥飯石) 처방으로[49] 환부를 발라준다. 열창(熱瘡)을 치료하는데 신효하다.

어른이든 어린이이든 갑자기 걸린 악창(惡瘡)으로 인사불성이 된 경우에는, 죽엽(竹葉)을 구워 〈그 재를〉 달걀 속의 노른자와 섞어 환부에 발라주면 좋다. 죽순 껍질[笋皮]도 괜찮다.

又用上項癰方中, 白麦飯石法塗之. 理熱瘡, 神効.

로서 널리 유행하였으나 원(元)나라 이후부터는 점차 활용이 덜 되었다.

46 자(子): 원본 상태가 애매하지만, 글자 형태와 문맥상 자(子)로 판단된다.

47 용(用): 원본 상태가 애매하지만, 글자 형태와 문맥상 용(用)으로 판단된다.

48 여란(如卵): 원본 상태가 애매하지만, 글자 형태와 문맥상 여란(如卵)으로 판단된다.

49 백맥반석(白麥飯石) 처방: 이 책 133쪽에 보인다.

大小兒卒得惡瘡, 人不識者, 燒竹葉, 用雞子中和黃, 塗之, 良. 笋皮亦可.

또한 열창(熱瘡)과 침음창(浸淫瘡)에는 동쪽 벽의 마른 흙[東壁乾土]을 체로 곱게 걸러서 환부에 붙인다. 〈환부에 붙인〉 흙이 촉촉해지면 다시 바꿔서 덧붙이는데, 〈그 흙이〉 건조한 상태를 유지할 정도가 되면 곧 좋아진다【'동쪽 벽의 마른 흙'은, 해가 막 뜰 때 양기(陽氣)가 먼저 비추는 곳의 〈흙을〉 사용한다는 의미이다】.

又熱瘡浸淫, 用東壁乾土, 細篩貼之. 土濕, 則更加付, 以至燥, 卽差【東壁乹土, 用日初[50]生, 陽氣所先照處[51]用也】.

50 일초(日初): 원본 상태가 애매하지만, 글자 형태와 문맥상 일초(日初)로 판단된다.

51 조처(照處): 원본 상태가 애매하지만, 글자 형태와 문맥상 조처(照處)로 판단된다.

칠창

칠창(漆瘡)[52] 〈6〉.

漆瘡.

칠창(漆瘡)에는 진하게 달인 칠고초(漆姑草)【향명(鄕名)은 옻의 어미[漆矣於耳, 옷이어싀]이다】로 환부를 씻어내면 아주 효과가 있다.

또한 쇠[鐵] 우려낸 물을 따뜻하게 데워 환부를 씻어내면 좋다[艮].

漆瘡, 濃煎漆姑[53]【鄕名漆矣於耳】, 洗之, 甚効.

又用鐵水, 溫洗之, 艮[54].

또한 해(薤)【향명은 해채[解菜, 히치]이다】를 빻아서 환부에 붙인다.

또한 말린 연(蓮)【향명도 똑같다】잎 1근을 물에 달이되, 그 양이 절반으로 졸아들 때 환부를 씻는다.

又擣薤【鄕名解菜】, 付之.

又用乾蓮【鄕名亦同】葉一斤, 水煮者, 減半, 洗之.

52 칠창(漆瘡): 옻독이 올라 생기는 피부병이다.

53 고(姑): 원본 상태가 애매하지만, 글자 형태와 문맥상 고(姑)로 판단된다.

54 간(艮): 문맥상 량(良)의 오각(誤刻)으로 판단된다.

탕화창

탕화창(湯火瘡)[55] 〈7〉.

湯火瘡.

탕화창(湯火瘡)에는 여러 조각낸 유백피(柳白皮)를 선달에 잡은 돼지의 비계[猪脂]와 함께 달인 후, 찌꺼기를 버리고 환부에 바른다. 통증을 재빨리 그치게 하는 데는 이 약보다 좋은 게 없으며, 아울러 흉터도 안 생긴다.

湯火瘡, 取柳白皮切, 用臘月猪脂同煎, 去滓, 塗之. 止痛速差, 無過此藥, 幷無痕.

또한 탕화창으로 처음 데었을 때는 반드시 조심해서 찬물을 묻히지 않아야 한다. 열기가 찬물을 만나면 안으로 쫓겨 들어가 근골이 상하기 때문이다.

처음에 〈환부에〉 붙일 약이 없을 때는 따뜻한 물에 재를 섞어서 붙인다.

또한 숯가루를 물에 타서 붙인 다음에, 약을 조제하여 붙인다.

또한 파초(芭蕉) 기름을 바른다.

55 탕화창(湯火瘡): 불이나 뜨거운 물 등으로 화상을 입은 경우이다.

또한 계화초(戒火草)【경천(景天)이다. 마치현(馬齒莧)의 잎처럼 두껍다】를 빻아서 붙인다.

또한 백렴(白蘞)【〈향명은〉 가위톱풀[犬刀叱草, 가히돗플]이다】 가루를 붙인다.

또한 화상으로 상처가 짓무르는 경우에는, 호마(胡麻)【〈향명은〉 깨[荏子, 깨]이다】를 진흙처럼 곱게 빻아서 붙이면 통증이 그친다.

又湯火瘡初犯, 愼勿著冷水. 熱氣被冷水, 迫入傷[56]筋骨也.

初着無藥時, 用溫水和灰, 付之.

又用炭末, 水和付, 然後合藥, 貼之.

又用芭蕉油, 付之.

又戒火【景天. 如馬齒葉厚】草, 擣付之.

又白斂【犬刀叱草】末付之.

又湯火灼爛瘡, 細擣胡麻【荏[57]子】如泥, 付之, 止痛.

56 상(傷): 원본 상태가 애매하지만, 글자 형태와 문맥상 상(傷)으로 판단된다.

57 임(荏): 원본 상태가 애매한데 임(荏) 또는 초(苕) 중 하나이다. 문맥상 임(荏)으로 판단된다.

단독은진방

단독은진방(丹毒癮疹方)[58] 〈8〉. 【단독(丹毒)은[59] 향명(鄕名)이 솔[所乙, 솔]인데, 그 종류가 아주 많다. 은진(癮疹)은 향명이 두드러기[置等乆只, 두드러기]이다.】

丹毒癮瘮方. 【丹毒鄕名所乙, 其類甚多. 癮瘮鄕名置等乆只.】

갑작스레 걸린 가려움증[風瘙]과 은진(癮疹)으로 인하여 긁으면 종기와 진물이 날 때, 먼저 가려움증을 〈가라앉히고〉 이어서 통증을 〈완화하는〉 처방. 벌게지도록 구운 돌을 물속에 집어넣는데, 그 물에 소금 두세 홉을 넣은 후 아주 뜨거운 상태로 〈환부를〉 씻거나 담근다.

또한 온갖 처방이 효과가 없을 때는, 상륙근(商陸根)【〈향명은〉 자리공[者里宮, 자리공]이다】을 완전히 빻아서 식초와 함께 푹 달인 다음에 진흙처럼 갠다. 이것을 비단으로 싸고, 그 비단 위에 따뜻한 돌을 올린 채로 환부에 붙여 찜질한다. 식은 후에는 바꾸어준다.

卒得風瘙癮瘮, 搔之, 生瘡汁出, 先痒後痛方. 燒石令赤, 以投水, 水

58 단독은진방(丹毒癮疹方): 가려움증과 두드러기에 대한 처방이다.

59 단독(丹毒): 피부가 벌겋게 변하면서 화끈거리고 열이 나는 병증이다.

中, 內塩數合, 及熱灼灼, 洗漬.

又百方不差, 取商陸根【者里宮】, 擣熟, 用醋煎熟, 和如泥. 帛裹, 々[60] 上溫石繫着熨之. 冷後易之.

무릇 단독(丹毒)을 치료하는 단방(單方). 생지황(生地黃), 콩잎, 부평(浮萍)【앞에 나왔다】, 수중조엽(水中藻葉)【〈향명은〉 말[馬乙, 몰]이다】, 번루(繁縷)【앞에 나왔다】 등을 모두 각각 빻아서 〈하나씩만[61]〉 환부에 붙인다.

또 다른 처방. 삭조(蒴藋)【앞에 나왔다】 달인 물에 술 소량을 타서 목욕하는 것이 가장 좋다.

凡丹毒單方. 用生地黃 · 大豆葉 · 浮萍【出上】· 水中藻葉【馬乙】· 蘩蔞【出上】等, 皆單擣, 付之.

又方. 煮蒴藋【出上】湯, 以小酒和, 而浴之, 最妙.

어린이가 골화단(骨火丹)에[62] 걸리면 그 종기[瘡]가 뼈에서도 보이는데, 소산(小蒜)【〈향명은〉 달래[月老, 돌로]이다】을 빻아서 환부를 두텁게 감싼다. 복사뼈에 달라붙은 것이 〈골화단〉 이것이다. 어린이의 요조화단(尿竈火丹)은[63] 처음에 두 발에서 시작하여 배꼽 근

60 々: 여기에서 이 반복부호는 과(裹)를 가리킨다.

61 하나씩만: 단방(單方)이므로 한 가지 약재씩만 달여서 각각 사용한다는 의미이다.

62 골화단(骨火丹): 어린이의 팔뚝 피부가 벌겋게 달아오르다가 검은색으로 바뀌면서 뼈가 드러나는 질병이다.

63 요조화단(尿竈火丹): 어린이의 무릎 위에서 배꼽 부위까지 새빨갛게 변하면서 열이 나는 병증이다.

처를 지나 음경의 귀두[陰頭]로 들어가며 모두 붉은색이다. 물 3되에 여러 조각낸 상피(桑皮) 2되를 넣고 달여서 만든 물로 목욕을 하면 좋다.

小兒骨火丹, 其瘡見骨, 擣小蒜【月老】, 厚封之. 着足踝者, 是. 小兒尿竈丹, 初從兩脚起, 及臍間, 走入陰頭, 皆赤色. 以水三升, 桑皮切二升, 煮取汁, 浴之, 良.

피부의 풍양(風痒)[64] 치료법. 질려(蒺藜)잎을 달인 물로 목욕을 하면 좋다.

理皮膚風痒. 煮蒺藜葉, 浴之, 良.

64 풍양(風痒): 풍사(風邪)로 인해 가려운 병증이다.

대지창

대지창(代指瘡)[伐指瘡][65] 〈9〉. 【대지창의 증상은 우선 붓고 아주 심한 열이 나면서 아프며, 〈환부의〉 색은 암녹색(黯綠色)이 아니고, 손톱·발톱[瓜甲] 주변에 고름이 맺힌다. 상처의 가운데가 차가워지면 손톱·발톱이 모두 갈라진다.】

伐[66]指瘡. 【其狀先腫劇[67]熱痛, 色不黯綠, 瓜[68]甲邊結膿. 瘀者瓜[69]甲皆裂.】

대지창[伐指瘡]에는 황밀(黃蜜)을 송진과 섞은 후 불에 녹여서 대지(代指) 부위를 감싸주면, 아주 효험이 좋다.

또한 지유(地榆)【〈향명은〉 외나물[苽菜, 외ᄂᆞ믈]이다】 달인 물로 〈환부를〉 씻거나 담근다.

또한 감초(甘草) 달인 물로 〈환부를〉 담갔다가 씻어낸다.

伐[70]指瘡, 用黃蜜和松脂, 火灸籠代指, 甚驗.

又地榆【苽菜】湯洗漬.

又甘草湯浸洗.

65 대지창(代指瘡): 생손앓이 즉 손가락 끝이 갑자기 붓고 아리다가 결국 곪는 부스럼이다.

66 벌(伐): 원문은 벌(伐)이지만, 질병 이름을 표시하므로 문맥상 대(代)의 오각(誤刻)이 분명하다.

67 극(劇): 원본 상태가 애매하지만, 글자 형태와 문맥상 극(劇)으로 판단된다.

68 과(瓜): 문맥상 조(爪)의 오각(誤刻)으로 판단된다.

69 과(瓜): 문맥상 조(爪)의 오각(誤刻)으로 판단된다.

70 벌(伐): 원문은 벌(伐)이지만, 질병 이름을 표시하므로 문맥상 대(代)의 오각(誤刻)이 분명하다.

표저

표저(瘭疽)[71] 〈10〉.

瘭疽.

표저(瘭疽)란 피부 속에 홀연히 콩알만한 알맹이가 생기는 것이다. 작은 표저는 좁쌀만하며, 심한 표저는 매실이나 자두만하다. 어떤 것은 붉고, 어떤 것은 검거나 푸르거나 하얗다. 그 증상은 뿌리가 있어서 붙박여 있으며 명치까지 아프다. 뿌리가 깊어서 살에 도달한 경우에는 오래되면 곧 주변이 모두 부으면서【다른 판본에는 "불에 구운 것처럼 색깔이 혼탁해진다."라고 되어 있다】 뼈를 망가뜨릴 수가 있고 독기(毒氣)가 장기(臟器)에 침투하여 환자를 죽인다.

瘭疽者, 皮中忽生點子如豆粒. 小者如粟, 劇者如梅李. 或赤, 或黑青白. 其狀有根不浮, 痛之應心. 根深至肌, 經久, 便四面悉腫【一本云, 炮黷色】, 能爛壞骨, 毒氣入藏殺人.

남쪽 지방 사람들은 이 질병에 걸리면 손가락을 잘라서 그 독을 제거한다. 이 표저가 처음에는 손가락에 나타나기 때문이다【일설에는 "그 증상이 대지창(代指瘡)과 흡사하다."라고 하였다】.

71 표저(瘭疽): 피부 속에 단단한 종기가 생기면서 고름이 흘러나오는 질병이다.

또한 쇠를 달궈 〈표저를〉 지지는데, 숯처럼 검어질 때까지 지진다.

또는 100장을 뜸 뜨거나 규근(葵根)즙을 마시거나 남청(藍靑)즙을 마시거나 황룡탕(黃龍湯)을 마시는 등의 방법으로 그 열기를 제거한다. 황룡탕(黃龍湯) 〈제조〉 방법【사람 대변을 태워서 말린 후에, 물에 담갔다가 찌꺼기를 버리고 다시 천으로 여과하여 사용한다】.

南人得之, 則斬指, 以去其毒. 此疽初着手指故也【一云, 其狀与代指相似】.

又燒鐵烙之, 令焦如炭.

或灸百壯, 或飮葵根汁, 或飮藍靑汁, 或飮黃龍湯等, 去其熱. 黃龍湯法【燒人屎令燥, 着水浸之, 去滓, 更綿濾用】.

갑자기 걸린 표저(瘭疽)를 치료하는 일명 난창방(爛瘡方). 쇠똥 태운 재를 곱게 간 후 기름에 타서 환부에 바른다.

또한 한데 뭉친 쌀·콩처럼 생긴 손발의 표저로 인해서, 터뜨리면 진물[汁]이 나오는 경우에 급히 치료하는 처방. 완전히 볶은 만청자(蔓菁子) 2냥을 곱게 빻은 후에 돼지 비계와 섞어서 표저 위에 붙인다.

理卒得瘭疽, 一名爛瘡方. 用牛糞燒作灰, 細硏, 油調, 塗之.

又理瘭疽着手足, 累如米豆, 刮之, 汁出, 急療方. 用蔓菁子二兩, 炒熟, 擣爲細, 以猪脂和, 傅其上.

손가락이 홀연히 붓고 아파서 '대지창(代指瘡)[伐脂]'이라고 부르는 증상의 치료법. 물을 누런 진흙과 섞은 후 손가락을 감싼다【두

께는 1치 남짓으로 하고, 〈손가락을〉 뜨거운 잿속에 넣어 열기를 쬐면서 말린다. 〈손가락〉 피부에서 □가 보이면 곧바로 낫는다】.

理手指忽腫痛者, 名伐脂[72]. 用水和黃泥, 裹之【厚一寸許, 內熱灰煨之, 令燥. 視皮□, 卽愈】.

72 벌지(伐脂): 원문은 벌지(伐脂)이지만, 질병 이름을 표시하므로 문맥상 대지(代指)의 오각(誤刻)이 분명하다.

부골저

부골저(附骨疽)[73] 〈11〉. 【민간에서는 뼈미[骨無伊, 쌔뮈]라고 부른다.】

附骨疽. 【俗云骨無伊.】

부골저(附骨疽)는 큰관절[大節解] 및 대퇴골[髀胳] 속에서 잘 생긴다. 처음 생겼을 때 만져보면 뼈가 쑤시는 것 같은데, 한 달이 지나면 곧 피부와 살이 점점 당기면서 살찐 것처럼 크게 부푼다. 이에 어린이는 〈환부에〉 손을 대기만 해도 곧바로 소리쳐 울고, 어른이든 어린이이든 온몸이 심한[狀] 열에 시달린다. 그리고 오한과 발열을 잠깐씩 반복하면서, 소변은 적황색(赤黃色)이고 변비 증상이 생긴다.

외용(外用)으로는 침과 뜸을 사용하고, 내용(內用)으로는 약을 복용하는데, 〈내복약은〉 방대한 처방서에서 확인하여 써야 한다. 부골저를 오랫동안 치료하지 않으면, 치료한 후에도 재발한다. 〈이때〉 창구(瘡口)를 통해 뼈가 드러난 경우에는, 돼지 쓸개를 가래나무[楸]잎과 섞어서 빻은 다음에 환부를 감싼다.

附骨疽喜着大節解中, 及髀胳中. 初發按之, 應骨痛, 經月, 便皮肉漸

73 부골저(附骨疽): 급성 화농성 골막염이나 외상(外傷)으로 말미암아 뼈가 부분적으로 썩으면서 고름이 생기는 경우이다.

急, 洪腫如肥狀. 是小兒纔近手, 便啼呼, 大人小兒四体狀[74]熱. 乍寒乍熱, 小便赤黃, 大便秘澁.

外用針灸, 內用下藥, 宜檢大方中. 附骨疽久不差, 差後復發. 骨從瘡口出, 用猪膽和楸葉擣, 封之.

74 상(狀): 문맥상 장(壯)의 오각(誤刻)으로 판단된다.

선개과창

선개과창(癬疥瘑瘡)[75] 〈12〉.

癬疥瘑瘡.

개창(疥瘡)에는 줄기 · 잎 · 꽃이 모두 달린 학슬초(鶴虱草)를 잘게 자르고 기름에 지져서[煎] 붙인다.

또한 가루 낸 여여(藺茹)【〈향명은〉 오독도기[烏得夫得, 오독보독]이다】를 술과 섞어서 미지근한 상태로 환부에 붙이면 신효하다. 기름에 섞어도 좋다. 그늘을 가까이 하지 않는다.

선창(癬瘡) 치료법. 쪽풀[藍淀[76]]을 〈빻아서〉 바른다.

또한 잠시(蠶矢)를[77] 어린이 소변과 섞고 달여서 환부에 바른다.

또한 닥나무[楮] 껍질에서 추출한 흰즙을 환부에 바른다.

또한 선개(癬疥)로 축축하고 가려운 경우에는 잘게 썬 닥나무[楮]잎【〈향명은〉 닥[多只, 닥]이다】 반 근을 짓찧어 환부에 붙인다.

과창(瘑瘡) 치료법. 진한 냄새가 나도록 달인 돼지 비계를 우선 창상(瘡上)에 붙이고, 그 벌레들이 모두 나오면 학슬(鶴虱) · 건칠(乾

75 선개과창(癬疥瘑瘡): 선창(癬瘡)은 버짐, 개창(疥瘡)은 옴, 과창(瘑瘡)은 습진이다.

76 정(淀): 문맥상 전(靛)의 오각(誤刻)으로 판단된다. 남전(藍靛)은 푸른색의 염료가 되는 쪽이다.

77 잠시(蠶矢): 누에똥이다.

漆)·무이(蕪荑) 등의 살충약(殺蟲藥)을 붙인다.
疥瘡, 用鶴虱草并莖葉花, 細剉, 油煎, 塗.
又用蕳茹【烏[78]得夫得】作末, 酒和, 微温塗之, 神効. 油和亦得. 不近陰處.
理癬瘡. 用藍淀塗之.
又蚕矢和小童小便, 煎, 塗之.
又取楮皮白汁, 塗之.
又癬濕痒, 用楮葉【多只】半斤細切, 擣爛, 傅之.
理瘑瘡. 煮猪脂令香, 先傅瘡上, 其虫皆出, 用鶴虱·乾漆·蕪荑等殺虫藥, 貼之.

과창(瘑瘡)을 비롯하여 이름을 알 수 없는 모든 창종[瘡]의 치료법. 머리카락 소량을 참기름과 함께, 약한 불에 머리카락이 녹도록 지진다. 황벽피(黃蘗皮)【곱게 가루 낸 것】·송진[松脂]【곱게 간 것】·도인(桃仁)【곱게 간 것】·마두령(馬兜鈴)【곱게 가루 낸 것】을 구하되, 이 약재들을 각각 동일한 분량으로 하여 앞서 나온 기름에 갠다. 다시 약한 불로 달여 아교처럼 만들어 환부에 붙이면, 그 효과가 신묘하다.
理瘑瘡等, 一切無名瘡. 頭髮若干, 用眞油, 熳火煎之, 髮銷爲度. 取黃蘗皮【細末】·松脂【細研】·桃人【細研】·馬蔸鈴【細末】, 各等分, 和上件油. 熳火更煎如膠, 貼之, 妙.

78 오(烏): 원본 상태가 애매한데 오(烏) 또는 조(鳥) 중 하나이다. 문맥상 오(烏)로 판단된다.

머리에 생긴 백독창(白禿瘡) 치료법. 태운 닭똥을 기름에 개어 환부에 바른다.

理頭上白禿瘡. 燒雞屎, 油和, 塗之.

전촉급죽목첨자

전촉급죽목첨자(箭鏃及竹木籤刺)[79] 〈13〉.

箭鏃及竹木籤刺.

〈몸에 박힌〉 화살촉이 빠져나오지 않는 경우에는 백렴(白蘞)【〈향명은〉 가위톱풀[犬刀吹草, 가히돗플]이다】과 반하(半夏)【이미 앞에 나왔다. 씻어서 진을 뺀 것】〈를 사용한다〉. 위의 약재들을 동일한 분량으로 가루 낸 후에, 술과 함께 1방촌시(方寸匙)를 매일 3번 복용한다. 30일이 지나면 〈화살촉이〉 빠져나온다.

矢鏃不出, 白斂【犬刀吹[80]草】· 半夏【已出上. 洗去滑】. 右等分爲末, 酒服方寸匕, 日三. 至三十日, 出也.

배에 박힌 화살촉이 빠져나오지 않는 경우의 치료 처방. 팥을 푹 달인 물[汁] 2되를 술과 섞어서 계속 복용한다.

理箭鏃入腹不出方. 用小豆煮熟汁二升, 和酒, 相次服之.

79 전촉급죽목첨자(箭鏃及竹木籤刺): 화살을 비롯해서 날카로운 대나무나 나무 가시에 찔린 경우이다.

80 취(吹): 음운학상 질(叱)의 오각(誤刻)으로 판단된다.

독화살에 맞은 경우의 치료 처방. 생지황(生地黃)뿌리의 즙을 달여서 고약을 만든다. 매번 반 숟가락[匙]을 복용하되, 뜨거운 물에 타서 복용한다.
理中毒箭方. 用生地黃根汁, 煎爲膏. 每服半匙, 熱水調下.

금창(金瘡)·수독(水毒) 및 죽목첨자(竹木尖刺)[81]·옹저(癰疽)·열독(熱毒) 치료법. 나미(糯米) 3되【〈향명은〉 찹쌀[粘米, 출벌]이다. 멥쌀은 골라낸다】를 단오날 49일 전에 자기동이[甆盆]에 넣고 찬물에 담가둔다. 하루에 2번씩 손으로 가볍게 저어주면서 물을 바꾸어준다. 단오날이 되면 〈찹쌀을〉 가볍게 씻어내면서 물을 바꾸어준다. 그리고 꺼내서 100일 동안 그늘에서 말리는데, 생견(生絹) 주머니에 담아 바람이 통하는 곳에 걸어둔다. 사용할 때는 필요한 양을 가늠하여 검게 볶은 후 곱게 가루 내고, 냉수에 고약처럼 개어 환부에 붙인다. 환부 겉은 비단으로 감싸서 고정한다.

만약 금창(金瘡)인데 잘못해서 생수(生水)에 닿으면 고름[膿]이 생기면서 크게 붓는다. 이때는 재빨리 이 고약으로 〈환부를〉 감싼다. 세 끼 먹을 시간이 지나면 부은 곳은 어느덧 가라앉으면서 다시는 〈고름이〉 생기지 않고 종기가 아문다【〈환부를〉 움직이지 않도록 해야 한다】.

만약 옹종독(癰腫毒)으로 부었을 경우에는 막 커질 무렵에 〈고약을〉 붙이면 하룻밤 사이에 곧 사라진다.

후폐(喉閉) 및 인후(咽喉)의 붓고 아픈 증상·타시(吒腮)【민간에서

81 죽목첨자(竹木尖刺): 날카로운 대나무나 나무 가시에 찔린 것이다.

는 대덕시(大德腮)라고 부른다】에도[82] 모두 부은 곳에 〈이 고약을〉 붙인다【부은 곳에 붙인 이 고약은 마르자마자 바꾸어준다. 〈이 고약은〉 항상 촉촉한 상태로 유지해야 그 효과가 신묘하다】.

理金瘡 · 水毒, 及竹木尖刺 · 癰疽 · 熱毒. 用糯米三升【粘米. 揀去粳米】, 於端午前四十九日, 納甆盆中, 冷水浸之. 日二以手輕淘易水. 至端午日, 輕洗換水. 取出, 陰乾百日, 盛生絹帒, 掛通風處. 臨時, 量所用, 炒令黑色, 細末, 以冷水調如膏, 貼之. 外用絹帛包定.

若金瘡誤犯生水, 作濃洪腫. 急以膏裹定. 三食久, 腫處已消, 更不作濃, 瘡合【要不搖[83]動】.

若癰腫毒腫, 初發時, 貼之, 一夜便消.

喉閉及咽喉腫痛 · 吒腮[84]【俗云大德腮】, 並貼腫下【此膏若貼腫, 乾卽易之. 常令濕爲妙】.

살에 박힌 대나무나 나무 가시가 빠져나오지 않는 경우에는, 우슬(牛膝)의 뿌리와 줄기를 빻아서 환부에 붙이면 곧바로 나온다. 창상(瘡上)이 이미 아문 상태여도 〈대나무나 나무 가시는〉 빠져나온다.

또한 녹각(鹿角) 태운 가루를 물에 타서 환부에 붙이면 곧바로

82 타시(吒腮)【민간에서는 대덕시(大德腮)라고 부른다】: 타시와 대덕시는 문맥상 뺨에 생기는 특정 질환을 가리키는데 정확한 실체는 알 수가 없다. 본문의 용례로 보아 대덕시(大德腮)는 향명일 가능성도 있는데, 대(大)와 덕(德)은 모두 크다는 의미이므로 뺨에 크게 생기는 병증을 가리키는 듯하다.

83 요(搖): 원본 상태가 애매하지만, 글자 형태와 문맥상 요(搖)로 판단된다.

84 타시(吒腮): 원본 상태가 애매하지만, 글자 형태상 타시(吒腮)로 판단된다.

나온다. 오래된 경우라도 〈빠져나오는데〉 하룻밤을 넘기지 않는다.

竹木刺肉中不出, 擣牛膝根莖, 傅之卽出. 瘡上虽已合, 亦出也.

又燒鹿角末, 水和傅之, 卽出. 久者, 不過一宿.

치루장풍

치루장풍(痔漏腸風)[85] 〈14〉. 【탈항(脫肛)도 함께 다룬다.】

痔漏腸風. 【幷脫肛.】

치질(痔疾)을 치료하는 신기한 처방. 가루 낸 웅담(熊膽) 1매와 사향(麝香) 1자(字)【〈돈〉 1전(錢)에는 4개의 글자[字]가 적혀 있으므로, 1자(字)는 1전(錢)의 1/4이다】〈를 사용한다〉. 위의 2가지 약재들을 새로 길어온 물[新汲水]에 섞어서 매일 1번 1돈을 복용한다. 돼지·닭·생선을 금한다. 또한 〈이 약〉 소량을 환부에 바르면 아주 효과가 있다.

療痔神方. 熊膽一枚研·麝香一字【一錢四字, 故一字則錢四分也】. 右二味, 和新汲水, 每日一服一錢. 忌猪·雞·魚肉. 又用小許, 塗之, 甚効.

5가지 치질의 치료 처방. 창이(蒼耳)의 줄기와 잎을 5월 5일에 채취하고 말려서 가루 낸다. 물과 함께 1방촌시(方寸匙)를 복용하면 곧바로 효과가 있다. 일설에는 "식전(食前)마다 죽(粥)과 함께 2돈을 복용한다."라고 하였다.

85 치루장풍(痔漏腸風): 치(痔)는 항문 옆에 혹이 생겨서 부은 것을 말하고, 루(漏)는 그 혹이 터져서 피고름과 진물이 계속 흐르는 것을 말한다. 장풍(腸風)은 대장에 풍냉(風冷)한 기운이 쌓여 있어서 혈변(血便)이 동반되는 질병이다.

理五痔方. 用蒼耳莖葉, 五月五日採乾爲末. 以水服方寸匕, 立効. 一云, 每於食前, 粥飮下二錢.

또 다른 처방. 장강혈(長強穴)에[86] 100장을 뜸 뜨면 낫지 않는 경우가 없다【장강혈은 등마루뼈[脊骨] 끝에 있다】.
又方. 灸長強穴一百壯, 無不差【穴在脊骨端】.

또한 학슬(鶴虱)·건칠(乾漆) 등을 구덩이 속에서 태우고 박[瓢]으로 구덩이를 덮는다. 〈그 박에〉 작은 구멍을 뚫은 다음에, 그 구멍 위에 앉아서 연기로 항문을 훈증한다.
又燒鶴虱·乾漆等於坑中, 以瓢覆坑上. 開小孔, 坐其上, 令煙薰穀道.

또한 항문이 새가 쪼아대는 것처럼 갑자기 아픈 경우에는, 빻은 콩·팥 10홉을 주머니 두 개에 넣고 푹 찐 다음에 그 위에 번갈아가며 앉아 있으면 즉시 좋아진다.
又下部卒痛如鳥啄, 用大小豆十合擣, 內兩囊中, 蒸之令熟, 更坐之, 卽差.

또한 5가지 치질에 걸려서 종기가 크게 생긴 경우에는, 7월 7일에 채취한 괴실(槐實)을 빻아서 즙을 낸다. 이것을 구리그릇에 담아 쥐똥만한 환(丸)을 만들 수 있도록 달인 다음에, 〈이 환을〉 항문

86 장강혈(長強穴): 장강혈(長彊穴)이라고도 부른다. 미골(尾骨)의 끝과 항문을 이은 선의 가운데 지점에 위치한다. 변비, 치질, 혈변 등의 증상에 침을 놓거나 뜸을 뜬다.

속에 넣는다. 3번 바꾸어 〈넣으면〉 이내 낫는다.

又五痔大瘡, 七月七日取槐實, 擣取汁. 銅器中盛, 煎令可丸大如鼠屎, 內竅中. 三易, 乃愈.

또한 장풍(腸風)으로 인한 하혈 및 장치(腸痔)로 인한 하혈 등에 대한 처방. 지유(地楡)【〈향명은〉 외나물[苽菜, 외ᄂᆞ물]이다】, 당귀(當歸), 백작약(白芍藥)〈을 사용한다〉. 위의 3가지 약재들을 동일한 분량으로 가루 낸다. 매번 3돈을 복용하되 물 1사발과 함께, 7분(分)으로 졸아들도록 달인 후에 찌꺼기를 버리고 따뜻하게 복용하면, 신기하게 좋다.

또 다른 처방. 황기(黃芪)【〈향명은〉 단너삼[甘板麻, ᄃᆞᆫ널삼]이다. 5냥】와 뜨거운 물에 담갔다가 양(瓤)【〈향명은〉 어화(於火)이다】[87]을 파내고 부(麩)에 누렇게 볶은【부(麩)는[88] 〈향명이〉 기울[只火乙, 기블]이다】 지각(枳殼)【〈향명은〉 기사리 껍질[只沙里皮, 기사리거플]이다.[89] 4냥】〈을 사용한다〉. 위의 2가지 약재들을 빻아서 가루 낸 후, 끓는 물에 넣고 소금 소량을 이따금씩 첨가하여 매일 자주 복용한다.

又腸風下血, 及腸痔下血等方. 地楡【苽菜】· 當歸 · 白芍藥. 右三味, 等分爲末. 每服三錢, 以水一垸, 煎至七分, 去滓, 溫服, 神良.

又方. 黃著【甘板麻. 五兩】· 枳殼【只沙里皮. 四兩】湯浸去瓤【於火】麩炒黃

87 양(瓤)【〈향명은〉 어화(於火)이다】을 파내고: 지각의 속을 파낸다는 뜻이다. 본문의 용례상 어화(於火)는 향명인데, 당시의 음가를 정확히 알 수가 없다.

88 부(麩): 밀기울이다.

89 기사리 껍질: 지각(枳殼)은 탱자 껍질에 해당한다. 기사리는 탱자 껍질과는 다른 어형이 존재했음을 보여준다.

【䞡只火乙】. 右二味, 擣羅爲散, 用沸湯, 點入塩小許, 日頻服.

장풍(腸風)으로 인한 하혈 증상이 몇 년 되었든 며칠 되지 않았든 곧바로 효과를 보는 치료 처방. 태운 금가루[金屑]를 지각(枳殼)【앞에 나왔다】과 함께 볶고 구워서 가루를 만든다. 이것을 볶아서 땅바닥에 두고 사발로 덮어둔 다음에, 식으면서 화독(火毒)이 빠져나가기를 기다린다. 양경탄(羊脛炭)[90]【땅에 던지면 돌 두 개가 맞부딪히는 소리가 난다】〈을 사용한다〉.

위의 1가지 약제(藥劑)에는[91] 금가루 5돈과 양경탄 가루 3돈을 넣고 잘 섞은 후에 절반으로 나눈다. 진한 쌀뜨물 1중잔(中盞)에 타서 공복 상태에서 단번에 복용한다. 5경(五更)[92] 초에 한번 복용하고 3리(里)에서 5리쯤 걸을 시간이 지난 후에 두 번째 복용하면 그 날로 효과를 본다. 기름지고 비린 것과 독물(毒物)을 금한다.

理遠年日近, 腸風下血立効方. 燒金屑, 用枳殼【出上】, 炒燒爲末. 炒令置地, 以垸覆之, 待冷出火毒. 羊脛炭【擲地, 有二石声者】.

右一劑, 入金屑末五錢 · 羊脛炭末三錢, 和均分半. 用濃米汁一中盞, 調下空心併服盡. 五更初一服, 如人行三五里再進, 當日見効. 忌油膩 · 毒物.

90 양경탄(羊脛炭): 양의 정강이뼈를 검게 태운 것이다. 흔히 양경골(羊脛骨)은 약성(藥性)을 간직한 상태로 태운 것을 쓴다.

91 1가지 약제(藥劑): 지각 가루를 가리킨다.

92 5경(五更): 새벽 3시부터 5시까지이다.

맥치(脈痔)로[93] 인하여 벌레가 항문을 물어뜯는 듯한 증상의 치료에는, 위피(猬皮)[94]【〈위(猬)를〉 민간에서는 고삼돝[高參猪, 고슴돝]이라고 부른다】 태운 가루를 생기름과 섞어서 〈환부에〉 붙이면 좋다.
理脉痔下部如虫齧, 以猬皮【俗云高參猪】燒末, 生油和付, 佳.

장치(腸痔)로 인해 대변에 항상 피가 섞여 나오고, 마치 벌레가 무는 것처럼 항문이 가렵고 아픈 증상의 치료에는, 땅을 파서 구덩이를 만들고 벌게지도록 불을 피운 다음에 청주(淸酒)를 붓는다. 수유(茱萸)【오수유(吳茱萸)이다】 2되를 빻아서 그 속에 넣고, 뜨거운 상태에서 작은 구멍을 뚫은 판자로 〈구덩이를 덮은 후〉 항문을 그 판자 구멍[榻上]에 대고 앉는다. 식은 다음에야 그만두는데, 3~4번 하기도 전에 즉시 좋아진다.
理腸痔, 大便常血, 下部痒痛如虫咬者, 掘地作坑, 燒令赤, 以淸酒沃[95]中. 擣茱萸【吳茱萸】二升, 內中, 乘熱, 板開小孔, 以下部榻上. 冷乃止, 不過三四, 卽差.

치질 끝이 튀어나오면서 간혹 참을 수 없이 아픈 경우의 치료에는, 지실(枳實)을 잿불 속에서 뜨겁게 구워 살살 〈환부를〉 찜질한다. 〈지실〉 5매를 다 사용하면 곧바로 〈치질이〉 좋아진다. 〈치질 끝이〉 튀어나오면 〈다시〉 찜질한다.

93 맥치(脈痔): 항문에 작은 덩어리가 생겨서 아프고 가려운 증상이다.
94 위피(猬皮): 고슴도치 가죽이다. 향명인 고삼돝은 고슴도치라는 뜻이다.
95 옥(沃): 원본 상태가 애매하지만, 글자 형태와 문맥상 옥(沃)으로 판단된다.

理痔頭出, 或痛不可忍, 用枳實, 於煻灰中煨熱, 微熨. 盡五枚, 立定. 發則熨之.

탈항(脫肛) 치료에는, 지실(枳實)을 돌절구로 아주 부드럽게 갈아서 〈길쭉하게〉 손잡이 모양으로 다듬은 후, 꿀을 발라 〈항문에 삽입하고〉 불을 붙여 〈항문을〉 따뜻하게 만든다. 〈이 심지로〉 번갈아가면서 항문을 찜질하는데, 항문이 들어가면 그친다.
理脫肛, 用枳實, 石磨令滑, 鑽着柄, 蜜塗, 火炙令煖. 更易熨肛, 縮卽止.

심복통

심복통(心腹痛)[96] 〈15〉.

心腹痛.

한기(寒氣)가 갑자기 오장육부(五臟六腑) 속에 깃들면 명치가 아프고 가슴이 마비된다[痺]【비(痺) 역시 아픈 것이다】.[97] 또한 "한기가 몸 안에 침입해오면 창자가 위축되고, 위축되면 아프게 된다."라고 하였다.[98] 마땅히 몸을 따뜻하게 하는 약을 써서 그 한기를 쫓아내야 낫게 된다.

심통(心痛)에는 9종류가 있는데 충심통(蟲心痛)만은 치료약이 다르다. 긴 기생충[長蟲]이 심장을 공격하면, 심장 한가운데를 단도[錐刀]로 찌르는 것처럼 느껴진다. 얼굴은 새파래지고 입에서는 맑

96 심복통(心腹痛): 사기(邪氣)가 침투해서 나타나는 심통(心痛)과 복통(腹痛)이다.

97 한기(寒氣)가 ~ 마비된다: 이 기사는 『황제내경소문』에 보인다. 『황제내경소문(黃帝內經素問)』, 「거통론편(擧痛論篇) 제삼십구(第三十九)」. "황제가 '사람의 오장이 갑자기 아픈 것은 무슨 기(氣)가 그렇게 만든 것인지 듣고 싶소'라고 물었다. 기백이 대답하기를 '…… 한기가 오장에 깃들어 궐역(厥逆)하면서 위로 토하게 되면, 음기는 고갈되고 양기는 들어가지 못하게 되므로 갑자기 〈명치가〉 아프게 됩니다'라고 하였다[帝曰, 願聞人之五藏卒痛, 何氣使然. 歧伯對曰 …… 寒氣客於五藏, 厥逆上泄, 陰氣竭, 陽氣未入, 故卒然痛]."

98 한기가 ~ 아프게 된다: 이와 유사한 기사가 『황제내경소문』에 보인다. 『황제내경소문(黃帝內經素問)』, 「거통론편(擧痛論篇) 제삼십구(第三十九)」. "한기가 장위의 사이와 막원의 아래에 깃들게 되면, 혈(血)이 분산되지 못하여 소락(小絡)이 당겨지게 되므로 아프다[寒氣客於腸胃之閒膜原之下, 血不得散, 小絡急引故痛]."

은 거품을 토해내는데, 이것이 〈충심통의〉 증상이다. 마땅히 살충약(殺蟲藥)으로 치료해야 한다.

寒氣卒客於五藏六腑中, 則心痛㿖瘅【瘅亦痛也】. 又云, 寒氣入於內, 則膓屈螌, 々々[99]則痛也. 宜用溫藥, 以却其寒, 則止.

心痛有九種, 唯虫心痛, 異藥尒. 長虫攻心藏, 則心中如錐刀刺. 面靑, 口吐淸沫者, 是也. 宜用殺虫藥, 理之.

한기(寒氣)에 공격당한 심복통(心腹痛)의 치료법. 술 1잔을 울두(熨斗)【〈향명은〉 다리미[多里甫里, 다리브리]이다】 위에 올려두고 불을 때서 따뜻하게 만들어, 환자가 마음대로 마셔서 약간 취하도록 만든다.

理中寒心腹痛. 以酒一盞, 置熨斗【多里甫里】中, 火上溫, 飮隨人所飮, 令微有醉氣.

9종류의 심통(心痛) 치료법. 태세(太歲)[大歲]에[100] 맞는 회화나무의 눈달린 가지[嫩枝] 1줌을 사용한다. 〈가지〉 양끝을 제거하고 물 3되와 함께, 1되로 졸아들도록 달여서 단번에 복용한다.

또한 대강 썬 당귀(當歸) 5돈을 물 1사발과 함께, 절반으로 졸아들도록 달여서 따뜻하게 복용한다【낫지 않으면 다시 반복한다】.

理九種心痛. 取當大歲上槐嫩枝一握. 去兩頭, 水三升, 煮取一升, 頓服.

99 々々: 여기에서 이 반복부호는 굴칩(屈螌)을 가리킨다.

100 태세(太歲): '시간'이나 '때' 정도의 의미이다. 고대에는 목성(木星)의 태양 공전 주기인 12년(정확하게는 11.86년) 단위로 시간을 이해하였다. 목성의 이칭이 태세성(太歲星)이다. 목성의 위치가 하늘의 어디에 있느냐를 기준으로 그 해를 이해하였으므로 태세력(太歲曆)은 12년 주기가 된다.

又當皈麁末五錢, 以水一垸, 煎至半分, 溫服【未差, 更作】.

심복통(心腹痛)에는 당귀(當歸)【〈향명은〉 당귀채[黨皈菜, 당귀치]이다】와 백작약(白芍藥)뿌리를 각각 동일한 분량으로 대강 썬다. 매번 6돈을 복용하되 물 1사발과 함께, 7분(分)으로 졸아들도록 달여서 찌꺼기를 버리고 따뜻하게 복용한다. 매일 3~4번 복용한다.
心腹痛, 當皈【黨皈菜】· 白芍藥根, 各等分麁末. 每服六錢, 以水一垸, 煎至七分, 去滓, 溫服. 日三四服.

충심통(蟲心痛)에는, 학슬(鶴虱) 1냥을 곱게 빻아서 가루 내고 졸인 꿀[煉蜜]과 반죽하여 벽오동씨만한 환(丸)을 만든다. 공복[空復]에 40환을 복용하다가 점점 50환까지 늘리는데, 꿀물[蜜湯]과 함께 복용한다. 술과 고기를 삼간다.

또 다른 처방. 의이근(薏苡根)【〈향명은〉 두송[101] [豆訟, 두숑]이다. 율무[伊乙每, 이을믜]라고도 한다】을 진하게 달여서 마시면 효과가 있는데, 복용량은 편리한 대로 한다.

또한 건칠(乾漆)【반 냥이다. 연기가 안 나올 때까지 구운 것】과 학슬(鶴虱) 1냥〈을 사용한다〉. 위의 2가지 약재들을 곱게 빻아서 가루 낸 후, 꿀[蜜]과 〈반죽하여〉 환(丸)을 만들어 30환을 복용하면 벌레[虫]가 저절로 배설된다.

또 다른 처방. 당귀(當歸) 가루 1방촌시(方寸匙)를 따뜻한 술과

101 두송: 의이(薏苡)는 율무에 해당한다. 두송은 율무와 다른 어형이 존재했음을 보여준다.

함께 복용한다.

虫心痛, 鶴虱一兩, 擣細羅爲末, 煉蜜和丸如桐子大. 空復[102]服四十丸, 漸加至五十丸, 蜜湯下. 愼酒肉.

又方. 取薏苡根【豆訟. 又云伊乙每】, 濃煎飮之, 効, 多小任意.

又乾漆【半兩. 燒令煙欲断】· 鶴虱一兩. 右二物, 擣細羅爲末, 蜜丸, 服三十丸, 虫自下.

又方. 當皈末, 溫酒服方寸匕.

10년 또는 5년이 된 참을 수 없는 심통(心痛)에 곧바로 효과가 있는 치료 처방. 난자(亂子)【달래[小蒜]뿌리이다】를 진한 식초[釅醋]에 담갔다가 달여서 단번에 복용한다. 배불리 복용하되 소금을 뿌리지는 않는다. 이강(李絳)[李烽]은 "심통(心痛)을 10여년 동안 앓던 외갓집 사람에게 여러 약들은 효과가 없었다. 이 약을 복용하자 다시는 재발하지 않았다."라고 하였다.

理心痛不可忍, 十年五年者, 隨手効方. 以乱子【小蒜根】, 釅醋浸煮, 頓服之. 取飽, 不着塩. 李烽[103]云, 外家人心痛十餘年, 諸藥不差. 服此, 更不發.

102 복(復): 문맥상 복(腹)의 오각(誤刻)으로 판단된다.

103 봉(烽): 문맥상 강(絳)의 오각(誤刻)으로 판단된다. 이강(李絳)은 『병부수집방(兵部手集方)』을 쓴 사람이다.

냉열리

냉열리(冷熱痢)[104] 〈16〉. 【손진인(孫眞人)은 "무릇 이질[痢]에는 음식을 삼가야 한다. 삼가지 못한다면 성인(聖人)이라도 치료를 못한다."라고 하였다.[105]】

冷熱痢. 【孫眞人云, 凡痢克須愼口味. 若不能愼, 雖聖人不理也.】

무릇 〈대변 색깔이〉 푸른 이질[痢]이 냉리(冷痢)이고, 적황(赤黃)인 이질이 열리(熱痢)이다. 다만 콧물 같은 흰 대변을 배설하면서 배가 쥐어짜듯이 아프고, 기(氣)가 막혀서 잘 배설하지 못하는 것이 기리(氣痢)인데, 이것은 냉리와 열리가 결합된 것이다. 기리약(氣痢藥)으로 치료해야 한다. 〈이 약은〉 구토와 설사[吐痢][106] 치료에 효험이 입증되었다【소나 말의 똥물을 짜서 1잔을 복용하면 아주 효과가 있다. 간혹 〈쇠똥이나 말똥을〉 태워서 만든 덩어리[灰]를 갈아서, 푹 끓인 죽에 3돈숟가락[錢匕]을 타서 복용해도 효과가 있다】.

凡痢色青者爲冷痢, 赤黃者爲熱痢. 但下白如鼻涕, 而腹絞痛, 氣塞難下者爲氣痢, 是爲冷熱相結. 當以氣痢藥理之. 理吐痢經驗【絞取牛馬糞

104 냉열리(冷熱痢): 설사 증상이다. 본문에 나오듯이 푸른 대변이 나오는 것이 냉리(冷痢)이고 붉은 대변이 나오는 것이 열리(熱痢)이다.

105 무릇 ~ 치료를 못한다: 이 기사는 『비급천금요방(備急千金要方)』 권49, 「비장방(脾臟方)」(사고전서본)에 보인다.

106 토리(吐痢): 구토와 설사가 동시에 나타나는 병증이다.

汁, 服一盞, 甚効. 或燒爲灰硏, 以熟粥調, 服三錢匕, 亦効[107]】.

냉리(冷痢)로 심하게 설사하는 증상[洞泄]의[108] 치료에는, 씨를 제거한 곶감[乾柿子] 10여매(枚)를 쪼개어 들기름과 함께 진한 향이 나도록 지져서 먹는다. 어린이에게는 더욱 좋다.

또한 향이 나도록 볶은 차전자(車前子)【〈향명은〉 대각고□(大角古□)이다】를[109] 곱게 가루 낸다. 나미(糯米)【인절미[仁粘米]이다】로[110] 죽을 쑤되, 차전자 가루 5돈을 넣고 죽 1사발[椀]에 고루 섞어 매일 3번 복용하면 효과가 있다.

理冷痢洞泄, 用乾柿子十餘枚, 去核, 擘破, 以法油煎令香熟, 喫之. 小兒尤佳.

又炒車前子【大角古□[111]】令香, 細末. 用糯米【仁粘米】, 作粥, 入車前子

107 효(効): 원본 상태가 애매하지만, 글자 형태와 문맥상 효(効)로 판단된다.

108 통설(洞泄): 외부의 왕성한 음기(陰氣) 때문에 몸에 한기(寒氣)가 생기자 장부(臟腑)가 텅 비면서[洞] 설사하는 병증이다.

109 차전자(車前子)【〈향명은〉 대각고□(大角古□)이다】: 차전자는 질경이에 해당한다. 「방중향약목초부(方中鄕藥目草部)」에 따르면 차전자를 민간에서는 질경이나물 씨[吉刑菜實, 길형ᄂᆞ물ᄡᅵ]라고 불렀다. 대각고□(大角古□)의 음가는 정확히 알 수 없으나, 질경이와 다른 어형이 존재했음을 보여준다.

110 나미(糯米)【인절미[仁粘米]이다】: 「방중향약목초부(方中鄕藥目草部)」에 따르면 나미를 민간에서는 찹쌀[粘米, 출ᄡᆞᆯ]이라고 불렀는데, 요즘도 찹쌀이라고 부른다. 본문에서는 인점미(仁粘米)라고 별도로 설명하였는데, 인점미의 의미는 확실하지 않지만 그 발음의 유사성에 착안하여 '인절미'라고 번역하였다. 인절미는 물론 찹쌀로 만든다.

111 대각고□(大角古□): 각(角)은 음운학상 이(伊)의 오각(誤刻)일 수 있다. 네 번째 글자인 □는 판독이 쉽지 않은데, 혹시 피(皮)가 아닌가 짐작된다. 참고로 남풍현과 이은규는 이 글자를 犮로 판독하면서, 이 글자는 특정한 글자의 속자(俗字)이거나 오각(誤刻)일 가능성도 있다고 하였다.

末五錢, 粥一椀[112], 相和服, 日三, 効.

또한 냉리(冷痢)로 인한 복통(腹痛)에는, 좁쌀만하게 잘게 썬 생강(生薑) 3큰돈[大錢]을 좋은 납다(臘茶) 1사발과 함께 달여서 복용한다. 낫지 않으면 다시 반복한다.

또한 누룩 가루 반 되를 향이 나도록 볶아서 매번 5돈을 복용하되, 순주(淳酒) 1사발과 함께 2~3번 끓어오르도록 달여서 따뜻하게 복용한다.

又冷痢腹痛, 用生薑細切如粟米三大錢, 好臘茶一垸, 同煎服之. 不差更作.

又麴末半升, 炒令香, 每服五錢, 以淳酒一垸, 同煎兩三沸, 溫服.

또한 냉열리(冷熱痢)에는 불 위에 두구리를 얹고 황랍(黃蠟)을 가열한다. 이어서 달걀을 두구리[銚工] 위에 붓고, 떡[煎餠] 만드는 방식으로 완전히 볶아서 먹는다. 어린이에게는 더욱 신묘하다.

又冷熱痢, 置銚子於火上, 以黃蠟灼之. 後以雞卵瀉倒銚工[113], 如煎餠法, 炒熟, 喫之. 小兒尤妙.

열리(熱痢)로 인하여 음식물이 모두 그대로 배설되고 〈대변이〉 황색인 경우. 아교(阿膠) 2냥【볶아서 가루 낸 것】, 황벽피(黃蘗皮) 1냥【자른 것】, 치자(梔子) 20매【껍질을 제거한 것】, 당귀(當歸) 1냥【자른 것】〈을

112 완(椀): 원본 상태가 애매하지만, 글자 형태와 문맥상 완(椀)으로 판단된다.

113 공(工): 문맥상 자(子)의 오각(誤刻)으로 판단된다.

사용한다〉. 위의 3가지 약재들을[114] 대강 썰어 물 1사발과 함께, 7분(分)으로 졸아들도록 달인다. 그리고 찌꺼기를 버리고, 아교를 첨가하여 완전히 녹여서 따뜻하게 복용한다.

또한 지유(地楡)【앞에 나왔다】를 매번 6돈씩 복용하되 물 1큰사발[大垸]과 함께, 6분(分)으로 졸아들도록 달인 후에 찌꺼기를 버리고 따뜻하게 복용한다. 냉열리(冷熱痢)와 혈리(血痢)에도 아울러 이 방법을 사용하면 그 효과가 신험하다.

熱痢, 水穀俱下, 色黃. 阿膠二兩【炒末[115]】· 黃蘗皮一兩【切】· 梔子二十枚【去皮】· 當歸一兩【剉】. 右三味麄末, 以水一垸, 煎至七分. 去滓, 入阿膠令消, 溫服.

又地楡【出上】, 每服六錢, 以水一大垸, 煎至六分, 去滓, 溫服. 冷熱血痢, 兼用此, 神驗.

무릇 이질[痢]로 인하여 하혈할 때 피가 먼저 보이고 나중에 대변이 나오는 것, 이것이 근혈(近血)이다. 먼저 대변이 보이고 나중에 피가 나오는 것, 이것이 원혈(遠血)이다. 마땅히 적소두산(赤小豆散)을 복용한다. 완전히 익도록 볶은 적소두(赤小豆) 3되와 당귀(當歸) 3냥〈을 사용한다〉. 위의 2가지 약재들을 빻아 체로 걸러서 가루를 낸 후, 1방촌시(方寸匙)를 매일 3번 따뜻한 멀건 죽과 함께 복용한다.

또한 달걀만한 난발(亂髮)을 태운 가루를 물에 타서 복용하면 3

114 3가지 약재들: 황벽피, 치자, 당귀를 가리킨다.

115 말(末): 원본 상태가 애매한데 말(末) 또는 미(未) 중 하나이다. 문맥상 말(末)로 판단된다.

번 복용하기 전에 〈좋아진다〉.

凡痢下血, 先見血後見便, 此爲近血. 先見便後見血, 此爲遠血. 宜服赤小豆散. 赤小豆三升炒令熟·當皈三兩. 右二味, 擣篩爲散, 服方寸匕, 日三, 溫薄粥下.

又乱髮如雞子大, 燒末, 水和服, 不過三.

기리(氣痢)로 인하여 흰고름을 배설하고 하룻밤에 수십번을 화장실에 가며 전혀 음식을 먹지 못하는 경우. 껍질을 제거한 대산(大蒜)【앞에 나왔다】을 찧어서 즙을 짜낸 다음에 아주 곱게 가루를 낸 황벽피(黃蘗皮)와 섞는다. 이 대산즙을 떡처럼 반죽하여 콩만한 환(丸)을 만든 후에, 따뜻한 멀건 죽과 함께 30환 혹은 40~50환까지를 복용한다. 3~4번 복용하기도 전에 좋아진다.

氣痢下白膿, 日夜數十行, 全不進食. 大蒜【出上】去皮, 擣絞取汁, 以黃蘗皮極細末. 蒜汁搜作餠爲丸如豆大, 溫薄粥飮下三十丸, 或至四五十丸. 不過三四服, 差.

감리(疳痢) 치료에는, 해백(薤白)【앞에 나왔다】 1줌을 날 것 상태로 진흙처럼 빻은 후에 멥쌀 가루 및 꿀과 함께 잘 섞는다. 이것을 반죽하여[捍] 떡처럼 만든 다음에 푹 구워서 먹는다. 3~4번 복용하기도 전에 좋아진다.

理疳痢, 薤【出上】白一握, 生擣如泥, 以粳米粉, 与淸蜜相和. 捍作餠, 炙令熟, 喫之. 不過三四服, 差.

대소변불통

〈대소변불통(大小便不通)[116] 17〉.

대변(大便)이 잘 나오지 않는 경우.

大便不通.

대극(大戟) 가루 반 돈을 따뜻한 물에 타서 복용하면 잠시 뒤에 배변한다.

택칠(澤漆) 가루 반 돈을 위의 방법과 마찬가지로 〈복용해도〉 배변한다.

또한 껍질과 끝은 제거한 욱리인(郁李仁)【뜨거운 물에 담근 것】을 살짝 볶았다가 곱게 빻아서 가루 낸 후에, 따뜻한 물과 함께 3돈을 복용한다. 배변하지 못하면 다시 추가로 복용한다.

또 다른 처방. 곱게 가루 낸 견우자(牽牛子)【아침에 나서 저녁에 지는 꽃씨를 말한다】 2돈을 뜨거운 맑은 차(茶)에 타서 복용하면 좋다.

또 다른 처방. 꿀 3홉·소금 소량을 합하여 불그스름하게 달인

116 대소변불통(大小便不通): 대변과 소변이 제대로 배설되지 못하는 경우이다.

다음에, 찬물 속에 쏟아부어 3치 정도 길이의 심지[挺] 4~5매를 만든다. 항문에 밀어 넣되 심지 2~3매를 연달아 집어넣고, 재빨리 이리저리 헤집어준다. 대변이 막 나올 것 같은 느낌이 들 때 심지를 빼면 〈대변이〉 즉시 나온다.

用大戟末半錢, 溫水調服, 有頃下.

澤柒末半錢如上法, 亦下.

又郁李人【湯浸】去皮尖, 微炒, 細擣爲末, 以溫湯服三錢. 不下, 更加服.

又方. 牽牛子【名朝生暮落花子】細末, 熱茶淸調二錢, 服之, 良.

又方. 蜜三合·塩小許, 合煎色赤, 倒瀉冷水中, 作挺長三寸許四五枚. 內於下部, 連入二三挺, 急捻之. 待當大便欲下急, 然後放之, 卽下.

소변(小便)이 잘 나오지 않는 경우.

小便不通.

소변이 잘 나오지 않을 때는 규자(葵子) 반 되를 물 3되와 함께, 2되로 졸아들도록 달여서 2회분으로 나누어 복용한다.

또한 종이를 깔고 살짝 볶은 정력자(葶藶子)【〈향명은〉 두름의 나이[117] [豆衣乃耳, 두의나ᅀᅵ]이다】 1홉을 진흙처럼 빻는다. 이것을 대추살과 섞고 빻아서 녹두만한 환(丸)을 만든다. 매번 10환을 복용하되, 〈소변이〉 나오지 않으면 〈복용량을〉 13~14환까지 늘린다.

또 다른 처방. 곱게 가루 낸 견우자(牽牛子)【앞에 나왔다】 2돈을 뜨

117 두름의 나이: 정력자는 꽃다지에 해당한다. 두름의 나이는 꽃다지와 다른 어형이 존재했음을 보여준다.

거운 맑은 차(茶)에 타서 복용한다.

小便不通, 用葵子半升, 水三升, 煮取二升, 分爲二服.

又葶藶子【豆衣乃耳】一合, 隔紙微炒, 擣如泥. 以棗肉和, 擣爲丸如菉豆大. 每服十丸, 不通, 至十三四丸.

又方. 牽牛子【出上】細末, 熱茶淸調二錢, 服.

무릇 대변과 소변이 잘 나오지 않는 경우에는 한번에 크게 배설해서는 안 되니, 크게 배설하면 기운이 가슴을 치고 올라와 중병(重病)처럼 될 수 있어서이다. 오직 약을 조금씩 복용하면서 서서히 배설시켜야 한다. 기운이 내려갔는데도 여전히 시원하게 나오지 않으면 다시 약을 복용하여 천천히 배설시킨다. 이것을 잘 알아야 한다.

凡大小便不通, 不可大下, 々[118]則氣上衝胷, 如爲重病. 但小小服藥, 微通而已. 下氣, 更澁, 又用藥, 微微下之. 是所知也.

소변이 잘 나오지 않으면서 배꼽 아래가 철석(鐵石)같이 단단한 경우의 치료법. 벌레 먹지 않은 조협(皂莢)【앞에 나왔다】 가루 1큰돈·백면(白麵) 1큰돈·독과산(獨顆蒜) 1개로 배꼽 부위를 막는다. 앞의 2가지 약재에[119] 식초를 넣고 갈아서 고약을 만들어, 손바닥만한 종이 위에 〈이 약을〉 바른 후에 배꼽 위에 붙이면 곧바로 〈소변이〉 나온다【백면(白麵)은 참〈밀〉가루[眞末, ᄎᆞᆷᄀᆞᄅᆞ]이다】.

118 々: 여기에서 이 반복부호는 하(下)를 가리킨다.

119 앞의 2가지 약재: 조협과 백면을 가리킨다.

또 다른 처방. 곱게 가루 낸 백반(白礬)을 배꼽에 두고, 새로 길어온 물[新汲水]을 여기에 떨어뜨린다. 냉기가 침투하면서 즉시 〈소변이〉 나온다.

理小便不通, 臍下如鐵石. 封臍不蚛皂莢【出上】末一大錢·白麵一大錢·獨顆蒜一箇. 以醋磨調前二味爲膏, 塗紙上如手掌大, 臍上貼之, 立行【白麵眞末】.

又方. 用白礬細末, 置臍中, 以新汲水滴之. 冷透卽通.

소변이 시원하게 나오지 않고 아랫배가 팽만한 경우의 치료법. 볶은 소금을 베로 싸서 아랫배를 찜질한다. 식으면 〈따뜻한 것으로〉 바꾸어준다.

理小便澁, 小腹築實. 熬塩布裹, 熨之. 冷易之.

임질

임질(淋疾)[120] 〈18〉. 【소변이 시원하게 나오지 않고 막힌 것이다.】

淋疾. 【小便澁不通也.】

임질(淋疾)에는 5종류가 있다. 첫째는 음경(陰莖) 속이 아프면서 소변이 시원하게 배설되지 않는 것이니, 석림(石淋)이다. 둘째는 소변에 흰즙이 들어 있어서 기름 낀 것처럼 뿌연 것이니, 고림(膏淋)이다. 이것은 육림(肉淋)이라고 부르기도 한다. 셋째는 소변이 껄끄러운 느낌으로 잘 나오지 않으면서 항상 〈소변을〉 눈 다음에도 한방울씩 떨어지는 것이니, 기림(氣淋)이다. 넷째는 소변이 음경 속에 머문 채 몇 차례 나올 듯하다가 나오지 않으면서 아랫배에 통증을 일으키는 것이니, 노림(勞淋)이다. 다섯째는 콩즙처럼 〈걸쭉하면서〉 경우에 따라 피와 섞여서 잘 나오지 않는 것이니, 혈림(血淋)이다.

淋有五種. 一者, 陰莖中痛, 溺不得卒出者, 石淋也. 二者, 溺有白汁, 肥如脂, 爲膏淋也. 又名肉淋. 三者, 溺難澁, 常有餘瀝, 爲氣淋也. 四者, 溺留莖中, 數起不出, 引小腹痛, 勞淋也. 五者, 如豆汁, 或有血結不通者, 爲血淋.

120 임질(淋疾): 본문의 설명처럼 소변이 막혀서 잘 나오지 않는 질병이다.

혈림(血淋) 치료법. 마근(麻根)【일상에서 쓰는 마뿌리이다】 10매를 물 5되와 함께, 2되로 졸아들도록 달여서 단번에 복용한다. 〈소변에 섞인〉 피를 그치게 하는데 그 효과가 신험하다.

또한 혈림에는 석위산(石韋散)〈으로 치료한다〉. 석위(石韋)【잔털을 제거한 것】, 당귀(當歸)【앞에 나왔다】, 백작약(白芍藥)뿌리, 포황(蒲黃)【〈이상은〉 각각 2냥】〈을 사용한다〉. 위의 약재들을 빻아 체로 걸러서 가루를 낸 후, 술과 함께 1방촌시(方寸匙)를 매일 2번 복용하면 좋다.

理血淋. 麻根【常用麻根】十枚, 以水五升, 煮取二升, 頓服. 血止, 神驗.
又血淋, 石韋散. 石韋【去毛】·當歸【出上】·白芍藥根·蒲黃【各二兩】. 右擣篩爲散, 酒服方寸匕, 日二, 良.

다양한 임질 증상 및 소변이 항상 잘 나오지 않고 음경 속이 아프면서 하루에 수십번 소변을 누는 증상의 치료법. 이 증상들은 모두 노손(勞損)하여 허열(虛熱)이 야기한 것들이다. 석위(石韋)【잔털을 제거한 것】, 활석(滑石)【〈향명은〉 곱돌[膏石, 곱돌]이다】, 구맥(瞿麥)【앞에 나왔다】, 차전자(車前子)【앞에 나왔다】, 규자(葵子) 각각 2냥〈을 사용한다〉. 위의 5가지 약재들을 빻아 체로 걸러서 1방촌시(方寸匙)를 매일 3번 복용한다.

理諸淋, 及小便常不利, 陰中痛, 日數十起. 此皆勞損虛熱所致. 石韋【去毛】·滑石【膏石】·瞿麦【出上】·車前子【出上】·葵子各二兩. 右五物擣篩, 服方寸匕, 日三.

또 다른 처방. 규자(葵子) 5홉과 복령(茯苓) 2냥을 물 5되와 함께, 3되로 졸아들도록 달여서 3회분으로 나누어 복용한다.
又方. 葵子五合·茯苓二兩, 以水五升, 煮取三升, 分三服.

또 다른 처방. 활석(滑石)【앞에 나왔다】과 석위(石韋)【잔털을 제거한 것】를 동일한 분량〈으로 사용한다〉. 매번 3돈을 복용하되 물 1작은 사발[小垸]과 함께, 7분(分)으로 졸아들도록 달여서 찌꺼기를 버리고 따뜻하게 복용한다.
又方. 滑石【出上】·石韋【去毛】等分. 每服三錢, 以水一小垸, 煎至七分, 去滓, 溫服.

또한 어린이의 임질[淋]이나 석림(石淋) 증상에는, 숫소의 생식기 끝에 난 털을 태운 재를 간장과 함께 1번에 1도규(刀圭)씩 복용한다【1도규는 콩만한 분량이다】.
又小兒淋若石淋, 取牡牛陰頭毛, 燒末, 以醬汁一服一刀圭【一刀圭如大豆許】.

또한 임질에 걸린 여성이 남성과 성생활을 할 때마다 아픈 경우에는, 묵은 규자(葵子)【밭에 있던 규자가 겨울을 넘기고 다시 살아난 것이다】 1되를 물 2되와 함께, 1되로 졸아들도록 달여서 2번 복용하면 크게 효험이 있다.

또한 활석(滑石) 3냥·통초(通草)【〈향명은〉 으름덩굴[伊乙吾音蔓, 이흘옴너줄]이다】 1냥·규자(葵子) 1되를 물 6되와 함께, 1되 반으로 졸아들도록 달여서 3회분으로 나누어 복용한다. 이 처방은 효과가 입증된 것이다.

또한 자다가 자기도 모르게 소변을 지리는 데는, 연과욕(燕窠蓐)【제비둥지 안의 풀이다】을 태워서 1돈을 복용하면 즉시 좋아진다.

又婦人淋, 丈夫近輒痛, 陳葵子【過冬, 葵在田更生者】一升, 以水二升, 煮取一升, 再服, 大驗.

又滑石三兩 · 通草【伊乙吾音蔓】一兩 · 葵子一升, 以水六升, 煮取一升半, 分三服. 經効.

又眠中遺溺不自覺, 取鷰窠蓐【鷰窠內草】, 燒服一錢, 卽差.

임질 치료법. 적소두(赤小豆) 3홉을 약한 불에 완전히 볶아서 가루를 낸다. 구운 파[葱] 1줄기를 잘게 자른 후, 따뜻한 술에 2돈숟가락을 타서 복용한다. 남성과 여성의 혈림(血淋) · 열림(熱淋)에 모두 효과가 있다.

理淋. 赤小豆三合, 熳火炒熟爲末. 煨葱一莖細剉, 煖酒調下二錢匕. 男子女人, 血淋熱淋, 並効.

소갈

소갈(消渴)[121] 〈19〉.

消渴.

효과가 전해오는 소갈(消渴) 처방. 검은콩을 우담(牛膽)【향명(鄕名)은 열[122][与老, 여로]이다】 속에 넣어 그늘에서 100일을 말린 다음에 삼키면 즉시 좋아진다.

또한 부평(浮萍)【가득 찬 물에 떠있는데, 둥글둥글한 모양에 작고 푸른 잎이 달렸다. 향명은 고기의 밥[魚矣食, 고기의밥]이다】과 괄루(栝樓)【향명은 하눌타리[天原乙, 하눌 톨]이다】〈를 사용한다〉. 위의 2가지 약재들을 햇볕에 말리고 빻아서 체로 거른 후에 사람 젖과 섞어서 환(丸)을 만들어 30환을 매일 3번 복용한다. 병에 걸린 지 3~5년인 경우에 복용일도 3~5일이면 낫는데, 효과가 크다.

또한 파고지(破故紙)[破古瓦]를 달여서 많이 마시되 물소리 듣는 것을 금한다.[123]

또한 얇게 저몄다가 구워서 말린 괄루(栝樓)【향명은 하눌타리[天原乙, 하눌 톨]이다】뿌리 □□□을 물 5되와 함께, 4되로 졸아들도록 달

121 소갈(消渴): 갈증이 심해서 물을 많이 마신다는 뜻으로, 당뇨병에 상응하는 한의학 질병이다.

122 열: 쓸개의 옛말이며, 현재는 방언으로 남아 있다.

123 물소리 듣는 것을 금한다: 약성이 뜨거운 파고지는 주로 비습(卑濕)한 질병을 치료한다. 이 때문에 물소리가 들리는 습한 곳은 피하라는 금기사항을 첨가한 것으로 이해된다.

여서 마음껏 마시면 좋다.

또한 죽력(竹瀝)【청죽(靑竹)을 태워 즙을 뽑아낸 것이다】을 많이 만들어 마음대로 이삼일을 마시면 낫는다.

또한 땅속 3자[尺] 깊이에서 상근백피(桑根白皮)를 황흑색(黃黑色)으로 구운 후 잘라서, 물과 함께 진하게 달여서 마음껏 마시는 것도 괜찮다. 멥쌀을 넣고 이 약과 함께 달이면, 〈물을〉 1휘[斛]나 마시는 환자의 치료에 좋다.

또한 죽근(竹根) 달인 즙을 마시면 좋다.

消渴傳効方. 取黑豆置牛膽【鄕名与老】中, 陰乾百日, 呑之, 卽差.

又浮萍【滿水面浮, 團々[124]小靑葉. 鄕名魚矣食】· 栝蔞【鄕名天原乙】. 右二物, 曝乾, 擣篩, 以人乳和丸, 服三十丸, 日三. 得病三五年, 服亦三五日, 愈, 大効.

又破古瓦[125], 煮之, 多飮, 惡聞水声.

又苦蔞【鄕名天原乙】根薄切炙乾□□□水五升, 煮取四升, 隨意飮之, 良.

又多作竹瀝【燒靑竹取汁】, 飮恣口, 數日, 愈.

又入地三尺[126], 桑根白皮炙令黃黑, 剉, 以水煮之令濃, 隨意飮之, 亦可. 內粳米, 同煮此藥, 理飮一斛者, 差.

又煮竹根汁, 飮之, 良.

소갈(消渴)로 인하여 갑자기 소변을 아주 자주 보거나, 임질이

124 々: 여기에서 이 반복부호는 단(團)을 가리킨다.

125 와(瓦): 문맥상 지(紙)의 오각(誤刻)으로 판단된다.

126 척(尺): 원본 상태가 애매하지만, 글자 형태와 문맥상 척(尺)으로 판단된다.

아닌데도 〈소변을 자주 보느라〉 수척해지는 경우의 치료 처방. 물이 들어가지 않은 돼지 비계[猪脂]로[127] 달걀 정도 되는 크기를 구워서 뽑아낸 기름[汁]을 모두 마신다. 이 처방은 유뇨(遺尿)도[128] 아울러 치료한다.

理消渴, 卒小便大數, 非淋, 令人瘦方. 以不中水猪脂, 如雞子許, 炙之, 下取汁, 服盡. 此方幷療遺尿.

127 물이~돼지 비계: 물이 들어가지 않은 돼지는 오랫동안 변하지 않는다고 한다.

128 유뇨(遺尿): 자기도 모르게 소변을 지리는 증상이다.

소변하혈방

소변하혈방(小便下血方)[129] 〈20〉.

小便下血方.

소변에 피가 섞여 나오는 경우의 처방. 모향(茅香)뿌리【향명(鄕名)은 띠 뿌리[置伊有根, 뒤잇불휘]이다】 1줌을 잘라서 물 1큰사발[大垸]과 함께, 절반으로 졸아들도록 달여서 찌꺼기를 버리고 매일 3번 복용하면 효과가 있다.

또한 생지황(生地黃)즙 1되와 생강(生薑)즙 1홉을 함께 섞어서 단번에 복용하며, 낫지 않으면 다시 복용한다. 이 방법은 허영공(許令公)이[130] 복용하여 효과를 본 것이다.

또한 따뜻한 술과 함께 포황(蒲黃)【〈향명은〉 부들망치 위의 누런 가루[蒲槌上黃粉, 부들마치우흿누른ᄀᆞᄅᆞ]이다】 1되를 복용하면 좋다. 단번에

129 소변하혈방(小便下血方): 소변에 피가 섞여 나오는 경우의 처방이다.

130 허영공(許令公): 중국 송(宋)나라의 의학자인 허숙미(許叔微, 1079~1154년)를 가리키는데, 영공(令公)은 높임말이다. 젊은 시절 허숙미는 과거에 낙방한 후 의학에 전념하여 편작(扁鵲)처럼 절묘한 의술을 얻게 되었다. 그는 효과가 입증된 300여 처방을 수록한 『보제본사방』 10권을 저술하였다. 이 책에서는 23류(類)로 질병을 나누고, 치료와 방제 및 침구법(鍼灸法)을 수록하였다. 본문에 나오는 모향뿌리 처방과 생지황즙 처방은 『보제본사방(普濟本事方)』, 「소변임비문(小便淋秘門)」 소변출혈(小便出血)에 보인다.

1되를 복용하는 것이 아니다. 한번에 3~4돈씩 매일 3번 복용하다가 1되까지 〈복용량을〉 늘린다.

小便出血方. 取茅香根【鄕名置伊有根】一握切, 以水一大垸, 煎至半, 去滓, 服, 日三, 効.

又生地黃汁一升·生薑汁一合, 相和, 頓服, 不差更服. 此法, 許令公服効.

又溫酒服蒲黃【蒲槌上黃粉】一升, 佳. 非一時服一升也. 一服三四錢, 日三服, 至一升也.

음퇴음창

음퇴음창(陰癩陰瘡)[131] 〈21〉. 【불알이 한쪽으로 커진 것이 음퇴이다.】

陰癩陰瘡. 【陰卵偏大爲癩.】

음퇴의 치료 처방. 도인(桃仁)【복숭아씨 □의 열매이다】을 잘 빻아서 환부에 붙인다. 〈이 처방은〉 여성의 음종(陰腫)도 치료한다.

理癩方. 熟擣桃人【桃核□実】, 付之. 亦理婦人陰腫.

또한 누렇게 되도록 완전히 볶은 도인(桃仁)을 곱게 가루 낸 후, 술과 함께 탄환(彈丸)만한 크기를 복용한다. 요(姚)는[132] "〈복용하면〉 3번을 넘지 않아 〈낫는다〉."라고 하였다.

131 음퇴음창(陰癩陰瘡): 음퇴(陰癩)는 남자의 고환이 붓고 아픈 질병이고, 음창(陰瘡)은 여자의 외음부에 부스럼이 생기는 질병이다.

132 요(姚): 중국 남북조시대(南北朝時代)의 의학자인 요승탄(姚僧坦)이다. 그는 요승원(姚僧垣)이라고도 부르는데, 후주(後周)의 오흥(吳興) 무강(武康) 사람이다. 양(梁)나라에서 벼슬에 올라 태의정(太醫政)이 되었으며, 위(魏)·주(周)·수(隋)나라를 거쳐 북강군공(北絳郡公)에 봉작되었고, 나이 85세에 죽었다. 그의 의술은 신묘하였다고 하는데, 『집험방』 12권을 썼다. 그의 아들인 요최(姚最, 537~603년)도 가업을 이어서 치료를 잘 하였다. 본문의 문장은 『집험방(集驗方)』의 「권제팔(卷第八)」에 나온다. 그런데 엄밀히 말하면 『향약구급방』에서 요승탄의 언급 부분은 『집험방』을 직접 인용한 것이 아니라 『주후비급방(肘後備急方)』을 통해 간접 인용한 것이다. 즉 본문의 이 처방과 다음 처방은 『주후비급방』을 그대로 인용하였다(『肘後備急方』, 「治卒陰腫痛頹卵方 第四十二」(사고전서본). "又方. 桃核中仁熬, 末, 酒服如彈丸. 姚云, 不過三. 又方. 竈中黄土末, 以雞子黄和, 傅之. 蛇床子末, 和雞子黃, 傅之, 亦良.").

又桃人炒令黃熟, 細末, 酒服如彈丸. 姚云, 不過三.

또한 아궁이 속의 황토(黃土)를 달걀 노른자와 섞어서 환부에 바른다【황토는 복룡간(伏龍肝)이다】.

또한 달걀 노른자와 곱게 가루 낸 사상자(蛇床子)【일상에서 먹는 사상채의 씨앗이다】를 섞어서 환부에 붙이면 좋다.

또한 음부가 가려우면서 종기가 난 경우에는 호마자(胡麻子)【향명(鄕名)은 깨[荏子, 깨]이다】를 씹어서 환부에 붙인다.

또한 황벽피(黃蘗皮)를 달여서 환부를 씻는다.

또한 백밀(白蜜)을 환부에 바른다.

又竈中黃土, 雞子黃和, 塗之【黃土伏龍肝[133]】.

又雞子黃和虵牀子【常食虵牀菜子】細末, 付之, 良.

又陰痒生瘡, 嚼胡麻子【鄕名荏子】, 付之.

又黃蘗皮煮洗之.

又用白蜜塗之.

또한 음부(陰部)가 헐어서 죽게 된 경우에는, 섬여(蟾蜍)【향명은 두꺼비[豆何非, 두허비]이다】 똥을 곱게 가루 내어 〈환부〉 위에 붙인다.

又陰蝕欲盡, 取蟾蜍【鄕名豆何非】屎, 細末, 付上.

여성의 음창(陰瘡)에는, 검게 되도록 구운 행인(杏仁)을 빻아서 환

133 간(肝): 원본 상태가 애매하지만, 글자 형태와 문맥상 간(肝)으로 판단된다.

부에 바른다.

女子陰瘡, 杏人燒令黑, 擣塗之.

또한 아주 가렵지만 긁으면 아프고 답답한 경우라면, 돼지 간(肝)을 뜨겁게 구워서 음부에 집어넣으면 마땅히 벌레가 빠져나온다.

여성의 음부가 부으면서 단단하고 아픈 경우에는, 빻아서 가루낸 지각(枳殼) 반 근을 뜨겁게 되도록 볶은 다음에 오래된 비단으로 싸서 〈환부를〉 찜질한다. 바꾸어서 차갑게 유지한다[易冷之].[134]

又若苦痒, 搔之痛悶, 取猪肝, 炙熱, 內陰中, 當有虫出.

婦人陰腫堅痛, 用枳殼半斤擣硏, 炒令熱, 用故帛裹熨. 易冷之.

음부가 말[斗]만하게 부은 경우의 치료 처방. 사상자(蛇床子)【이 명칭은 이 〈음퇴음창(陰㿗陰瘡)〉 부(部)에 나온다[135]】를 가루 내어 달걀 흰자와 섞어서 환부에 바른다.

理陰腫大如斗方. 虵牀子【名出此部】爲末, 雞子白和, 塗之.

음부가 갑자기 찌르는 것처럼 아프면서 땀이 많이 쏟아지는 경우의 치료 처방. 소산(小蒜) 1되 · 해(薤)뿌리 · 버드나무[柳]뿌리 각각 1근씩을 아울러서 잘게 썬 후에, 술 3되와 함께 끓어오르도록

134 바꾸어서 차갑게 유지한다[易冷之]: 문맥이 통하지 않는다. 아마도 '식으면 따뜻한 것으로 바꾸어준다' 라는 의미인 '냉역지(冷易之)'의 오각(誤刻)일 가능성이 크다.

135 이 명칭은 이 〈음퇴음창(陰㿗陰瘡)〉 부(部)에 나온다: 본문의 바로 앞에서 '사상자(蛇床子)【일상에서 먹는 사상채의 씨앗이다】'라고 하였다.

달인다. 그 뜨거운 기운으로 환부를 훈증한다.

理陰卒痛如刺, 大汗出方. 以小蒜一升 · 韮根 · 柳根各一斤, 並細剉, 以酒三升, 煎令沸. 乘熱氣, 薰之.

비뉵

비뉵(鼻衄)[136] 〈22〉. 【코피가 뉵(衄)이다.】

鼻衄. 【鼻血爲衄.】

코피 처방. 포황(蒲黃)【향명(鄕名)은 부들망치 위의 누런 가루[蒲槌上黃粉, 부들마치우흿누른ᄀᆞᄅᆞ]이다】 가루를 콧속에 불어넣으면 즉시 〈코피가〉 멈춘다.

鼻衄方. 蒲黃【鄕名蒲槌上黃粉】末吹入鼻, 卽止.

또 다른 처방. 산치자(山梔子)【몸체가 둥글면서 작은 것이 산치자이다. 몸체가 크면서 긴 것은 복시치자(伏尸梔子)인데, 약으로는 사용하지 않는다】 적당량을 〈산치자의〉 약성(藥性)을 간직한 상태로 태운 후에【너무 심하게 태워서 재로 만들지 않는다】 가루 낸다. 이것을 콧속에 불어넣으면 곧바로 낫는다.

옛날에 코피를 너무 심하게 흘린 어떤 사람이 죽었는데, 염(斂)을 한 뒤에도 코피가 여전히 그치지 않았다. 우연히 어느 도인(道人)이 문 앞을 지나다가 그 집안 사람들의 곡소리를 듣고 그 연유를 물은 후에, "약을 사용하면 곧바로 살아난다."라고 하였다. 드

136 비뉵(鼻衄): 본문 설명처럼 코피가 나는 경우이다.

디어 주머니에서 이 약 반 돈을 꺼내 〈죽은 사람의〉 콧속에 불어넣으니, 코피가 곧바로 그쳤으며, 한참 지나자 살아났다. 〈그는〉 이 처방까지 전해주고 떠났다.

또한 찬물을 얼굴에 뿜어주면 즉시 〈코피가〉 멈춘다.

又方. 山梔子【体員而小者爲山梔子. 体大而長者爲伏尸梔子, 不入藥用】不拘多小, 燒存性【不甚燒爲灰也】, 末之. 搐入鼻中, 立愈.

昔有一人, 鼻衄甚, 已死, 入斂, 血尙未止. 偶一道人, 過門, 聞其家哭, 問其由, 云, 有藥, 用之, 卽活. 囊中遂出此藥半錢, 吹入鼻, 血立止, 良久, 活. 幷傳此方而去.

又用冷水噀面, 卽止.

또 다른 처방. 대산(大蒜)을 자른 후에, 왼쪽 코피인가와 오른쪽 코피인가에 맞춰서 〈해당하는〉 손바닥을 문질러주면 좋다.

又方. 断大蒜, 隨左右鼻衄, 摩掌中, 良.

또한 모화(茅花)【향명은 띠[置伊存, 뒤잇]이다】를 사용하며, 〈모화가〉 없다면 그 뿌리로 대신한다[伐]. 매번 1큰줌[大把]을 복용하되 〈약재를〉 잘라서 물 2사발과 함께, 1사발로 졸아들도록 진하게 달여서 2회분으로 나누어 복용한다.

송(宋)나라 어사(御史)인 임차중(林次中)이 초주(楚州)에 있을 때 항상 어떤 친구와 어울렸는데, 〈한번은〉 오랫동안 〈집에서〉 나오지 않았다. 누군가가 〈그 연유를〉 묻자 〈임차중은〉 "며느리가 코피를 흘리다가 거의 죽게 생겼으므로, 지금 며느리를 구완하느라 미처 손님을 맞이하지 못하오."라고 하였다. 그 자리에 있던 손님이 "마침 약이 있소. 서둘러 모화 1큰줌을 꺾어오시오."라고 하였다. 〈모화〉 1사발을 진하게 달이자 〈그 손님은〉 주머니 속에서 작은 홍환(紅丸) 2알을 꺼내 모화 달인 물과 함께 삼키게 하였다. 한번 복용하니 즉시 좋아졌다. 나중에 사람들이 묻자 〈그 손님은〉 "이것은 곧 모화의 효능이었을 뿐이오. 홍환(紅丸)은 그냥 향기가 나는 주사(朱砂) 환약이었소. 모화 효능을 믿지 않을까 걱정되었으므로, 이 〈홍환으로〉 효험이 있다고 했던 것뿐이오."라고 하였다.

又取茅花【鄉名置伊存】, 無則以根伐[137]. 每服一大把, 剉, 以水二垸, 煎濃汁一垸, 分二服.

宋御史林次中在楚州, 常訪一故人, 久之, 不出. 或問, 云, 子婦衄垂死, 方救視, 未及迎客. 坐中客云, 適有藥. 急令掇茅花一大把[138]. 煎濃汁一垸, 帶囊中取小紅丸二粒, 以茅花湯呑下. 一服, 卽差. 後人問之, 云, 此卽茅花之功尒. 紅丸乃含香朱砂丸. 恐被不信茅花之功, 故以此爲驗尒[139].

또한 코피를 지나치게 흘리다가 정신이 어지러워져서 죽게 된 경우에는, 향기가 나는 먹[香墨]을 진하게 갈아서 콧속에 한방울씩 떨어뜨려준다.

又鼻衄過多, 昏冒欲死, 香墨濃硏, 點入鼻中.

137 벌(伐): 문맥상 대(代)의 오각(誤刻)으로 판단된다.
138 파(把): 원본 상태가 애매하지만, 글자 형태와 문맥상 파(把)로 판단된다.
139 이(尒): 원본 상태가 애매하지만, 글자 형태와 문맥상 이(尒)로 판단된다.

콧속에 생긴 군살 치료법. 태운 백반(白礬)을 화장용 기름[面脂]과 섞은 후에 천으로 싸서 콧속을 막아준다. 이삼일이면 즉시 좋아진다.
理鼻息肉. 燒白礬, 面脂和, 綿裹, 塞鼻中. 數日, 卽差.

안

안(眼)[140] 〈23〉.
眼.

풍사(風邪)로 인하여 눈이 충혈되는 증상의 치료 처방. 황벽피(黃蘗皮), 죽엽(竹葉), 고동전(古銅錢) 5매〈를 사용한다〉. 위의 약재들을[又] 물에 달인 다음에 소금 소량을 첨가하여 진하게 달인 후, 천으로 걸러서 찌꺼기를 버리고 눈을 씻는다.
理風眼赤方. 黃蘗皮 · 竹葉 · 古銅錢五枚. 又[141]用水煮, 內塩小許, 濃煎, 綿濾, 去滓, 洗眼.

심존중(沈存中)의 『양방(良方)』에[142] 쓰여진 안질 치료법.
끓는 물을 구리그릇에 가득 채우고, 손으로 이 물을 떠서 눈을 찜질한다. 〈이때〉 눈을 꼭 감고 떠서는 안 되며, 손으로 눈을 비벼

140 안(眼): 눈병이다.

141 우(又): 문맥상 우(右)의 오각(誤刻)으로 판단된다. 『향약제생집성방』과 『향약집성방』에도 『향약구급방』을 인용하는 형식으로 실려 있는데, 이 부분이 '우(右)'라고 되어 있다(이 책 331쪽과 341쪽 참고).

142 심존중(沈存中)의 『양방(良方)』: 중국 송(宋)나라의 심괄(沈括, 1031~1095년)이 쓴 『양방』을 가리킨다. 심괄의 자(字)가 존중(存中)이다. 심괄은 사천감(司天監)과 지방관 등을 거치면서 명성을 떨쳤으며, 자연과학에 밝았다. 특히 그가 쓴 의서인 『양방(良方)』을 후대 사람들이 소식(蘇軾)의 『소학사방(蘇學士方)』과 합하여 『소심양방(蘇沈良方)』이라고 이름을 붙였다. 『소심양방』에서는 임상 각과의 경험방을 선집(選輯)하고, 의리(醫理) · 본초(本草) · 단방(單方) · 구법(灸法) · 양생(養生) 및 연단(煉丹) 등에 관한 내용 역시 수록하였다.

서도 안 된다. 그저 뜨거운 물을 떠서 〈눈을〉 적시고, 뜨거운 물이 식으면 곧 그만둔다. 만약 안질이 있는 경우에는 하루에 3~4번을 적시고, 안질이 없는 경우에는 하루에 1~2번을 적시면 눈이 밝아진다. 이 방법은 눈의 충혈 증상 및 눈꺼풀 근처의 가려운 증상을 가장 잘 치료한다.

나는 18살 때부터 밤을 새워 작은 글자를 썼는데, 눈병으로 극심한 고통을 겪은 게 무릇 30년이었다. 이 방법을 사용하면서 드디어 완전히 나았다. 추밀(樞密)인 소흥종(邵興宗)이[143] 눈이 침침해져서 고생하였는데, 이 방법을 사용하자 이듬해부터는 마침내 등불 아래서 잔글자를 볼 수 있게 되었다.

대체로 피[血]가 따뜻하면 영기(榮氣)가 눈을 편안하게 하니, 오로지 피[血]를 잘 영양(營養)해야 하는 것이다. 만약 풍사(風邪)에 걸리거나 냉기(冷氣)를 쏘이게 되었을 때 〈눈을〉 적셔주면 매우 유익하다.[144]

沈存中良方著理眼疾法.

盛熱湯, 滿銅器, 以手掬熨眼. 眼堅閉, 勿開, 勿以手揉眼. 但掬湯沃, 湯冷卽已. 若有疾, 一日三四爲之, 無疾, 日一兩次沃, 令眼明. 此法最理赤眼, 及瞼際痒.

143 추밀(樞密)인 소흥종(邵興宗): 중국 송(宋)나라의 관리인 소항(邵亢, 1014~1074년)이다. 그의 자(字)가 흥종(興宗)이다. 어려서부터 학문을 좋아한 소흥종은 여러 관직을 거쳐 신종(神宗)대에 추밀부사(樞密副使)가 되었다.

144 끓는 물을 ~ 매우 유익하다: 이 기사는『소심양방(蘇沈良方)』권6,「치제목질(治諸目疾)」에 보인다.

予自十八歲, 通[145]夜著小字, 病目楚痛, 凡三十年. 用此法, 遂永差.
樞密邵興宗苦目昏, 用此法, 踰年後, 遂能燈下看細字.
大率血得溫, 榮釋目, 全要血養. 若衝風冒冷, 則沃之[146], 極有益.

눈동자가 다쳐서 찢어진 증상의 치료법. 우뇨(牛溺)를 눈초리 안에 매일 2번 떨어뜨려주면서 바람을 피한다. 〈이 방법은〉 검은자위[黑睛]의 손상도 낫게 한다【우뇨는 〈향명이〉 소의 오줌[牛矣小便, 쇼ᄋᆡ오좀]이다】.
理睛爲所傷損破. 以牛溺點眥內, 日二, 避風. 黑睛破亦差【牛溺牛[147]矣小便[148]】.

눈이 충혈되고 아픈 증상의 치료법. 사람 젖[人有汁]【반 홉】· 고동전[古錢] 10매〈를 사용한다〉. 위의 약재들[石] 중에서, 젖을 구리그릇 안에 담고 동전을 색이 변하도록 간다. 그리고 약한 불로 걸쭉해지도록 달인 다음에 곧바로 자기그릇 속에 담아둔다. 사용할 때마다 구리 젓가락 끝으로 〈약〉 소량을 묻혀서 눈초리[目眥]에 매일 3~5번 찍어 바른다.
理眼赤痛. 人有汁【半合】· 古錢十枚. 石[149]以乳汁於銅器中, 磨錢令變色. 微火煎稀稠, 卽內甆器內. 每以銅筋頭取小許, 點目眥, 日三五.

145 통(通): 원본 상태가 애매하지만, 글자 형태와 문맥상 통(通)으로 판단된다.
146 지(之): 원본 상태가 애매하지만, 글자 형태와 문맥상 지(之)로 판단된다.
147 우(牛): 원본 상태가 애매하지만, 글자 형태와 문맥상 우(牛)로 판단된다.
148 변(便): 원본 상태가 애매하지만, 글자 형태와 문맥상 변(便)으로 판단된다.
149 석(石): 문맥상 우(右)의 오각(誤刻)으로 판단된다.

풍독(風毒)으로 인하여 갑자기 충혈되면서 눈이 붓고 깔깔하고 아픈 증상의 치료법. 황벽피(黃蘗皮) 1냥과 상□□(桑□□)〈을 사용한다〉. 위의 2가지 약재들을 물 3되와 함께, 2되로 졸아들도록 달인 후에 천으로 걸러서 찌꺼기는 버린다. 〈약이〉 식은 후 눈에 떨어뜨리는데, 많이 점안한다.

理風毒暴赤, 眼腫澁痛. 黃蘗皮一兩 · 桑□□[150]. 右二物, 以水三升, 煎取二升, 綿濾, 去滓. 待冷點之, 以多爲也.

풍사(風邪)로 인하여 눈물이 나는 증상의 치료 처방. 고동전[古錢] 150문(文)을 식초[苦酒] 1말에 담그고 약한 불로 달여서 3되를 얻는다. 이어서 동전을 제거하고 여과하여 얻은 즙을 다시 달여서 7홉을 얻는다. 이것을 눈초리에 한방울씩 점안해주면 아주 좋다.

療風眼淚出方. 用古錢一百五十文, 漬苦酒一斗, 微火煎, 取三升. 去錢, 濾取汁, 更煎, 取七合. 漸々[151]點着眥中, 甚良.

여러 해 동안 실명한 청맹(青盲)을[152] 치료하는 신효결명산(神效決明散). 결명자(決明子)【3냥】와 만청자(蔓菁子)【3냥. 쪄서 3번 볶는데, 볶을 때마다 바람이 통하는 곳에서 말린 것이다. 향명(鄕名)은 참무씨[眞菁实, 춤무수삐]이다】〈를 사용한다〉. 위의 약재들을 곱게 빻아 가루 내어, 식

150 상□□(桑□□): 원문에서 '상(桑)' 이하는 목판이 깨진 것으로 판단된다. 『향약제생집성방』에 인용된 이 기사를 보면 '상백피【일악】(桑白皮【一握】)'이라고 되어 있다(이 책 330쪽 참고).

151 々: 여기에서 이 반복부호는 점(漸)을 가리킨다.

152 청맹(青盲): 눈동자나 흰자위, 검은자위 등이 멀쩡하지만 실제로는 사물을 보지 못하는 병증이다.

후마다 2돈을 따뜻한 물에 타서 복용한다.[153]

理眼靑盲積年失明, 神効決明散. 決明子【三兩】· 蔓菁子【三兩. 蒸三炊[154], 每度風[155]乾. 鄉名眞菁実】. 右件藥, 擣細羅爲散, 每於食後, 以溫水【調下二錢】.

또 다른 처방. 돼지 쓸개[猪膽]【〈향명은〉 열[与老, 여로]이다】 5매의 〈쓸개〉즙을 구리그릇에 넣는다. 기장쌀만한 환(丸)을 만들 수 있도록 약한 불로 달여서 〈이 환을〉 눈에 넣으면 효험이 있다.

又方. 取猪膽【与老】五枚, 瀉汁於銅器中. 熳火煎令可丸如黍米大, 內眼中, 有驗.

눈에 생긴 적백예(赤白翳)의[156] 치료법. 곱게 가루 낸 숫참새의 똥[雄雀屎]을 사람 젖과 섞어서 간 다음에 눈구석[內眥]에 점안하면 적백예가 저절로 사라진다.

理眼生赤白翳. 以雄雀屎, 細研, 人乳汁和研, 點內眥, 則翳自消.

눈동자가 1~2치 돌출된 경우의 치료 처방. 재빨리 찬물을 눈

153 2돈을 ~ 타서 복용한다: 원본에서 '조하이전(調下二錢)'은 세주처럼 작게 새겨져 있다. 이것은 목판의 공간이 부족하여 편의상 작게 새긴 것으로 판단된다. 문맥으로 보아 본문이 분명하므로, 세주가 아니라 본문으로 해석하였다.

154 취(炊): 원본 상태가 애매한데 취(炊) 또는 포(炮) 중 하나이다. 문맥상 취(炊)로 판단된다. 참고로 『향약제생집성방(鄉藥濟生集成方)』 권5, 『미목(眯目)』의 신효결명산 처방에도 '취(炊)'라고 되어 있다.

155 풍(風): 원본 상태가 애매한데 풍(風) 또는 조(照) 중 하나이다. 문맥상 풍(風)으로 판단된다.

156 적백예(赤白翳): 예막(翳膜)이 붉거나 흰 증상이다.

위에 부어주는데, 수십 번 물을 흘려보내면 잠시 후 눈동자가 저절로 들어가면서 예전과 같이 회복될 것이다.
理眼睛突出一二寸方. 急以冷水, 灌注目上, 數十易水, 須臾睛當自入, 平復如故.

풍사(風邪)로 인하여 눈이 충혈되고 깔깔하면서 가려운 증상의 치료 처방. 풍엽(楓葉)[157] 적당량〈을 사용한다〉. 위의 약재를 물에 넣고 푹 달인 후에 찌꺼기는 버리고, 식혀서 〈그 물로〉 눈을 씻는다. 2~3번 지나지 않아 좋아진다. 〈이 처방은〉 『신상서방(愼尙書方)』에 나온다.
理眼風赤澁痒方. 楓葉不以多小. 右以水爛煎, 去滓, 停冷洗之. 不過兩三度, 差. 出愼尙書方.

눈을 갑자기 부딪쳐서 눈동자가 튀어나왔지만 안대(眼帶)가 아직 끊어지지 않은 경우의 치료법. 곧바로 〈눈동자를〉 눈꺼풀 속으로 밀어 넣는다. 다만 〈환자를〉 놀라게 하거나 〈눈 속을〉 만져서는 안 된다. 〈눈〉 모서리를 따라 고약을 발라야 하고, 곱게 빻은 생지황(生地黃)으로 두텁게 바르면서 외풍(外風)의 공격을 받지 않게 해야 한다.

만약 〈눈〉 안에 악혈(惡血)이 있으면 침(針)으로 뽑아내고, 치료가 된 이후에는 풍열(風熱)을 다스리는 약을 오랫동안 복용한다.

157 풍엽(楓葉): 단풍나무잎이다.

오장(五臟)을 잘 다스려야 하는데, 그렇지 못하다면 열기가 위쪽으로 치솟아 오르게 된다. 만약 안대가 끊어진 경우에는 손상된 눈동자를 치료할 수가 없다.

理眼忽被撞着睛出, 眼帶未断. 當時納入瞼中. 但勿驚觸. 可四畔摩膏, 及以生地黃細擣, 厚付之, 無令外風侵擊.

若內有惡血, 以針引之, 將理差後, 長服理風熱藥. 鎭養五藏, 不尒, 則熱衝上. 如眼帶断, 則睛損不可理.

무엇인가에 의해 손상된 눈이나 〈눈의〉 군살[肉努] 치료 처방. 생 지부자(地膚子)의 움【〈지부자의 향명은〉 댑싸리[唐楹伊, 대ᄡᆞ리]이다】 5냥을 깨끗이 씻고 물기를 닦아낸 후에 찧어서 즙을 짜낸다. 이것을 사기그릇 속에 넣고 구리 젓가락에 〈약을 묻혀〉 눈 속에 자주 점안한다. 겨울에는 마른 〈지부자를〉 달여서 즙을 내어 점안한다.

또 다른 처방. 완전히 간 행인(杏仁)을 사람 젖에 담갔다가 자주 점안한다.

理眼爲物所傷, 或肉努方. 生地膚苗【唐楹伊】五兩, 淨洗, 拭去水氣, 擣絞取汁. 置砂器中, 以銅筯頻點目中. 冬月, 煮乾者取汁, 點之.

又方. 以杏人爛研, 人乳汁浸, 頻々[158]點.

눈에 티가 들어간 탓에[眯目] 깔깔하고 아프면서 눈을 뜨지 못하는 증상의 치료법. 양이나 사슴의 힘줄을 쪼개서 〈그 힘줄을〉 입에

158 々: 여기에서 이 반복부호는 빈(頻)을 가리킨다.

넣고 잘 씹었다가 눈 속에 넣고 살살 문지른다. 서너 차례 〈문지른 후에〉 꺼내 살펴보아서 티가 힘줄에 묻어 나오면 멈춘다. 만약 〈티가〉 나오지 않았으면 다시 문질러서 티가 나올 때까지 계속한다. 이를 마친 후에는 마땅히 꿀을 눈초리[四眥]에 넣어주어야 좋다. 티가 나오지 않아서 여러 번 문지르느라 눈이 아픈 경우에는 하루 걸러서 문질러야 한다. 〈양이나 사슴의〉 힘줄이 없으면 상근백피(桑根白皮)도 괜찮다.

治眯目, 澁痛不開. 槌羊鹿筋頭, 內口中, 熟嚼, 入目中, 輕挼之. 數四便出視, 眯着筋出, 則止. 如未出, 更挼之, 以眯出爲限. 訖當以淸蜜注四眥, 佳. 若眯不出, 數挼, 目痛, 可間日挼之. 無筋, 桑根白皮亦可.

또한 벼 까끄라기가 눈에 들어간 경우에는 산 굼벵이[蠐螬]【〈향명은〉 부배야기[159][夫背也只, 부븨여기]이다】를 준비하고, 새 베로 눈 위를 덮는다. 굼벵이로 베 위에서 〈눈을〉 자극하면 즉시 까끄라기가 저절로 나오면서 베에 달라붙는다.

又稻芒入目, 以生蠐螬【夫背也只】, 取新布, 覆目上. 將蠐螬於布上摩之, 芒卽自出, 着布.

또한 보리 까끄라기가 눈에 들어가서 안 나올 경우에는, 대맥(大麥)【〈향명은〉 보리[包衣, 보릐]이다】 달인 물을 눈 속에 부으면서 씻어주면 좋다.

159 부배야기: 제조(蠐螬)는 굼벵이에 해당한다. 부배야기는 굼벵이와 다른 어형이 존재했음을 보여준다.

又麦芒入目不出, 煮大麦【包[160]衣】汁, 洗注目中, 良.

또한 모래와 풀이 눈에 들어간 경우에는 반대좀[書中白魚]과[161] 사람 젖【짐승의 생명을 끊는 것을 싫어하므로 지금은 자세한 설명을 더하지 않는다】을 사용한다.

또한 누에똥[蠶沙] 1매를 물과 함께 삼키면 즉시 〈티가〉 나온다.

又沙草眯目, 用書中白魚 · 人乳汁【惡傷物命, 今不具注】.

又蚕沙枚, 以水呑之, 卽出.

또한 풀 꺼럭이나 모래 등의 티가 눈에 들어가서 나오지 않는 경우에는, 좋은 먹을 갈아서 새 붓에 〈먹물을 묻혀〉 눈동자 깊이 발라주면 좋다.

또 다른 처방. 두시(豆豉)[塩豉]를[162] 각각 소량씩 물에 푼 다음에 〈그 물 속에 눈을〉 담가서 눈을 뜨고 있으면 즉시 〈티가〉 나온다.

또 다른 처방. 시룻번 태운 재를 소변[小水]에[163] 타서 마시면 즉시 〈티가〉 나온다.

또 다른 처방. 양하심(蘘荷心)을 빻아서 만든 즙을 눈초리[目眥]에 넣으면 즉시 〈티가〉 나온다.

160 포(包): 원본 상태가 애매하지만, 글자 형태와 문맥상 포(包)로 판단된다.

161 반대좀[書中白魚]: 책이나 옷속에 사는 벌레이다.

162 염시(塩豉): 두시(豆豉) 또는 담두시(淡豆豉)이다. 콩을 삶아서 발효시켜 만든 누룩으로서, 이를테면 말린 메주덩어리이다. 약용으로 쓰인다.

163 소변[小水]: 의서에서 소수(小水)는 흔히 '소변'을 가리키지만, '소량의 물'이라는 의미로 쓰이기도 한다. 원문의 소수(小水)가 어느 쪽을 지칭하는지는 확실하지 않으나, 일반적인 용례에 따라 소변으로 번역하였다.

又草芒沙石等, 眯眼不出, 磨好書黑, 以新筆深注目瞳子上, 佳.

又方. 塩豉, 各小小着水中, 臨視之, 卽出.

又方. 燒甑帶灰, 和小水, 飮之, 卽出.

又方. 擣蘘荷心, 取汁, 入目眥, 卽出.

눈의 내장(內障)과 외장(外障) 치료법. 창출(蒼朮)[蒼木] 4냥을 쌀뜨물에 7일 동안 담가두면서 매일 쌀뜨물을 바꾸어준다. 그리고 검은 껍질을 제거하고 잘게 썬 후에, 소금 1냥을 넣고 누렇게 되도록 함께 볶았다가 소금을 제거한다. 〈한편〉 목적(木賊)【〈향명은〉 속새[省只草, 속새]이다】 2냥을 어린이 소변 속에 하룻밤 동안 담갔다가 물에 인 다음에, 누렇게 될 때까지 불에 말린다. 위의 2가지 약재들을 함께 빻아서 가루 내고, 매일 수시로 〈복용하되〉 다만 채소를 먹을 때 〈약 가루〉 1돈을 섞어서 복용하면 아주 효과가 있다.

理眼內外障. 蒼木[164] 四兩, 以米泔浸七日, 逐日換泔. 後去黑皮, 細切, 入塩一兩, 同炒色黃, 去塩. 木賊【省只草】二兩, 以童子小便浸一宿, 水淘過, 焙黃色爲限. 右二味, 同擣羅爲末, 每日不以時候, 但飮食蔬菜, 調一錢服之, 甚効.

164 목(木): 문맥상 출(朮)의 오각(誤刻)으로 판단된다.

이

이(耳)[165] 〈24〉.

耳.

귀가 갑자기 붓는 경우에는, 신선한 괄루(栝樓)【앞에 나왔다】 뿌리를 씻어서, 귓속에 넣을 수 있을 정도로 1두(頭)를 칼로 뾰족하게 깎는다. 이것을 돼지 비계와 함께 3~5번 끓어오르도록[佛] 달인 후, 식으면 〈이것으로〉 귓속을 막는다.

耳卒腫, 苦蔞【出上】根生者洗, 刀削一頭令尖, 可入耳中. 以猪脂煎三五佛[166], 冷則塞於耳中.

칼로 찌르는 듯한 귓속 통증의 치료법. 이것은 풍독(風毒)이 맺혀서 생긴 것이다. 곱게 가루 낸 황개자(黃芥子)를 식초와 섞어서 자그마한 절편으로 만들어 귀 앞의 맥박 뛰는 곳에 붙여야 한다. 그리고 그 절편 위에 쑥뜸을 떠서 〈환부를〉 따뜻하고 뜨겁게 하되, 너무 뜨거워서 피부를 상하지는 않게 한다. 너무 아프고 뜨겁다고 느끼면 절편을 떼어냈다가, 잠시 후 다시 붙여서 통증이 사라질 때까지 뜸을 뜬다.

또 다른 처방. 우유(牛乳)를 〈귓속에〉 흘려 넣는다.

165 이(耳): 귓병이다.

166 불(佛): 문맥상 비(沸)의 오각(誤刻)으로 판단된다.

理耳內痛如刀刺. 此風毒滯聚所致. 當用黃芥子細末, 醋和, 作小片, 貼耳前脉動處. 以艾灸其片子上, 令溫与[167]熱, 不至大熱傷膚. 覺痛熱, 則去片子, 有頃, 復貼灸之, 以痛定爲限.
又方. 以牛乳灌之.

정이(聤耳)로[168] 인해 나오는 고름[濃]을 치료하는 홍면산(紅綿散). 백반(白礬)을 구워 흰재[白灰]로 만든 후, 매번 1돈에 연지(燕脂) 1자(字)를 넣고 고루 간다. 천으로 감싼 개비로 약을 묻혀서, 귓속 깊이 넣어 후벼주면 즉시 〈고름이〉 마른다.
理耳聤出濃[169], 紅綿散. 白礬煆成白灰, 每用一錢, 入燕脂一字, 硏匀. 用綿杖子引藥, 入耳中, 令到底, 摻之, 卽乾.

귀에 들어간 백절유연(百節蚰蜒)[170]【〈유연은〉 구수(蠼螋)처럼 생겼으며, 길고 가느다란 다리가 아주 많다】 치료법. 볶은 마자(麻子)를 자루에 가득 담은 후 귀를 기울여 이것을 벤다.
理百節蚰蜒【如蠼螋而長細足甚多】入耳. 炒麻子布帒盛, 傾耳枕之.

지네[蜈蚣]가 귀에 들어간 경우의 치료법. 구운 돼지고기로 귀

167 여(与): 원본 상태가 애매하지만, 글자 형태와 문맥상 여(与)로 판단된다.
168 정이(聤耳): 귓속에서 진물과 누런 고름이 나오는 만성 중이염 증상이다. 이농(耳膿)이나 이습(耳濕)이라고도 한다.
169 농(濃): 문맥상 농(膿)의 오각(誤刻)으로 판단된다.
170 백절유연(百節蚰蜒): 유연(蚰蜒)은 절지동물인데, 다리가 많이 달렸으므로 백절유연(百節蚰蜒)이라고 표현한 것이다.

를 막으면 즉시 〈지네가〉 나온다.
理蜈蚣入耳. 灸猪肉掩耳, 卽出.

다양한 벌레들이 귀에 들어간 경우의 치료법. 복숭아잎[桃葉]으로 양쪽 귀를 막으면 곧바로 〈벌레들이〉 나온다.
理諸虫入耳. 以桃葉塞兩耳, 立出.

귀머거리의 치료 처방. 피마자(蓖麻子)【100개, 껍질을 제거한 것】와 대추【15개, 껍질과 씨를 제거한 것】를 빻아서 가루 낸 후, 환(丸)을 만들어 귀에 넣으면 20일 뒤에는 좋아진다.

거북의 오줌을 귓속에 떨어뜨리면 〈귀머거리 증상을〉 치료한다. 거북의 오줌을 받는 법. 옻칠 상자[柒合]에 〈거북을〉 두고 기르는데, 밤이 지나면 오줌이 생긴다. 또한 종이심지에 불을 붙여 거북의 꼬리에 대어도 〈거북이〉 오줌을 누게 되니, 재빨리 오줌을 받아서 쓴다.

귀의 통증과 아울러 고름이 나오는 증상의 치료법. 검게 볶은 행인(杏仁)을 곱게 갈아 천으로 싸서 귓속에 집어넣는다.

참을 수 없는 갑작스런 통증의 치료법. 소금 3되를 완전히 볶은 후에, 푸른 베로 싸서 환부를 찜질한다.

또한 정이(聤耳)로 인하여 피고름이 나오는 경우의 처방. 수레굴대에 바르는 기름으로 귓속을 막아두면 피고름이 모두 나오면서 낫는다.

또한 헌 천을 태운 재를 천으로 싸서 귓속에 넣는다.

理耳聾方. 萆麻子【百介, 去皮】· 大棗【十五介, 去皮核】, 擣研作丸, 內耳, 二十日差.

取龜尿, 滴入耳中, 差之. 取龜尿法. 置柒合中養之, 經宿則有尿. 又以紙炷火, 點其尾, 亦致失尿, 急取[171]用之.

理耳痛, 兼有水出. 以杏人炒令黑色, 細硏, 綿裹, 內耳中.

理卒痛不可忍. 塩三升, 炒令熟, 以靑布裹, 熨之.

又聤耳膿血出方. 用車轄脂塞耳中, 膿血出盡, 愈.

又用故綿, 燒灰, 綿裹, 內耳中.

귀 안에 종기가 생긴 경우에는 말린 마치현(馬齒莧)【〈향명은〉 쇠비름[金非陵音, 쇠비름]이다】 1냥과 황벽피(黃蘗皮) 반 냥〈을 사용한다〉. 위의 2가지 약재들을 곱게 빻아서 가루 낸 후, 매번 소량을 천으로 싸서 귓속에 넣는다.

耳內生瘡, 馬齒莧【金非陵音】乾者一兩 · 黃蘗皮半兩. 右二味, 細擣羅爲末, 每取小許, 綿裹, 內耳中.

유연(蚰蜒)【앞에 나왔다】이 귓속에 들어간 경우에는 지룡(地龍)【〈향명은〉 지렁이[居叱伊乎, 거슴휘]이다】 1조(條)를 파잎 속에 넣는다. 이 방법에 대해서는 짐승의 생명을 끊는 것을 싫어하므로 지금은 자세한 설명을 더하지 않는다.

또한 소산(小蒜)【〈향명은〉 달래[月老, 돌로]이다】을 빻아서 〈소산〉 자

171 취(取): 원본 상태가 애매하지만, 글자 형태와 문맥상 취(取)로 판단된다.

체의 즙[自然汁]을 내서 귓속에 떨어뜨리면 곧바로 효과가 있다.

蚰蜒【出上】入耳中, 用地龍【居叱伊[172]乎】一條, 內葱葉中. 右惡傷物命, 今不具注.

又小蒜【月老】擣取自然汁, 滴耳中, 立効.

벌레가 귀에 들어간 경우의 치료법. 가루 낸 초(椒) 1돈을 식초 반 잔에 담가두었다가, 한참 후에 그 식초[水]를 귓속에 조금 떨어뜨리면 벌레가 저절로 나온다.

또한 남(藍)【앞에 나왔다】을 빻은 즙을 〈귓속에〉 떨어뜨리면 곧바로 〈벌레가〉 나온다.

또한 구리그릇을 귓가에서 두들기면 즉시 벌레가 나온다.

또한 갈대줄기를 통해 아주 힘껏 〈귓속을〉 불면 즉시 〈벌레가〉 나온다.

理虫入耳. 椒一錢爲末, 以醋半盞浸, 良久[173], 水小滴耳中, 虫自[174]出.

又擣藍【出上】汁滴之, 立出.

又用銅椀於耳邊敲打, 卽虫出.

又葦管極氣吹之, 卽出.

172 이(伊): 음운학상 아(兒)의 오각(誤刻)으로 판단된다.

173 구(久): 원본 상태가 애매하지만, 글자 형태와 문맥상 구(久)로 판단된다.

174 자(自): 원본 상태가 애매하지만, 글자 형태와 문맥상 자(自)로 판단된다.

구순

구순(口脣)[175] 〈25〉.
口脣.

입이 건조하고 열이 날 때 기운을 가라앉히는 치료 처방.[176] 석고(石膏)【옥처럼 빛나고 하얀데, 좁쌀만하게 깨뜨렸더라도 〈석고는〉 모두 모가 난다[方解][177]】 가루 5홉과 꿀[蜜] 2되〈를 사용한다〉. 물 3되에 석고를 넣고, 2되로 〈졸아들도록〉 달인 후에 꿀을 넣고 다시 달인다. 대추씨만한 것을 〈입에〉 머금는데 그 즙을 다 빨아먹으면, 다시 〈새 것을〉 입에 머금는다.
理口乾熱下氣方. 石膏【如玉瑩白, 碎之, 雖如粟, 皆方解】末五合 · 蜜二升. 以水三升, 煮石膏, 取二升, 納蜜更煎. 含如棗核大, 咽汁盡, 更含之.

입과 혀가 마르고 건조하며, 정신과 머리와 눈이 불편한 경우. 맥문동(麥門冬)【〈향명은〉 겨우살이[冬口沙伊, 겨슬사리]이다】즙 3홉, 꿀 3홉, 살[肉]을 발라낸 대추[棗] 30매〈를 사용한다〉. 위의 약재들을

175 구순(口脣): 입과 입술에 생기는 병증이다.

176 입이 건조하고 열이 날 때 기운을 가라앉히는 치료 처방: 처방에 등장하는 석고의 성질이 차갑다는 점을 감안하면, 문맥상 '입이 건조하고 열이 난 〈증상을〉 치료하며 기운을 가라앉히는 처방'이라고 번역할 수도 있다. 하지만 『향약구급방』 기사의 용례를 감안하여 본문과 같이 번역하였다.

177 모가 난다[方解]: 방해(方解)는 석고를 깨뜨렸을 때 모가 나게 깨진다는 뜻이다.

자기병[甆甁] 속에 담고 밥솥에 얹어 쪘다가 꺼낸다. 매번 1숟가락 [匕]을 복용하되, 〈입에〉 머금어 빨아먹는다.

口舌乾燥, 心神頭目不利. 麦門冬【冬口[178]沙伊】汁三合 · 淸蜜三合 · 棗三十枚取肉. 右藥內甆甁中, 於飯甑上[179]蒸之, 取出. 每服一匕, 含咽津.

입술에 난 종기의 치료법. 동쪽 벽의 마른 흙[東壁乾土]을 곱게 가루 내어 환부에 붙인다.

또 다른 처방. 끓인 물에 두시(豆豉)[塩豉]를 하룻밤 동안 담갔다가 짓찧어 환부에 바른다.

또 다른 처방. 대마자(大麻子) 태운 재를 곱게 갈아서, 정화수(井華水)에 타서 환부에 바른다.

理脣瘡. 取東壁乾土, 細末, 付之.

又方. 取塩豉, 湯浸一宿, 爛研, 塗之.

又方. 取大麻子, 燒灰, 細研, 用井華水調, 塗之.

입술[唇]이[180] 말라 조여들면서 얼굴이 붓는 경우의 치료법. 마치(馬齒)【앞에 나왔다】잎에서 짠 즙을 환부에 바르면 곧바로 좋아진다.

또 다른 처방. 태운 강랑(蜣蜋)【앞에 나왔다】〈을 사용하는데, 강랑의〉 생명을 끊는 것을 싫어하므로 지금은 자세한 설명을 더하지 않는다.

178 구(口): 음운학상 을(乙)의 오각(誤刻)으로 판단된다.

179 상(上): 원본 상태가 애매하지만, 글자 형태와 문맥상 상(上)으로 판단된다.

180 진(唇): 진(唇)은 순(脣)과 통용하여 '입술'이라는 뜻으로 쓰인다.

理唇緊面腫. 用馬齒【出上】葉汁, 塗之, 立差.
又方. 燒羌[181]蜋【出上】, 惡傷命, 今不具注.

또한 긴순(緊脣)이나 심순(瀋脣)【입과 입술이 붓는 것이다】이라고도 부르는 증상의 치료법. 녹인 송진에 기름을 넣어 부드럽게 만든 후 상처에 붙인다.
又理緊脣, 亦云瀋脣【口脣腫也】. 用松脂鎔, 入小油, 令軟, 貼瘡上.

181 강(羌): 문맥상 강(蜣)의 오각(誤刻)으로 판단된다.

향약구급방 하권
鄕藥救急方下卷

부인잡방

부인잡방(婦人雜方)[1] 〈1〉.

婦人雜方.

태아가 죽은 채로 임산부의 뱃속에서 나오지 않는 경우의 치료법. 쇠똥을 배 위에 바르면 곧바로 〈태아가〉 나온다.

또 다른 처방. 복룡간(伏龍肝)을 따뜻한 물에 타서 복용하면, 당연하게도 아이가 머리에 〈복룡간의〉 흙을 이고 나오니 신효하다.

理婦人子死腹中不出. 取牛屎, 塗腹上, 立出.

又方. 伏龍肝和溫水服, 其兒頭上當戴土, 出, 神効.

또한 포의(胞衣)【〈향명은〉 이차음(伊此音)이다[2]】가 나오지 않는 경우에는, 피마자(萞麻子)【〈향명은〉 아주까리씨[阿叱加伊實, 아ᄌᆞ가리ᄡᅵ]이다】를 빻아서 발바닥 한가운데[足心]에 붙이면 곧바로 〈태반이〉 나온다. 〈태반이〉 나온 다음에는 재빨리 〈피마자를〉 씻어서 제거해야 하는데, 그렇게 하지 않으면 창자까지 딸려서 나온다. 만약 창자

1 부인잡방(婦人雜方): 제목은 '부인병의 여러 처방'이라는 뜻이지만, 본문의 주된 내용은 임신 중과 출산 후의 다양한 병증에 대한 처방이다.

2 이차음(伊此音)이다: 포의(胞衣)는 태반이다. 이차음은 당시의 음가조차 불분명한 어휘이다.

가 나오면 〈임산부의〉 정수리에 〈피마자를〉 바르면 창자가 들어간다.

또한 따뜻한 물로 복룡간(伏龍肝) 3돈을 복용하면 즉시 〈태반이〉 나온다.

또한 토끼머리 태운 가루를 물에 타서 복용하면 아주 효과가 있다.

又胞衣【伊此音】不出, 取萆麻子【阿[3]叱加伊實】, 擣付足心, 立出. 々[4]後, 急洗去, 不尒, 膓隨出. 若膓出, 則塗頂上, 則膓入.

又溫水服伏龍肝三錢, 卽出.

又兔頭燒末, 水和服, 甚効.

출산 후에 악혈(惡血)이 그치지 않거나 또는 뱃속이 뭉쳐있으면서 생기는 통증 등의 여러 질병에 곧바로 효과를 보는 처방. 건지황(乾地黃), 궁궁(芎藭)【〈향명은〉 궁궁초[芎芎草, 궁궁초]이다】, 백작약(白芍藥), 당귀(當歸)〈를 사용한다〉. 위의 약재들을 각각 동일한 분량으로 대강 썬다. 매번 4돈을 복용하되 물 1사발과 함께, 7분(分)으로 졸아들도록 달여서 찌꺼기를 버리고 따뜻하게 수시로 복용하면 신효하다.

產後惡血不止, 或腹中塊痛等, 諸疾立効方. 乾地黃 · 芎藭【芎々[5]草】· 白芍藥 · 當皈. 右各等分, 麁末. 每服四錢, 以水一垸, 煎至七分, 去滓, 溫服, 不拘時候, 神効.

3 아(阿): 원본 상태가 애매한데 아(阿) 또는 회(回) 중 하나이다. 문맥상 아(阿)로 판단된다.

4 々: 여기에서 이 반복부호는 출(出)을 가리킨다.

5 々: 여기에서 이 반복부호는 궁(芎)을 가리킨다.

〈임신〉 5~7개월의 임산부가 사정이 여의치 못하여 태(胎)가 손상되면서, 태아가 뱃속에서 죽은 듯하기도 하고 오로(惡露)가 흘러나오고 욱신거리는 통증이 그치지 않고 입이 꽉 닫혀서 죽게 된 경우의 치료법. 이 약으로 〈태아를〉 살피는데, 〈태반이〉 떨어지지 않은 상태였다면 통증이 그치면서 태아와 산모가 모두 편안해진다. 만약 태반이 떨어진 상태였다면 바로 배출된다. 이 약은 출산을 촉진하니 그 효과가 신묘하다. 당귀(當歸) 6냥과 궁궁(芎藭) 4냥〈을 사용한다〉.

위의 약재들을 대강 썬 다음에, 매번 3돈을 물 1소잔(小盞)과 함께 진한 향이 나도록 달인다. 마르려고 할 때 술 1큰잔[大盃]에 넣고 〈달이되〉 한소끔 달이는 데 그치며, 찌꺼기를 버리고 따뜻하게 복용한다. 만약 〈임산부의〉 입이 꽉 닫힌 채라면 입을 벌린 후 〈약을〉 흘려 넣어주는데, 5리에서 7리쯤 걸을 시간이 지난 후에 두 번째 복용하면 2~3번 복용하기 전에 곧바로 살아난다.

理婦人五七月, 因事築磕著胎, 或子死腹中, 惡露下, 疼痛不已, 口噤欲絶. 用此藥探之, 若不損, 則痛止, 子母具安. 若胎損, 則便下. 此藥催生, 神妙. 當皈六兩 · 芎藭四兩.

右麁末, 每用三錢, 以水一小盞, 煎令浥々[6]. 乹時, 投酒一大盃, 止一沸, 去滓, 溫服. 若口噤, 開口灌之, 如人行五七里再進, 不過二三服, 便生.

6 々: 여기에서 이 반복부호는 읍(浥)을 가리킨다.

출산 후에 풍사(風邪)를 맞아서 입이 꽉 닫히거나, 어금니를 악물거나, 손발에 경련이 나타나는【느슨해졌다 급해지는 것이 예사롭지 않은 것이다】 경우. 형개수(荊芥穗)【〈수(穗)의 향명은〉 □□삭[7][□□沙只, □□사기]이다】〈를 사용한다〉. 위의 1가지 약재 1냥을 불기운에 가볍게 말린 다음에 곱게 가루 낸다. 매번 2돈을 복용하되, 따뜻한 술에 타서 복용한다. 이 약은 기효(奇効)하고 신성한 효능이 있다.

대저 산실(產室)이란 오직 바람이 들지 않는 것이 좋다. 그렇지만 〈산모가〉 의복과 침구로 지나치게 더워서는 안 된다. 지나치게 더우면 피부가 열리면서 쉽게 풍사(風邪)를 맞게 되어 곧바로 정신을 잃게 된다.

출산 후에 어떤 부인이 완전히 밀폐된 채로 지내면서 건물 내에서는 불까지 피웠다. 그러자 잠을 지나치게 자고, 깨더라도 취한 듯 혼곤하여 인사불성이 되니 그 집안에서는 놀라고 당황하였다. 어떤 사람이 이 약을 복용시키고, 교가산(交加散)을 만들면서 "〈교가산을〉 복용하면 반드시 잠이 들고, 잠든 상태에서 〈환자는〉 반드시 왼손으로 머리를 긁게 되니, 이 자극을 받으면 반드시 정신을 차릴 것이다."라고 축원하였다. 과연 그 말과 같이 되었다.

產後中風, 口噤, 牙関緊急, 手足瘈瘲【縱急不平也】. 荊芥穗【□□沙只】. 右一味輕焙過一兩, 細末. 每服二錢, 温酒調下. 此藥有奇効神聖之功. 大底產室但無風爲佳. 然不可衣被帳褥大暖. 大暖, 則腠理開, 易於中風, 便昏冒.

7 □□삭: 수(穗)는 이삭이다. 완전히 판독되지 않는 '□□사지(□□沙只)'는 이삭이라는 향명일 가능성이 높다.

有一婦人, 產後遮擁大密, 閤內更生火. 睡久, 及醒, 則昏々[8]如醉, 不省人事, 其家驚惶. 有人用此藥, 服之, 作以交加散, 祝云, 服之必睡, 々[9]中必以左手搔頭, 竟必醒矣. 果如其言.

교가산(交加散)은 여성의 영위(榮衛)가 통하지 않은 탓에 생리주기가 불순하고, 뱃속은 쥐어뜯는 듯이 아프며, 기운[氣]은 넘치고 피[血]는 부족하며, 〈기운이〉 뭉쳐져서 가(瘕)로[10] 변하거나, 또는 출산 후에 풍사(風邪)를 맞은 경우의 치료 처방이다. 생지황(生地黃) 3냥【갈아서 즙을 낸 것】과 생강(生薑) 5냥【갈아서 즙을 낸 것】〈을 사용한다〉.

위의 약재들은 서로간의 즙을 이용하여 하루 저녁 동안 담가둔다【생강즙에 담근 지황, 지황즙에 담근 생강을 의미한다】. 각각〈의 약재를〉 그 즙이 완전히 없어질 때까지 누렇게 볶은 후 가루를 내는데, 일반적인 복통을 기준으로 술에 3돈을 타서 복용한다. 특히 출산 후에는 〈이 약을〉 빠뜨려서는 안 된다.

交加散, 理婦人榮衛不通, 經日不調, 腹中撮痛, 氣多血小, 結聚爲瘕, 或產後中風方. 生地黃三兩【研取汁】· 生薑五兩【研取汁】.

右交互用汁浸一夕【謂薑汁浸地黃, 地黃汁浸生薑】. 各焦黃, 汁盡爲限, 末之, 尋常腹痛, 酒調下三錢. 產後尤不可闕.

8 々: 여기에서 이 반복부호는 혼(昏)을 가리킨다.

9 々: 여기에서 이 반복부호는 수(睡)를 가리킨다.

10 가(瘕): 몸속에서 기운[氣]과 피[血]가 뭉쳐져서 만들어진 일종의 덩어리를 징가(癥瘕)라고 부르는데, 피가 뭉친 징(癥)과 기운이 뭉친 가(瘕)로 세분된다. 이 덩어리가 이동하면서 통증 부위가 고정되지 않은 병증도 가(瘕)라고 부른다.

출산 후에 출혈이 너무 많아서 갈증이 나는 경우의 치료 처방. 포황(蒲黃) 가루【앞에 나왔다】 2돈을 물에 타서 복용한다. 만약 갈증이 심하면 새로 길어온 물[新汲水]〈에 타서 복용한다〉.

理產後, 出血大多, 煩渴方. 蒲黃末【出上】二錢, 水調服. 若渴燥甚, 新汲水.

출산 후에 여성에게는 3가지 질병이 있으니, 답답해지므로 땀이 많아지는 것과 땀이 많아져서 변비에 걸리는 것이다【진액(津液)이 부족한 탓에 대변이 건조해지는 것이다】. 따라서 약을 쓰기가 어렵다.

오직 마자(麻子)【〈향명은〉 열[与乙, 열]이다】와 자소(紫蘇) 열매로 만든 죽이 가장 좋을뿐더러 원만하다. 자소자(紫蘇子)와 대마자(大麻子)【각각 반 홉】를 깨끗이 씻어서 아주 곱게 간다. 물과 함께 다시 갈아 만든 즙 1잔을 2회분으로 나누고, 죽으로 끓여서 들이킨다.

이 죽은 산후(產後)뿐만 아니라 노인들의 장부(臟腑) 〈문제로 인한〉 변비에도 복용할 수 있다. 항상 이 약을 복용하면 기(氣)를 내려주는 효과가 아주 신묘하다.

婦人產後有三種疾, 鬱冒則多汗, 々々[11]則大便秘【津液之小, 故大便燥】. 故難於用藥.

唯麻子【与乙】·紫蘇實粥, 最佳且穩. 紫蘇子·大麻子【各半合】, 淨洗, 研極細. 用水再研, 取汁一盞, 分二次, 煮粥啜[12]之.

此粥, 不唯產後, 可服老人藏腑秘. 常服之, 下氣尤妙.

11 々々: 여기에서 이 반복부호는 다한(多汗)을 가리킨다.

12 철(啜): 원본 상태가 애매하지만, 글자 형태와 문맥상 철(啜)로 판단된다.

여성이 장부(臟腑)가 건조한[藏燥] 탓에 울고 싶어할 정도로 상심하고, 자주 하품하며, 이유도 없이 한없이 슬퍼하는 경우의 치료 처방. 감초(甘草)【2냥, 볶은 것】, 소맥(小麥)【1되】, 대추[大棗]【10개】〈를 사용한다〉.

위의 약재들을 부저(㕮咀)하여【잘게 자르는 것이다】[13] 물 6되와 함께, 3되로 졸아들도록 달여서 찌꺼기를 버리고 3회분으로 나누어 따뜻하게 복용한다. 〈이 약은〉 비장(脾臟)의 기운을 보충하기도 한다.

理婦人藏燥[14], 悲傷欲哭, 數欠, 無故悲哀不止方. 甘草【二兩, 炒】· 小麦【一升】· 大棗【十介】.

右㕮咀【細切】, 以水六升, 煮取三升, 去滓, 溫分三服. 亦補脾氣.

임신[姙娠] 상태에서 하혈(下血)하는 것을 누포(漏胞)라고 부르는데, 태반이 건조해지면 곧바로 죽게 된다. 생지황(生地黃) 반 근을 청주(淸酒) 1말과 함께, 2~3번 끓어오르도록 달인 후에 짜서 찌꺼기를 버리고 수시로 복용한다. 가급적 많이 복용할수록 좋다.

姓[15]娠下血, 名曰漏胞, 々[16]乾便死. 以生地黃半斤, 淸酒一斗, 煮三[17]兩沸, 絞, 去滓, 服之無時. 能多服, 佳.

13 부저(㕮咀): 칼로 약재를 콩알 크기로 잘라내는 것이다. 원래는 입으로 약재를 잘라 부수는 것을 가리켰다.

14 장조(藏燥): 원문은 장조(藏燥)이지만, 문맥상 질병 이름인 장조(臟躁)의 오각(誤刻)일 수 있다. 본문에서 설명하는 증상이 장조증(臟躁證)에 해당하며, 본문과 동일한 기록이 수록된 『금궤요략(金匱要略)』에서도 이 부분은 '부인장조(婦人臟躁)'라고 되어 있다.

15 주(姓): 문맥상 임(妊)의 오각(誤刻)으로 판단된다.

16 々: 여기에서 이 반복부호는 포(胞)를 가리킨다.

17 삼(三): 원본 상태가 애매하지만, 글자 형태와 문맥상 삼(三)으로 판단된다.

난산(產難)으로 임산부가 3일 동안 출산하지 못하는 경우에는, 토끼머리를 태워서 가루로 만들어 물과 함께 복용하면 아주 효과가 있다.

婦人產難, 三日不出, 取兎頭, 燒作屑, 水服, 極効.

또한 태아가 거꾸로 태어나는 경우의 치료에는, 선각(蟬殼) 2매를 가루 내어 3자밤[指撮]을[18] 따뜻한 술과 함께 복용한다【〈선각은〉 선태(蟬蛻)이다】.

또 다른 처방. 남편의 음모(陰毛) 14터럭[莖]을 태워서 돼지기름과 〈반죽하여〉 콩만한 환(丸)을 만들어 삼킨다. 반드시 아이가 손에 환(丸)을 쥐고 태어나니 그 효과가 신험하다.

또한 복룡간(伏龍肝) 3자밤을 술과 함께 복용하면 즉시 〈아이가〉 태어난다.

又理逆生, 取蟬殼二枚, 爲末, 三指撮溫酒服【蟬蛻也】.

又方. 取夫陰毛二七莖燒, 以猪膏丸如豆, 呑之. 兒必手持丸出, 神驗.

又伏龍肝三指撮, 酒服之, 卽出.

또한 태아가 옆으로 태어나면서 잘 빠져나오지 못하는 경우에는, 술과 함께 차전자(車前子)나 토사자(菟絲子)를 복용하면 즉시 태어난다. 술이 없으면 쌀뜨물과 함께 복용해도 좋다.

又縱橫生不出者, 酒服車前子, 或兎糸子, 卽生[19]. 無酒, 米汁服亦佳.

18 자밤[指撮]: 세 손가락 끝으로 한 번 잡는 양을 가리킨다.

19 생(生): 원본 상태가 애매한데 생(生) 또는 왕(往) 중 하나이다. 문맥상 생(生)으로 판단된다.

또한 태반[胞衣]이 나오지 않을 때는 물에 활줄[弓絃]을 달인 후, 그 즙 5홉을 마시면 곧바로 〈태반이〉 나온다.

又胞衣不出, 水煮弓絃, 飮其汁五合, 則出.

또한 잘게 썬 유백피(楡白皮)를 달인 즙을 복용하면 〈태반이〉 배출된다. 〈이 방법은〉 난산일 때도 좋다.

또한 달걀 노른자를 삼키면 즉시 〈태반이〉 나온다.

又取楡白皮細切, 煮取汁, 服則下. 難生亦佳.

又呑雞卵中黃, 卽[20]出.

또한 아이가 거꾸로 태어나거나 태아가 뱃속에서 죽은 경우의 치료 처방. 당귀(當歸) 가루 1방촌시(方寸匙)를 술과 함께 복용한다.

又理倒產, 子死腹中方. 當皈末, 酒服方寸匕.

또한 아이가 거꾸로 태어나는 바람에 〈임산부의〉 손발이 차고 입이 꽉 닫힌 경우의 치료법. 누렇게 볶은 규자(葵子)를 곱게 가루 내서 술과 함께 2돈을 복용하면 순조로워진다.

又理倒生子, 手足冷, 口噤. 以葵子炒令黃, 細末, 酒服二錢, 則順.

젖이 나오지 않는 경우에는, 토과근(土瓜根)【〈향명은〉 쥐참외 뿌리[鼠苽根, 쥐외불휘]이다】을 불에 말려서 가루 낸다. 따뜻한 물과 함께

20 즉(卽): 원본 상태가 애매하지만, 글자 형태와 문맥상 즉(卽)으로 판단된다.

반 돈을 복용하면 〈젖이〉 아주 많이 나온다.

또한 괄루(栝樓) 열매 속의 씨를 살짝 볶아서 가루 내어 술과 함께 1방촌시(方寸匙)를 복용한다.

乳汁不出, 土苽根【鼠苽根】, 焙乹爲末. 溫水服半錢, 則大出.

又栝蔞實中子, 微炒爲末, 酒服方寸匕.

풍사(風邪)를 맞은 여성의 입이 꽉 닫히거나 혀뿌리가 말리는 경우의 치료에는, 곱게 간 개자(芥子) 1되를 식초 3되와 함께, 1되로 졸아들도록 달여서 뺨 아래에 붙이면 곧바로 효과가 있다.

理婦人中風, 口噤, 舌本縮, 用芥子一升, 細研, 以醋三升, 煎取一升, 付頷頰下, 立効.

무릇 임신했을 때 달걀 및 마른 잉어를 먹으면 자식에게 종기가 많이 생긴다.

또한 닭고기 및 찹쌀을 먹으면 자식에게 촌백충(寸白蟲)이 많이 생긴다.

또한 참새고기와 함께 된장을 먹으면 자식에게 얼굴 가득 □□□□□이 많다[滿面多□□□□□].

또한 토끼고기와 개고기를 먹으면 자식이 말을 못하거나 언청이가 된다.

또한 버섯[椹]과 함께 오리알을 먹으면 자식이 거꾸로 태어난다.

또한 참새고기를 먹고 술을 마시면 자식이 음란해지고 수치를 모르게 된다.

또한 양(羊)의 간(肝)을 먹으면 자식에게 불운이 많아진다.

또한 자라를 먹으면 자식의 목이 짧아진다.

또한 오리알과 함께 개고기를 먹으면 자식이 말을 못한다.

항상 다니던 곳이 아닌 장소에 들어가 소변을 누워서는 안 되니, 〈그렇게 소변을 누면〉 반드시 조산하다가 태아가 죽는다.

凡妊娠, 食雞卵及乹鯉魚, 令子多瘡.

又食雞肉及糯米, 令子多寸白虫.

又食雀肉幷豆醬, 令子滿面多□□□□□[21].

又食兔肉犬肉, 令子無音声, 或缺脣.

又食椹幷鴨子, 令子倒出.

又食雀肉飮酒, 令子淫情乱, 不畏羞恥.

又食羊肝, 令子多厄.

又食鼈, 令子項短.

又食鴨子幷犬肉, 令子無音声.

勿向非常之處入小便, 必半產殺人.

21 □□□□□: 원본의 문단이 끊어진 부분이어서 정확하게 몇 글자가 있었는지는 확실하지 않다.

소아방

소아방(小兒方)[22] 〈2〉. 【무릇 어린이는 몸이 연약해서[柔胞] 쉽게 질병에 걸린다[深]. 또한 〈아이는 성장하면서 몸 상태가〉 자주 바뀌어[五變九蒸[23]] 만 가지로 변화하므로 단방(單方)으로 〈치료법을〉 모두 수록할 수는 없다. 여기에서는 쉽게 쓸 수 있는 처방[ネ]을 대략 기록한다.】

小兒方. 【凡小兒, 血肉柔胞[24], 易深[25]於疾. 而五変九蒸, 変改万端, 非單方之所[26]能具載. 今略記易行ネ[27].】

어린이가 태한(胎寒)으로[28] 밤에 우는 경우가 많거나 밤낮으로 〈울

22 소아방(小兒方): 어린이의 다양한 질병에 대한 처방이다.

23 오변구증(五變九蒸): 5번 변(變)하고 9번 증(蒸)한다는 뜻인데, 어린이의 몸 상태가 자주 바뀌면서 성장하는 모습을 표현한 것이다. 변(變)은 기운이 위로 올라가는 과정이고 증(蒸)은 몸에 열(熱)과 땀이 나는 등의 변화 과정이다. 32일마다 한 번씩 변(變)이 온다고 한다. 변증(變蒸)은 혈기(血氣)가 아직 충실하지 못하고 음양이 고르지 못하며, 장부(臟腑)가 튼튼하지 못하고 골격(骨骼)이 온전하지 못해서 생긴다. 어린이가 타고난 기운이 튼튼하면 모르는 사이에 변(變)을 한다.

24 포(胞): 문맥상 취(脆)의 오각(誤刻)으로 판단된다.

25 심(深): 문맥상 염(染)의 오각(誤刻)으로 판단된다.

26 소(所): 원본 상태가 애매하지만, 글자 형태와 문맥상 소(所)로 판단된다.

27 시(ネ): 문맥상 방(方)의 오각(誤刻)으로 판단된다.

28 태한(胎寒): 어린이가 태중(胎中)에 있을 때 한기(寒氣)를 맞아서 생기는 병증으로 태한발독(太寒發毒)이라고도 한다. 임산부가 지나치게 찬 음식을 먹는 바람에 냉기가 태아에게 영향을 미쳐서 생긴다.

음을〉 그치지 않으면, 결국 이로 인하여 간(癎)【지랄하는 것[癲]이 간(癎)이다】이 된다. 콩알만하게 가루 낸 당귀(當歸)를 젖과 섞어서 입 안에 흘려 넣어 삼키도록 한다. 밤낮으로 3~4번 하면 즉시 좋아진다.
小兒胎寒, 多患夜啼, 或晝夜不止, 因此成癎【癲爲癎也】. 當皈末如豆許大, 以乳汁和, 灌口, 令咽之. 日夜三四徧, 卽差.

어린이가 갑작스레 놀라며 아픈 것처럼 보이지만 그 질병이 애매한 경우. 수탉의 볏피[冠血]를 구하여 아이에게 다가가 입 위에 〈볏피〉 소량을 떨어뜨리면 좋아진다.
小兒卒驚, 似有痛處, 而不知疾狀. 取雄雞冠血, 臨兒, 口上滴入小許, 差.

유행병에 걸린 어린이의 목욕법. 복숭아잎[桃葉]【7냥, 잘게 자른 것】을 물 5되와 함께, 10여번 끓어오르도록 달인 후 찌꺼기를 버린다. 물의 온도를 조절하고, 바람이 들지 않는 곳에서 땀이 나도록 목욕시키면 좋아진다.
小兒時氣病浴法. 取桃葉【七兩, 細剉】, 以水五升, 煮十餘沸, 去滓. 看冷煖, 避[29]風, 浴令汗出, 差.

어린이에게 완두창(豌豆瘡)이[30] 막 나오려고 하거나, 이미 나와서 함복(陷伏)되는[31] 경우에는 모두 재빨리 치료해야 한다. 그렇지

29 피(避): 원본 상태가 애매하지만, 글자 형태와 문맥상 피(避)로 판단된다.
30 완두창(豌豆瘡): 천연두(天然痘)이다.
31 함복(陷伏): 천연두의 독기가 몸 안을 공격하여 피부가 검게 함몰된 상태를 의미한다.

않으면 독기가 장부(臟腑)에 침투하여 치료할 수가 없다. 돼지 피를 섣달에 병(瓶)에 담았다가 통풍되는 곳에 걸어서 말린다. 위의 약에서[32] 절반을 대추만하게 덜어낸 다음에, 녹두(碌豆)를 첨가하여 가루[粉]를 낸다. 그리고 〈나머지〉 절반의 대추만한 분량과 한데 간 후, 따뜻한 술에 타서 복용하면 즉시 좋아진다.

이 완두창에는 달걀과 오리알을 먹어서는 안 된다. 〈만약 먹는다면〉 즉시 눈이 멀면서 눈동자는 달걀색이나 오리알색으로 변하니, 그 반응이 귀신같다.

小兒豌豆瘡欲發, 及已發而陷伏者, 皆宜速療. 不尒, 毒入藏, 不可理. 以猪血臘月取瓶盛, 掛風中令乹. 右取半棗大, 加碌豆粉. 又半棗大同研, 溫酒調下, 卽差.

此瘡不可食雞鴨卵. 卽時盲, 瞳子如卵色, 其應如神.

어린이의 배꼽에 종기가 나면 태운 시룻번〈의 재를〉 돼지기름과 섞어서 〈환부에〉 바른다.

小兒臍中生瘡, 燒甑帶, 和猪膏, 付.

어린이의 침음창(浸淫瘡)에는[33] 동쪽 벽의 마른 흙[東壁乾土]을 가루 내서, 환부에 두텁게 바른다. 〈환부가〉 건조해질 때까지 붙이면 좋다【〈동쪽 벽은〉 해가 막 떠서 비추는 벽이다】.

32 위의 약: 통풍시켜 말린 돼지 피를 가리킨다.

33 침음창(浸淫瘡): 진물이 질질 흐르면서 번지는데, 처음에는 가렵다가 나중에는 아프면서 살이 짓무르는 증상이다.

小兒浸淫瘡, 東壁乹土末, 厚付之. 以止濕爲限, 良【以日光初出, 照壁處也】.

어린이가 급황(急黃)으로[34] 인하여 얼굴과 피부가 모두 누렇게 변하는 경우에는, 생 괄루(栝樓) 〈몇〉매[生萿蔞枚]를[35] 빻아 만든 즙 2홉과 생꿀 1큰숟가락[大匙]〈을 사용한다〉. 2가지 약재들을 따뜻한 채로 섞어서 2회분으로 나누어 복용한다.

小兒急黃, 面皮肉皆黃, 生萿蔞枚, 擣取汁二合, 生淸蜜一大匙. 二味煖令相和, 分再服.

어린이의 배꼽에 난 종기가 오랫동안 낫지 않는 경우에는 당귀(當歸) 가루를 환부에 붙인다.

小兒臍瘡, 久不差, 當皈末貼之.

어린이의 황병(黃病)에는[36] 백합(百合)뿌리를 찐 다음에 꿀과 섞어서 먹인다.

小兒黃病, 百合根蒸過, 蜜和, 食之.

34 급황(急黃): 병세가 몹시 급박하고 위태로운 황달병이다.

35 생괄루매(生萿蔞枚): 원문은 생괄루매(生萿蔞枚)가 분명하다. 흔히 숫자가 없는 양사(量詞)의 경우에는 1로 번역하는 것이 일반적이나, 괄루 즉 하늘타리 1매(枚)로 즙 2홉을 만드는 것은 불가능해 보이므로 '생 괄루 〈몇〉매'라고 번역하였다. 하지만 이 부분은 문맥상 생괄루근(生萿蔞根)의 오각(誤刻)일 수 있다. 본문과 동일한 기록이 수록된 『성제총록(聖濟總錄)』에서도 이 부분은 '생괄루근(生萿蔞根)'이라고 되어 있다.

36 황병(黃病): 일반적으로 황달을 말한다.

어린이의 징가(癥瘕)에는,[37] 곱게 가루 낸 경삼릉(京三稜)【〈향명은〉 매자기 뿌리[結次邑笠根, 미즙갇불휘]이다】을 채소죽[羹粥]에 넣고 끓어오르도록 달여서 내모(嬭母)【〈향명은〉 젖어미[乳母, 젖어미]이다】가 이것을 먹는다. 또한 매일[毋日] 대추만한 〈경삼릉을〉 젖과 섞어서 어린이에게 먹이면 좋다.[38]

小兒癥瘕, 細末京三稜【結次邑笠根】, 置羹粥中沸, 妳母【乳母】食之. 毋[39]日, 又取棗大, 和乳, 与小兒喫, 良.

〈어린이가〉 탈항(脫肛)되어 〈항문이〉 들어가지 않는 경우에는, 잘게 썬 생구(生韮) 1근을 연유[酥]와 버무려서[㭸] 완전히 볶는다. 이것을 두 부분으로 나눈 후, 부드러운 비단으로 싸서 〈환부를〉 찜질한다【식으면 바꾸어주는데, 〈항문이 다시〉 들어갈 때까지 반복한다】.

脫肛不縮, 用生韮一斤細切, 酥㭸[40], 炒熟. 分兩, 以軟帛裹, 熨【冷則易, 以入爲度】.

어린이가 갑자기 죽은 듯이 기절한 경우의 치료 처방. 불에 태

37 징가(癥瘕): 장부의 기운이 허약해진 상태에서 제대로 소화되지 못한 음식물이 점차 굳어져서 생긴 덩어리를 가리킨다. 징(癥)은 덩어리가 단단하게 고정되어 있으면서 통증 부위가 일정한 것을 의미하고, 가(瘕)는 덩어리가 이동하면서 통증 부위가 고정되지 않은 것을 의미한다.

38 내모(嬭母)가 이것을 ~ 먹이면 좋다: 이와 유사한 기사가, 『향약구급방』 중간본(1417년)보다 후대의 의서이기는 하지만 『본초강목』에 보인다. 『본초강목(本草綱目)』 권14, 「초지삼(草之三)」 형삼릉(荊三稜). "어린이의 기벽. 삼릉을 달인 즙으로 채소죽을 만들어 내모에게 먹인다. 또한 매일 대추만한 〈삼릉을〉 어린이에게 먹인다[小兒氣癖. 三稜煮汁作羹粥, 與嬭母食. 日亦以棗許, 與兒食]."

39 무(毋): 문맥상 매(每)의 오각(誤刻)으로 판단된다.

40 반(㭸): 문맥상 반(拌)의 오각(誤刻)으로 판단된다.

운 돼지 똥을 물에 타서 만든 즙을 복용한다.

또한 고삼(苦蔘)을 식초와 함께 달여서 만든 즙을 입에 넣으면 즉시 살아난다.

理小兒卒死方. 燒猪糞, 解水取汁, 服.

又苦蔘, 醋灸取汁, 內口, 卽活.

또한 아주 짜게 달인 소금물을 〈환자의〉 입에 흘려 넣으면, 삼키자마자 즉시 살아난다.

또한 뜨거운 물을 재와 섞어서 온몸을 두텁게 발라주면 즉시 살아난다.

又煎塩湯令極醎, 灌口, 入腹, 卽活.

又熱湯和灰, 厚擁身上, 卽活.

어린이의 중설(重舌)[41] 치료에는, 콩알만하게 가루 낸 황단(黃丹)을 혀 아래에 붙이면 〈부은 증상이〉 그친다.

理小兒重舌, 黃丹末如豆大, 着舌下, 止.

어린이의 혀 위에 생긴 눈[雪] 같은 수포(水泡)에는, 밤가시[栗刺] 달인 물을 천에 묻혀서 흰부위[白屑]를 닦아낸[栻] 후에, 매일 3~4차례[日三四點] 환부를 씻는다. 겨울에는 밤나무의 흰 속껍질을 달인 즙으로 환부를 씻고 닦아주되, 절대로 아플 정도로 해서

41 중설(重舌): 혀 아래 살이 부어서 마치 혀가 두 개인 것처럼 커진 것이다.

는 안 된다.
小兒舌上生白胞如雪, 用煮栗刺, 以綿, 栻[42]去白屑, 洗之, 日三四點. 冬月, 用栗木白皮煮汁, 洗之拭之, 勿令痛.

어린이의 갑작스런 기침[咳嗽]에는, 좋은 배 1과에 50개의 구멍을 뚫는다. 구멍마다 진초(眞椒) 1알씩을 넣은 후에, 밀가루와 물을 섞어서 만든 반죽[餠]으로 배 겉을 싼다. 〈다시〉 젖은 종이로 두 겹을 싼 후에 잿불 속에서 구워서 완전히 뜨겁게 만든다. 〈잿불 속에서〉 꺼내어 식은 다음에, 진초를 제거하고 어린이에게 먹이면 좋다.
小兒卒咳嗽, 用好梨一顆, 刺作五十孔. 每孔入眞椒一粒, 以麵水和, 作餠, 裹梨外. 用濕紙, 裹兩重, 煨於煻灰中, 令熱. 出停冷, 去椒, 令兒喫之, 良.

어린이의 설사에는, 능금[檎子]을 빻아서 짜낸 즙을 복용하면 좋다.
小兒痢, 取檎子, 擣絞汁, 服之, 良.

어린이가 신 음식을 먹고 생긴 치초(齒齼)【이가 솟아 시다[齒所叱史如, 니솟시다]〈는 뜻이다〉】에는,[43] 호도육(胡桃肉)을 잘게 씹어 먹게 해서 풀어준다【〈호도의〉 향명(鄕名)은 당추자[唐楸子, 당츄ᄌᆞ]이다. 지금 민간에서 추자(楸子)라고 부르는 것은 확실히 추자가 아니라, 바로 호도이다】.
小兒食酸齒齼【齒所叱史如】, 細嚼胡桃肉, 解之【鄕名唐楸子. 今俗云楸子, 亦非楸子, 乃胡桃】.

42 식(栻): 문맥상 식(拭)의 오각(誤刻)으로 판단된다.
43 치초(齒齼): 치아가 시큰거리는 증상이다.

소아오탄제물

소아오탄제물(小兒誤呑諸物)[44] 〈3〉.

小兒誤呑諸物.

어린이가 실수로 비녀를 삼킨 경우에는, 해(薤)【향명(鄕名)은 해채[解菜, 히치]이다】를 햇볕에 시들 정도로 말린 후에 푹 삶되 자르지는 말아야 한다. 1대속(大束)을 먹으면 비녀가 〈해를〉 따라서 나온다.

小兒誤呑釵, 取薤【鄕名解菜】, 曝令萎, 煮使熟, 勿切. 食一大束, 釵則隨出.

〈어린이가〉 실수로 못을 비롯하여 화살촉·바늘·동전·쇠붙이 등의 물건을 삼킨 경우에는 양기름·살진 양고기나 다양한 살진 고기 등을 많이 먹으면, 저절로 〈이 물건들을〉 감싸서 틀림없이 나온다.

誤呑釘, 及箭鏃·針·錢·鐵等物, 多食羊脂肥肉, 諸般肥肉等, 自裹之, 必出.

44 소아오탄제물(小兒誤呑諸物): 어린이가 실수로 다양한 물건들을 삼킨 경우이다.

〈어린이가〉 실수로 구슬·귀고리·쇠붙이와 가시를 삼킨 경우에는, 벌겋게 달군 쇠뇌[弩銅牙]를 물속에 넣고, 그 물을 마시면 곧바로 효과가 있다.

또한 꿀 2되를 복용하면 곧바로 효과가 있다.

위에서 다룬 바늘·화살촉·쇠붙이 등의 물건을 실수로 삼킨 경우에는 양경탄(羊脛炭) 가루를 많이 복용하면 당연히 〈이 물건들을〉 감싸서 나온다【탄(炭)은 미세하게 〈구멍이 나있고〉 단단하므로, 〈양경탄을〉 땅에 두드리면 쇳소리나 돌 소리가 난다】.

誤呑珠·璫·鐵而鯁者, 燒弩銅牙令赤, 內水中, 飮其汁, 立効.

又取蜜二升, 服之, 立効.

右件誤呑針鏃鐵物等者, 取羊脛炭末, 多服之, 當裹出【炭者細硬, 擲地, 有金石声】.

수종

수종(水腫)[45] 〈4〉.

水腫.

수기(水氣)로[46] 인하여 온몸이 붓고 소변이 시원하게 나오지 않는 경우의 치료 처방. 정력자(葶藶子)【향명(鄕名)은 두름의 나이[豆衣乃耳, 두의나ᅀᅵ]이다. 2냥, 향기가 나도록 볶은 것】와 대추【20매】〈를 사용한다〉. 위의 2가지 약재들을 물 1큰되[大升]와[47] 함께, 1작은되[小升]로 졸아들도록 달인다【대추의 껍질은 버리고, 살 속에 들어있는 과즙을 뽑아낸다】. 약한 불로 다시 함께 달이면서, 환(丸)을 만들 만해지면 곧 〈반죽하여〉 벽오동씨만한 환을 만들어 10환을 복용한다.

또한 검은소[黑牛]의 오줌을 복용하다가 좋아지면 그만둔다.

理水氣, 遍身浮腫, 小便澁方. 葶歷子【鄕名豆衣乃耳. 二兩, 炒令香】· 大棗【二十枚】. 右二味, 以水一大升, 煎取一小升【其棗去皮, 取肉內汁】. 微火更同煎, 可令丸, 卽爲丸如桐子大, 飮下十丸.

又服黑牛尿, 取差, 止.

45 수종(水腫): 몸 안에 습한 기운이 지나치게 고인 탓에 얼굴을 비롯한 여러 부위가 붓는 질병이다.

46 수기(水氣): 습한 기운이다.

47 큰되[大升]: 본문 하권 수합법(修合法)에서 나오듯이 큰되[大升]는 옷감 무게를 재는 보통 저울로 측정한 되[升]를 가리킨다.

효과가 입증된 수종(水腫) 치료 처방. 대마자(大麻子)【향명은 열[与乙, 열]이다. 2되】를 약한 불로 볶다가 큰소리가 터지자마자 곧바로 어린이 소변 3되를 뿌려준다. 한참 후에 2회분으로 나누어 복용한다. 복용을 마치면 버선을 벗고 두 발을 늘어뜨린 뒤 동이로 〈두 발을〉 받친다. 잠시 후 두 발의 가운데 발가락에서는 뿌드득하는 소리가 나면서 발톱 중앙이 갈라지는데, 이로부터 온몸의 수종이 빠져나간다. 이 처방은 『당서(唐書)』 노당전(盧堂傳)에 나오는데,[48] 〈이에 따르면〉 홀연히 신인(神人)이 나타나 전해주었다고 한다.

또 다른 처방. 곱게 가루 낸 견우자(牽牛子) 1방촌시(方寸匙)를 뜨거운 물[熟湯]과 함께 복용하면서, 좋아지면 그친다.

또 다른 처방. 쌀알만하게 잘게 썬 상륙근(商陸根) 신선한 것【3냥】과 팥【1큰되】〈을 사용한다〉. 위의 약재들을 함께 달이는데, 팥[豆]이 흐물흐물해진 후에는 다시 죽처럼 되도록 완전히 갈아서 복용한다【상륙은 향명이 자리공 뿌리[者里宮根, 쟈리공불휘]이다】. 위의 상륙 팥죽은 살짝 설사시킬 뿐이며 기운[氣]을 손상시키지는 않는다. 무릇 수종이 막 나은 후에도 연달아 〈이 약을〉 복용하여 〈수종의〉 근본을 없앤다. 평소에도 변비와 소변이 잘 나오지 않는 경우에 이것을 복용하면 더욱 좋다.

經効療水腫方. 大麻子【鄕名与乙. 二升】, 以文火炒, 纔爆一声, 便沃童子小便三升. 良久, 分爲二服. 々[49]訖, 脫襪, 垂兩足, 以盆承之. 須臾,

48 『당서(唐書)』 노당전(盧堂傳)에 나오는데: 『구당서(舊唐書)』와 『신당서(新唐書)』에서는 노당에 대한 기록을 찾을 수가 없다.

49 々: 여기에서 이 반복부호는 복(服)을 가리킨다.

兩足中指髫然有声, 甲中綻裂, 一身水腫, 自此瀝盡. 此方出於唐書盧堂傳, 忽有神人傳.

又方. 牽牛子細末, 熟[50]湯服方寸匕, 差則止.

又方. 商陸根生者細切如米【三兩】· 小豆【一大升】. 右同煮, 豆爛後, 更爛研如粥, 服之【商陸鄕名者里宮根】. 右商陸豆粥, 微痢, 不至損氣. 凡水腫新差後, 連作不絶, 以滌其根. 尋常大小便秘澁, 服之, 尤佳.

50 숙(熟): 문맥상 열(熱)의 오각(誤刻)으로 판단된다.

중풍

중풍(中風)[51] 〈5〉.

中風

중풍(中風)으로 인한 구안와사(口眼喎斜)의[52] 치료법. 괄루(栝樓)를 빻아 즙을 짜서 대맥면(大麥麵)【향명(鄕名)은 보리 가루[包衣末, 보릐ᄀᆞᄅᆞ]이다】과[53] 반죽하여 떡처럼 만든다. 불에 뜨겁게 구워서 환부를 찜질하되 〈구안와사가〉 바로 잡히면 곧바로 그만둔다. 너무 지나치게 하지 않는다【괄루는 향명이 하늘타리[天原乙, 하늘 톨]이다】.

理中風, 口眼喎斜. 擣括蔞, 絞取汁, 和大麦麵【鄕名包[54]衣末】, 搜作餠. 灸令熱, 熨之, 正則止. 勿令大過【括蔞鄕名天原乙】.

중풍으로 인하여 입이 꽉 닫힌 채로 인사불성인 경우의 치료법. 출(朮)【향명은 삽채[沙邑菜, 삽치]이다. 4냥】과 술【3되】을 사용한다. 위의 약재들을 1되로 졸아들도록 달여서 단번에 복용한다.

理中風, 口噤不知人. 以朮【鄕名沙邑菜. 四兩】·酒【三升】. 右煮取一升,

51 중풍(中風): 사기(邪氣)의 일종인 풍사(風邪) 즉 삿된 바람 기운이 몸을 공격하여 나타나는 다양한 질병이다.

52 구안와사(口眼喎斜): 입과 눈이 한쪽으로 쏠리는 증상이다.

53 대맥면(大麥麵): 보릿가루이다.

54 포(包): 원본 상태가 애매한데 포(包) 또는 절(卩) 중 하나이다. 문맥상 포(包)로 판단된다.

頓服.

중풍으로 인한 변비 치료법. 위령선(威靈仙)【향명은 강아지풀[狗尾草]이다. 일명 능소(能消)이다[55]】〈을 사용한다〉. 위의 약재를 가는[細] 체로 걸러서 가루를 만들고, 졸인 꿀[煉蜜]과 〈반죽하여〉 벽오동씨만한 환(丸)을 만든 다음 이른 새벽에[56] 따뜻한 술과 함께 60환을 복용한다. 〈이 처방은〉 다리가 무거워 걸을 수 없는 증상도 치료한다.

당(唐)나라 상주(商州)에서 어떤 사람이 다리에 힘이 없어 걸을 수 없는 병을 십년 동안 앓고 있다가 길가에 나앉아 낫기를 구하였다. 지나가던 신라(新羅)의 한 승려가 보고 "이 질병은 약재 하나면 고칠 수 있는데, 다만 이 땅에서도 나는지는 잘 모르겠다."라고 하였다. 이어서 찾으러 산에 들어갔는데, 찾고 보니 바로 위령선이었다. 환자에게 복용시키자 며칠 만에 걷게 되었다【차와 뜨거운 밀가루 음식[執麵]을 금한다】.

理中風, 大便秘澁. 威靈仙【鄕名狗尾草. 一名能消】. 右細篩末, 煉蜜丸如桐【子大, 曉】頭溫酒下六十丸. 兼理脚重, 不能行步.

唐商州有人, 患重足不能履地, 經十年, 置之道傍, 以求救. 過一新羅僧見之, 曰此疾一藥可療, 但不知此土有否. 因爲入山, 求索, 果得, 乃威靈仙也. 使服之, 數日能步履【忌茶執[57]麵】.

55 능소(能消): 능소는 고려시대의 향명이 아니라, 『증류본초』에서 설명하는 위령선의 별칭이다.

56 벽오동씨만한 환(丸)을 ~ 새벽에: 원본에서 '자대, 효(子大, 曉)'는 세주처럼 작게 새겨져 있다. 이것은 목판의 공간이 부족하여 편의상 작게 새긴 것으로 판단된다. 문맥으로 보아 본문이 분명하므로, 세주가 아니라 본문으로 해석하였다.

57 집(執): 문맥상 열(熱)의 오각(誤刻)으로 판단된다.

몇 년 동안 허비(虛肥)한[58] 탓에 기운이 수병(水病)처럼 위로 솟구치고, 얼굴은 붓지만 다리가 붓지 않는 경우의 치료 처방. 저엽(楮葉)【향명(鄕名)은 닥잎[茶只葉, 닥닙]이다. 8냥】을[59] 물 1말과 함께, 6되로 졸아들도록 달여서 찌꺼기를 버린 후에 쌀을 넣어 죽으로 끓여서 먹는다【『황제내경소문(黃帝內經素問)』에서는 "얼굴이 붓는 것을 풍이라고 한다."라고 하였다[60]】.

理人虛肥積年, 氣上如水病, 面腫, 脚不腫方. 楮葉【鄕名茶只葉. 八兩】, 以水一斗, 煮取六升, 去滓, 納米, 煮粥喫【素問云, 面腫曰風】.

백호풍(白虎風)으로 인하여 붓고 아픈 경우의 치료법. 3년 묵은 엄초(釅醋)【3되】를 잘게 썬 파뿌리【1되】와 함께 1~2번 끓어오르도록 달인다. 이것을 여과하여 거른 후 비단으로 싸서 환부 위를 뜨겁게 찜질한다. 식으면 뜨거운 것으로 바꾸어주면서 좋아지면 그치는데, 그 효과가 신효하다. 백호풍(白虎風)이란 그 욱신거리는 통증이 마치 호랑이나 벌레가 깨무는 것 같아서 붙여진 것이다.

理白虎風腫痛. 以三年釅醋【三升】, 和葱白切【一升】, 同煮一二沸. 漉出, 帛裹, 熱熨病上. 冷易熱者, 差則止, 神効. 白虎風者, 以其疼痛, 如白虎虫之齧也.

풍사(風邪)로 인해 근육이 뒤틀리는 경우의 치료법. 헌 천을 식

58 허비(虛肥): 기혈(氣血)이 부족하여 나타나는 비만 증상이다.

59 저엽(楮葉): 닥나무잎이다.

60 얼굴이 ~ 풍이라고 한다: 이 기사는 『황제내경소문』에 보인다. 『황제내경소문(黃帝內經素問)』, 「평인기상론편(平人氣象論篇) 제십팔(第十八)」. "얼굴이 붓는 것을 풍이라고 한다[面腫曰風]."

초와 함께 시루에 담가서 찌는데, 뜨거운 상태에서 환자 다리를 감싸준다. 식으면 계속해서 바꾸어주며, 좋아지면 그만둔다.
理風轉筋. 取故綿, 以醋浸甑中蒸, 承熱, 用裹病人脚. 冷更易勿停, 差止.

중풍(中風)으로 인한 구안와사의 치료 처방. 석회(石灰)를 식초와 섞어서 환부에 바르는데 〈얼굴과 입이〉 오른쪽으로 기울어 있으면 왼쪽에 바르고, 왼쪽으로 기울어 있으면 오른쪽에 바른다. 예전과 같이 바르게 되기를 기다려 곧바로 씻어내면 아주 신묘하다.
理中風, 口面喎斜方. 以石灰, 和醋塗之, 向右, 卽於左邊付, 向左, 卽於右邊付之. 候正如舊, 卽洗去, 大妙.

풍사(風邪)로 인해 근육이 뒤틀리면서 〈풍사가〉 창자 속으로 침투하는 경우의 치료법. 솥 밑에 달라붙은 검댕을 술에 타서 복용하면 좋아진다.
理風轉筋入腸中. 以釜底黑, 和酒服, 差.

중풍(中風)으로 인한 반신불수의 치료법. 빻은 생 솔잎【6말】과 소금 2되를 섞어서 베자루에 담아 찐다. 뜨거운 상태에서 아픈 곳을 찜질하며 식으면 다시 바꾸어준다. 뜨겁게 하되, 〈지나치게 뜨거워서〉 피부를 상하지는 않도록 한다. 매일 3~4번 환부를 찜질하면 좋다.

理中風, 半邊不遂. 用生松葉擣【六斗】·塩二升, 相和, 盛布囊中, 蒸之. 承熱, 熨患處, 冷更易. 熱不至傷肌. 日三四熨之, 良.

전광

전광(癲狂)[61] 〈6〉.

癲狂.

무릇 양기(陽氣)가 넘치는 것이 광(狂)인데, 광이란 분주히 뛰어다니면서 소리를 지르려고 하는 것이다. 음기(陰氣)가 넘치는 것이 전(癲)인데, 전이란 현기증이 나면서 졸도하고 인사불성이 되는 것이다.

凡陽盛則狂, 々[62]者, 欲奔走叫呼. 陰盛者癲, 々[63]者, 眩倒不省.

미쳐서 아무 때나 발작하고, 산발한 채로[被頭] 큰소리를 지르면서 사람을 죽이려 들며, 물불을 가리지 않는 경우의 치료 처방. 곱게 가루 낸 고삼(苦蔘)【적당량】을 졸인 꿀[煉蜜]과 반죽하여 벽오동씨만한 환(丸)을 만든다. 매번 10환을 복용하되, 박하탕(薄荷湯)과 함께 삼킨다.

理狂邪發作無常, 被[64]頭大叫, 欲殺人, 不避水火方. 苦蔘【不拘多小】細末, 煉蜜和丸如桐子大. 每服十丸, 薄荷湯下.

61 전광(癲狂): 미쳐서 발작하는 질병이다.

62 々: 여기에서 이 반복부호는 광(狂)을 가리킨다.

63 々: 여기에서 이 반복부호는 전(癲)을 가리킨다.

64 피(被): 문맥상 피(披)의 오각(誤刻)으로 판단된다.

미치광이[癲疾] 치료법. 잘게 썬 고삼(苦蔘)【5근】을 좋은 술【3말】과 함께 30일 동안 담근다. 매번 1홉을 마시되, 쉼없이 복용하여 술기운이 감각을 마비시키면 즉시 좋아진다.

理癲疾. 用苦蔘【五斤】細切, 以好酒【三斗】, 漬三十日. 每飮一合, 得[65]服不絶, 酒氣覺痺, 卽差.

귀신들린 것 같이 미친 경우의 치료법. 뽕나무에 있는 까치집의 흙을 물에 타서 매일 3~4번 복용하면 좋아진다.

理癲狂有鬼氣者. 以桑鵲家土, 水和服, 日三四, 差.

65 득(得): 원본이 좀을 먹은 상태여서 애매하지만, 글자 형태와 문맥상 득(得)으로 판단된다.

학질

학질(瘧疾)[66] 〈7〉.

瘧疾.

적당량의 시호(柴胡)【향명(鄕名)은 청옥채[青玉菜, 쳥옥치]인데,[67] 돝의 미나리[68][猪矣水乃立, 돝읫믈나리]라고 부르기도 한다】뿌리 한가지만을 달여서 마음껏 마신다. 〈학질이〉 발작할 즈음에 마시거나, 나으려고 할 때 마시면 즉시 효과가 있다.

또한 잘게 썬 항산(恒山)의 움【1되】을 물 5되와 함께, 3되로 졸아들도록 달여서 3회분으로 나누어 복용한다. 〈학질이〉 발작할 즈음에 복용하거나, 나으려고 할 때 다시 복용한다【항산은 일명 상산(常山)이다. 모래와 자갈땅에서 무리지어 자라는 경우가 많은데, 줄기는 가늘고 줄기 〈색깔은〉 연한 황적색(黃赤色)을 띠며 두 잎은 마주보며 난다. 가을에는 팥처럼 생긴 담자색(淡紫色) 열매를 맺는다】.

單煮柴胡【鄕名青玉菜, 或云猪矣水乃立】根不論多小, 隨意飮之. 臨發飮, 及欲差時飮, 卽效.

又恒山苗細切【一升】, 以水五升, 煎至三升, 分爲三服. 臨發服, 欲差時

66 학질(瘧疾): 오한과 발열이 번갈아 나타나는 병증으로, 흔히 말라리아에 상응하는 질병이다.

67 청옥채[青玉菜, 쳥옥치]: 남풍현과 이은규는 모두 청옥규(青玉葵)로 판독하고, 향명이 아니라 한어명(漢語名)이라고 설명하였다.

68 돝의 미나리: 이은규는 요즘의 돌미나리와 연관이 있는 어휘라고 추정하였다.

更服【恒山一名常山. 多生沙石地叢生, 細莖, 々[69]微黃赤色, 兩葉相對. 秋結實如小豆, 淡紫色】.

또한 줄기 마디가 자주색인 우슬초(牛膝草) 1줌을 달여서, 그 진한 즙을 마신다.

又煮牛膝草紫莖節一握, 濃汁飮之.

69 々: 여기에서 이 반복부호는 경(莖)을 가리킨다.

두통

두통(頭痛)[70] 〈8〉.

頭痛.

머리가 욱신거리게 아프면서 쪼개질 것 같은 경우의 치료 처방. 당귀(當歸)【〈향명으로는〉 당귀채[黨皈菜, 당귀치]라고 부른다. 2냥】를 술【1되】과 함께, 6홉으로 졸아들도록 달여서 복용한다.

理頭疼欲裂方. 當歸【名黨皈菜. 二兩】, 酒【一升】煮, 取六合, 服之.

두풍(頭風)으로 인하여 〈머리가〉 끌어당기는 듯이 아픈 경우의 치료 처방. 황랍(黃蠟)【향명(鄕名)은 누런 밀[黃蜜, 누른밀]이다. 2근】과 소금【반 근】〈을 사용한다〉. 위의 2가지 약재들을 큰그릇에서 섞어 잘 융합시킨 다음에 소금을 넣고 다시 반죽해서, 머리에서 이마까지의 길이를 가늠하여 뇌(腦)의 크기에 딱 맞을 정도의 투구 1개를 만든다. 〈이 투구를〉 미처 쓰기도 전에 두통이 곧바로 그친다. 그러나 이 처방은 기운이 위로 치밀면서 속이 막히는 경우에는 적합하고, 만약 기운이 약한 경우라면 사용할 수 없다.

理頭風掣[71]痛方. 黃蠟【鄕名黃蜜. 二斤】·塩【半斤】. 右二味, 相和於大器

70 두통(頭痛): 머리가 욱신거리게 아픈 병증이다.

71 체(掣): 원본 상태가 애매하지만, 글자 형태와 문맥상 체(掣)로 판단된다.

中, 融令, 入塩便捏, 作一菀鐢, 大可恰腦大小, 量頭至額. 已未着之, 其頭痛立止. 然此方上氣壅塞者, 卽宜, 如氣弱者不可.

잡방

잡방(雜方)[72] 〈9〉.

雜方.

백박(白駮)[73] 치료법. 사태피(蛇蛻皮) 태운 가루를 식초에 개어 환부에 붙인다.

理白駮. 以虵脫皮燒末, 醋調, 付之.

얼굴에 생긴 기미의 치료법. 식초에 담근 백출(白朮)로 문질러 주면 아주 효과가 있다.

理面上皯黯. 以醋浸白朮, 拭之, 極効.

얼굴에 생긴 여드름의 치료법. 토사자(菟絲子)를 빻아서 짜낸 즙으로 환부를 바르면 좋아진다.

理面上粉刺. 擣兔糸子, 絞取汁, 塗之, 差.

여러 종류의 황병(黃病) 치료법. 대맥(大麥)의 움【〈대맥의〉 향명(鄕

72 잡방(雜方): 제목은 '다양한 처방'이라는 뜻이지만, 본문의 주된 내용은 각종 피부질환에 대한 처방이다.

73 백박(白駮): 피부에 흰 반점이 생기는 증상으로, 흔히 백전풍(白癜風)이라고 한다.

名)은 보리[包衣, 보릐]이다】에서 뽑아낸 즙을 복용한다.
理諸黃病. 取大麦苗【鄕名包衣】汁, 服之.

암내 치료법. 생강(生薑)을 빻아서 겨드랑이에 바른다.
理狐臭. 生薑擣, 塗腋下.

암내 치료법. 위령선(威靈仙) 가루를 물에 넣고 뜨겁게 끓여서 목욕한다【위령선은 향명이 강아지풀[狗尾草]이다】.
理鵶臭. 威靈仙末, 水煮作湯, 浴之【威靈仙鄕名狗尾草】.

우목(疣目)【민간에서는 사마귀[斤次左只, 근ᄌᆞ자기]라고[74] 부른다】 치료법. 삭조(蒴藋)【향명은 말오줌나무[馬尿木, ᄆᆞᆯ오좀나모]이다】 태운 재와 석회(石灰)【일상에서 쓰는 석회이다】를 동일한 분량〈으로 사용한다〉. 이것을 물에 넣고 진하게 달인 다음에, 사마귀 윗부분을 살짝 째고 〈이 약을〉 바른다. 또는 사마귀 윗부분을 살짝 째고, 붉게 익은 삭조 열매를 찧어서 〈환부에〉 붙인다.
理疣目【俗云斤次左[75]只】. 以蒴藋【鄕名馬尿木】灰 · 石灰【常用石灰】等分. 以水熬之爲濃, 微破疣上, 貼之. 又微破疣上, 以蒴藋紅熟子, 挼付.

74 사마귀[斤次左只, 근ᄌᆞ자기]: 우목(疣目)은 사마귀나 티눈에 해당한다. 근ᄌᆞ자기(斤次左只)는 사마귀나 티눈과 다른 어형이 존재했음을 보여준다.

75 좌(左): 원본 상태가 애매한데 좌(左) 또는 우(尤) 중 하나이다. 문맥상 좌(左)로 판단된다.

복약법

복약법(服藥法)[76] 〈10〉.

服藥法.

무릇 병이 〈몸〉 위쪽에 있으면 식후에 복용하고【두통이나 해수 등의 병을 말한다】, 병이 가슴 이하에 있으면 공복 상태에서 복용한다. 〈기존의〉 방서(方書)에서는 "하루에 3번 복용한다는 것은 새벽, 낮, 밤에 복용하는 것이다."라고 하였다.[77] 또한 "수시로 복용한다는 것은 병의 경중에 따라서 상황에 맞게 조절하여 복용하는 것이다."라고 하였다.[78]

凡病在上者, 食後服【謂頭痛·咳嗽等病】, 病在膈已下者, 空腹服之. 方云, 日三服者, 當曉晝夕而服之. 又云, 不拘時候服者, 以其隨病輕重, 臨時, 斟酌而服之也.

무릇 복약할 때는 시신(屍身)을 비롯하여 출산시의 더러운 것들을 보거나 성생활·힘든 일을 금한다.

凡服藥, 忌臨死尸, 及產婦穢惡之物, 房室·勞動.

76 복약법(服藥法): 약을 복용할 때의 유의사항과 금기사항이다.

77 하루에 ~ 복용하는 것이다: 이 문장의 출전은 확인이 안 된다.

78 수시로 ~ 복용하는 것이다: 이 문장의 출전은 확인이 안 된다.

복약할 때는 일반적으로 날 음식, 찬 음식, 기름진 음식을 금한다. 날 음식이라고 한 것은 익히지 않은 것들이다. 찬 음식은 그 성질이 찬 것들로서 와거(萵苣)【〈향명은〉 자부루나물[79][紫夫豆菜, ᄌᆞ부두ᄂᆞ믈]이다】와[80] 교맥(蕎麥)【〈향명은〉 메밀[木麦, 모밀]이다】 같은 것들이다.[81] 기름진 음식은 호마(胡麻), 아욱[葵], 순채[蓴] 같은 것들이다.

服藥, 通忌生·冷·油滑者. 謂生者, 不煮熟之物. 冷者, 性冷, 如萵苣【紫夫豆菜】·蕎麦【木麦之類】. 油滑者, 如胡麻·葵·蓴之類.

무릇 복약할 때는 돼지, 닭, 쇠고기, 비늘 없는 생선을 비롯하여 제니(薺苨), 마늘, 호수(胡荽), 양하(蘘荷), 군(莙), 연(蓮), 콩과 팥, 무, 해바라기, 토란, 해조(海藻) 및 여러 과실을 먹지 않는다【이상의[古] 여러 향명(鄕名)은 이미 앞에서 나왔다】.

凡服藥, 不食猪·雞·牛肉·無鱗魚及薺苨·大蒜·胡荽·蘘荷·莙·蓮·大小豆·蘿菖·葵·芋·海藻及諸菓實【古[82]諸鄕名已出上】.

79 자부루나물: 자(紫)는 색깔을 나타내는 단어이며, 부두(夫豆) 즉 부루는 상추와 함께 통용되었다. 부루는 현재 방언으로 남아 있다.

80 와거(萵苣): 상추이다.

81 교맥(蕎麥) 같은 것들이다: 원본에서 '목맥지류(木麦之類)'는 세주처럼 작게 새겨져 있다. 문맥으로 보아 '지류(之類)'는 본문이 분명하므로, 세주가 아니라 본문으로 해석하였다.

82 고(古): 문맥상 우(右)의 오각(誤刻)으로 판단된다.

약성상반

약성상반(藥性相反)[83] 〈11〉. 이 내용은 『향약(鄕藥)』에 나온다.[84]
藥性相反. 錄出鄕藥.

〈처방에〉 백출[朮]이 있으면 복숭아, 자두, 참새, 조개, 호수(胡荽), 마늘, 청어식초[靑魚酢]를 먹어서는 안 된다.
有朮, 勿食桃·李·雀·蛤·胡荽·大蒜·靑魚酢.

〈처방에〉 여로(藜蘆)가 있으면 삵고기를 먹어서는 안 된다.
有藜蘆, 勿食狸肉.

〈처방에〉 천문동(天門冬)이 있으면 잉어를 먹어서는 안 된다.
有天門冬, 勿食鯉魚.

〈처방에〉 지황(地黃)이 있으면 무이(蕪荑)와 무[蘿菔]를 먹어서는 안 된다.

83 약성상반(藥性相反): 약물별 성질에 따른 복용시의 금기사항이다.

84 이 내용은『향약(鄕藥)』에 나온다: 이 문장은『향약구급방』이전에도『향약』으로 부르던 의서가 존재했음을 시사한다. 다만 현재로서는 어떤 의서인지 전혀 알 수 없다.

有地黃, 勿食蕪荑 · 蘿菔.

〈처방에〉 복령(茯苓)이 있으면 식초로 가공한 음식[醋物]을 먹어서는 안 된다.
有茯苓, 勿食醋物.

〈처방에〉 반하(半夏)와 창포(菖蒲)가 있으면 엿과 양고기를 먹어서는 안 된다.
有半夏 · 菖蒲, 勿食飴糖 · 羊肉.

〈처방에〉 목단(牧丹)이 있으면 생호수(生胡荽)를 먹어서는 안 된다.
有牡丹, 勿食生胡荽.

〈처방에〉 세신(細辛)이 있으면 생나물을 먹어서는 안 된다.
有細辛, 勿食生菜.

〈처방에〉 별갑(鱉甲)[鼈田]이 있으면 현채(莧菜)를 먹어서는 안 된다.
有鼈田[85], 勿食莧菜.

〈처방에〉 감초(甘草)가 있으면 해조(海藻)와 송채(菘菜)【〈향명은〉

85 전(田): 문맥상 갑(甲)의 오각(誤刻)으로 판단된다.

무[無蘇, 무수]이다】를[86] 먹어서는 안 된다.
有甘草, 勿食海藻 · 菘菜【無[87]蘇】.

〈처방에〉 상산(常山)이 있으면 날파[生葱]와 생나물을 먹어서는 안 된다.
有常山, 勿食生葱 · 生菜.

〈처방에〉 상륙(商陸)이 있으면 개고기를 먹어서는 안 된다.
有商陸, 勿食犬肉.

86 송채(菘菜)【〈향명은〉 무[無蘇, 무수]이다】: 송채(菘菜)는 일반적으로 배추를 의미하며, 무소(無蘇)는 현대의 '무'에 해당하는 발음이다. 남풍현은 송채(菘菜)가 만청(蔓菁)과 혼용되면서 무를 가리킨다고 설명하였고, 이은규는 『향약구급방』 원문이 '비치(배추)'여야 하는데 오각(誤刻)된 것이라고 추측하였다.

87 무(無): 원본 상태가 애매한데 무(無) 또는 겸(兼) 중 하나이다. 음운학상 무(無)로 판단된다.

고전록험방

고전록험방(古傳錄驗方)[88] 〈12〉.

古傳錄驗方.

최원량(崔元亮)의 『해상방(海上方)』에[89] 실린, 오래되었거나 막 시작되었거나를 막론하고 일체의 심통(心痛)을 치료하는 법.

환자[人] 식사량에 맞춰서 생지황(生地黃) 1가지만을 빻아 즙을 만든 후 밀가루와 반죽하여 떡을 만든다. 경우에 따라서는 냉면[冷淘]을 만들어 먹는다. 한참 후에 당연히 설사를 하게 되는데, 길이가 1자 남짓이고 머리가 도마뱀붙이[辟宮]처럼 생긴 벌레 한 마리

88 고전록험방(古傳錄驗方): 옛 의서에 나오는 의안(醫案) 즉 구체적인 치료 사례의 모음이다. 참고로 고려 선종(宣宗) 8년(1091) 기록에 의하면, 송나라에서 고려에 요청한 서적 가운데 『고금록험방(古今錄驗方)』 50권이 포함되어 있다. 『고려사』의 내용으로 미루어 『고금록험방』은 중국의 희귀본 의서이다(『高麗史』 권10, 世家10, 선종 8년 6월).

89 최원량(崔元亮)의 『해상방(海上方)』: 중국 당(唐)나라의 관리인 최원량(崔元亮)은 최현량(崔玄亮)이라고 부르기도 하는데, 10권짜리 『해상집험방(海上集驗方)』을 저술하였다(『唐書』 권59, 藝文志 제49(사고전서본); 『通志』 권69, 藝文略 제7(사고전서본)). 『해상방(海上方)』은 『해상집험방』의 약칭이다. 최원량은 다양한 관직을 거친 후 당나라 문종 7년(833)에 66세로 사망하였다. 그는 도술(道術)을 좋아하였는데, 특히 만년에는 황로(黃老)의 청정술(清靜術)에 매료되었다(『舊唐書』 권165, 列傳 제115 崔玄亮(사고전서본); 『唐書』 권164, 列傳 제89 崔玄亮(사고전서본)).

가 나온다. 그 이후에 다시는 아프지 않는다.

유우석(劉禹錫)의 『전신방(傳信方)』[信傳方]에서는[90] "정원(貞元)[正元] 10년에[91] 통사사인(通事舍人) 최항(崔抗)의 딸이 심통(心痛)을 앓다가 거의 죽게 되었다. 마침내 지황냉면[地黃冷淘]을 만들어 먹이자 곧바로 사방 1치 정도 되는 뭔가를 토해내었다. 그것은 마치 두꺼비처럼 생겼는데 눈과 발 따위는 없었으나 흐릿하지만 주둥이는 달려있는 것처럼 보였다. 대체로 이 물건〈의 주둥이가 환자의 몸을〉 물어뜯은 것이 원인이었다. 〈지황냉면을 복용하자〉 이로부터 단번에 나으면서 다시는 아프지 않았다. 지황냉면[麵] 속에 소금을 넣는 것은 금한다."라고 하였다.

崔元亮海上方, 理一切心痛, 無問新久.

以生地黃一味, 隨人所食多小, 擣取汁, 搜麵作餺飥. 或作冷淘, 食之. 良久, 當痢, 出一虫, 長一尺許, 頭似辟宮. 後不復患.

劉禹錫【信傳[92]】方云, 正元十年, 通事舍人崔抗女患心痛, 垂氣絶. 遂作地黃冷淘, 食之, 便吐物可方一寸以來. 如蝦蟇, 無目足等, 微似有口. 盖爲此物所食. 自此, 頓愈, 不復作. 麵中忌塩.

90 신전방(信傳方): 원본에서 '신전(信傳)'은 세주처럼 작게 새겨져 있다. 이것은 목판의 공간이 부족하여 편의상 작게 새긴 것으로 판단된다. 문맥으로 보아 의서 이름을 가리키는 것이 분명하므로 세주가 아니라 본문으로 해석하였다. 유우석이 쓴 의서 이름은 『전신방(傳信方)』이다.

91 정원(貞元)[正元] 10년: 정원(正元)은 중국 당(唐)나라의 연호인 정원(貞元)의 오각(誤刻)으로 판단된다. 정원(正元)은 위(魏)나라의 연호로서 254~255년까지 2년간 사용되었으므로 정원(正元) 10년은 있을 수 없기 때문이다. 정원(貞元) 10년은 794년에 해당하며, 유우석(772~842년)이 활동하던 시기와도 일치한다.

92 신전(信傳): 원문은 신전(信傳)이지만, 의서를 표시하므로 문맥상 전신(傳信)의 오각(誤刻)이 분명하다.

상지(桑枝) 복용법.

잘게 썬 상지(桑枝) 1작은되[小升]를 향기가 나도록 볶은 다음에 물 3큰되와 함께, 2되로 졸아들도록 달여서 매일 3번 복용한다.

상지〈의 약성(藥性)은〉 평이하면서 차갑지도 않고 뜨겁지도 않으니, 지속적인 복용이 가능하다. 〈상지는〉 중풍(中風)으로 인한 가려움증과 건조증, 각기(脚氣)와 풍기(風氣)〈로 인한 질병〉, 사지가 오그라들고 경련하는 증상, 기운이 위로 치밀어 생기는 눈[眼]의 흐릿함과 폐수(肺嗽)를 치료하며, 소화를 시키고 소변을 잘 나오게 한다.

〈상지를〉 오래 복용하면 몸이 가벼워지고 귀와 눈이 밝아지며, 몸에 윤기가 흐르는 동시에 구강 건조증도 치료한다. 상지와 함께 달여서 복용할 수 없으면 어떤 선약(仙藥)이라도 복용해서는 안 된다【『포박자(抱朴子)』에 나온다[93]】.

服桑枝法.

桑枝細切一小升, 炒令香, 以水三大升, 煎取二升, 日服三.

桑枝, 平, 不冷不熱, 可以常服. 療體中風痒乹燥, 脚氣風氣, 四肢拘攣, 上氣眼暈, 肺嗽, 消食, 利小便.

久服, 輕身, 耳目聰明, 令人光澤, 兼療口乾. 一切仙藥, 不服桑枝煎, 不服【出抱朴子】.

93 『포박자(抱朴子)』에 나온다: 이 기사는 『포박자』에 보인다. 『포박자(抱朴子) 내편(內篇)』 권2, 「선약(僊藥) 제십일(第十一)」(사고전서본). "〈복숭아나무의 진액인〉 도교(桃膠)를 뽕나무[桑]재의 즙에 담갔다가 복용하면 모든 질병이 낫는다. 오래 복용하면 몸이 가벼워지고 눈이 밝아진다[桃膠以桑灰汁漬, 服之, 百病愈. 久服之, 身輕有光明]."

송(宋)나라 허학사(許學士)는 "내가 정화(政和) 연간에[94] 양쪽 팔이 항상 아팠는데 여러 약을 복용해도 효과가 없었다. 이 방법에 따라 두세 제(劑)를 지었더니 팔의 통증이 금세 나았다."라고 하였다.[95]
宋許學士云, 予政和間, 常病兩臂痛, 服諸藥, 不効. 依此, 作數劑, 臂痛尋愈.

최급사(崔給事)가 택로(澤潞)[澤路]에서 이포진(李抱眞)[抱眞]과[96] 함께 판관(判官)이 되었다. 이포진[李相]이 〈격구(擊毬)를 하면서〉 구장(毬杖)으로 막 공을 다루고 있을 때 그의 장수[軍將]가 구장으로 맞받았다. 맞서던 기세를 멈출 수가 없던 탓에 이포진은 엄지손가락을 다치고 손톱도 찢어졌다. 급히 금창약(金瘡藥)을 찾아서 〈손가락을〉 감싸고, 일부러 앉혀서 계속 술을 찾았다. 두세 잔을 마셔서 이미 주량을 넘어섰는데도 얼굴빛은 더욱 파래지면서 고통을 참을 수가 없었다.

어떤 군리(軍吏)가 "막 꺾은 파[葱]를 잿불에 넣어 굽다가 뜨거운 상태에서 파의 껍질을 열어보면 진액이 있는데, 〈그 진액으로〉 다친 곳을 감싸십시오."라고 하였다. 이에 〈파를〉 많이 구우면서 계속해서 뜨거운 것으로 바꾸어주었다. 총 3번을 바꾸어주었더니 얼

94 정화(政和) 연간: 중국 송(宋)나라의 연호로서 1111~1117년에 해당한다.

95 송(宋)나라 허학사(許學士)는 ~ 하였다: 허학사(許學士)는 중국 송(宋)나라의 의학자인 허숙미(許叔微, 1079~1154년)를 가리킨다. 이 기사는 허숙미가 지은 『유증보제본사방(類證普濟本事方)』 권7, 「잡방(雜方)」 복상지법(服桑枝法)(사고전서본)에 보인다.

96 이포진(李抱眞)[抱眞]: 『보제본사방(普濟本事方)』과 『통감절요(通鑑節要)』 등의 관련 기록을 찾아보면 포진(抱眞)은 이포진(李抱眞)이며, 다음 문장에서는 이상(李相)으로 표기되고 있다.

굴빛이 다시 붉어지고 이어서 "이제 아프지 않다."라고 하였다. 총 10여번을 바꾸어주면서, 뜨거운 파와 진액으로 〈다친 곳을〉 감싸주니 마침내 우스갯소리를 하면서 자리를 마치게 되었다.

나귀 오줌[驢尿]이 반위(反胃)를 치료한다. 『외대비요(外臺秘要)』에서는[97] "옛날 어린 시절에 이 질병을 앓은 적이 있었다. 떡이나 채소죽[羹粥] 등을 먹을 때마다 곧바로 토하였다. 정관(貞觀)[正觀] 연간에는[98] 허봉어(許奉御) 형제와 시장(柴蔣) 등이 세상에서 명의(名醫)로 일컬어지고 있었는데, 〈이들이〉 황제의 명령을 받들어 치료하면서 모든 방법을 다했으나 끝내 치료를 할 수가 없었다. 점차 여위고 시름시름하면서 아침 또는 저녁으로 죽을 지경이었다. 〈이때〉 어느 위사(衛士)가 '나귀 오줌을 마시는 것이 아주 효험이 있습니다'라고 하였다. 새벽[日]에 〈나귀 오줌〉 2홉을 복용한 후에는 음식물의 절반만을 토하였다. 포시(晡時)에[99] 〈나귀 오줌을〉 다시 복용하자 한밤중[人定時]에[100] 죽(粥)을 먹었어도 토하는 증상이 곧바로 안정되었다. 오늘 오시(午時)에[101] 이르러 황제에게 〈이 사실을〉 아뢰었다. 궁궐 내에서 대여섯 사람이 반위를 앓았는데 〈이

97 『외대비요(外臺秘要)』: 중국 당(唐)나라의 왕도(王燾)가 725년에 쓴 40권짜리 『외대비요방(外臺秘要方)』을 가리킨다. 이전 시기의 의서들을 수집하고 처방들을 집대성하였다. 당나라의 대표적인 방서(方書)로 꼽힌다.

98 정관(貞觀)[正觀] 연간: 이 기사가 실린 『외대비요방(外臺秘要方)』 권8, 「구급료위반방(救急療胃反方)」(사고전서본)에도 '정관(正觀)'이라고 되어 있다. 하지만 정관(正觀)은 중국 당(唐)나라의 연호인 정관(貞觀)의 오각(誤刻)으로 판단된다. 정관(貞觀) 연간은 627~649년에 해당한다.

99 포시(晡時): 신시(申時) 즉 오후 3시부터 5시까지이다.

100 인정시(人定時): 통행이 금지되고 사람들이 조용해지는 심야를 말한다.

101 오시(午時): 오전 11시부터 오후 1시까지이다.

들에게 나귀 오줌을〉 동시에 복용하도록 하였더니 한번에 모두 나았다. 이 약은 약간 독성이 있으므로 복용시에 과도해서는 안 된다. 그릇에 담아 뜨거울 때 2홉을 복용하는데, 7일 정도를 심하게 앓는 경우에도 복용하면 좋아진다. 〈7일〉 넘어서 복용해도 역시 좋아진다."라고 하였다.[102]

崔給事在澤路, 与抱眞作判官. 李相方以毬杖按毬子, 其軍將以杖相格. 承勢不能止, 因傷李相拇指, 幷爪甲擘裂. 遽索金瘡藥裹之, 強坐頻索酒. 飮數盃, 已過量, 而面色愈靑, 忍痛不止.

有軍吏言取葱新折者, 便入煻灰, 火煨, 承熱, 剝皮擘開, 其間有涕, 取罨損處. 仍多煨, 取續々[103]易熱者. 凡三易之, 面色却赤, 斯須云已不痛. 凡十數易, 用熱葱幷涕裹纏, 遂畢席笑語.

驢尿理反胃. 外臺載, 昔幼年經患此疾. 每食餠及羹粥等, 須臾吐出. 正觀中, 許奉御兄弟及柴蔣等, 時稱名醫, 奉勑令理, 罄竭其術, 竟不能療. 漸至羸憊, 死在朝夕. 有一衛士云, 服驢尿極驗. 日[104]服二合後, 食唯吐一半. 晡時又服, 人定時食粥, 吐則便定. 迄至今日午時, 奏知. 大內中五六人患反胃, 同服, 一時俱差. 此藥稍有毒, 服時不可過多. 盛取, 及熱服二合, 病深七日已[105]來, 服之, 差. 後來服之, 並差.

102 옛날 어린 시절에~좋아진다: 이 기사는 『외대비요방(外臺秘要方)』 권8, 「구급료위반방(救急療胃反方)」(사고전서본)에 보인다.

103 々: 여기에서 이 반복부호는 속(續)을 가리킨다.

104 일(日): 문맥상 단(旦)의 오각(誤刻)으로 판단된다. 다른 판본에는 이 부분이 단(旦)으로 되어 있는데, 문맥상 단(旦)이 올바르다.

105 이(已): 원본 상태가 애매하지만, 글자 형태와 문맥상 이(已)로 판단된다.

송(宋)나라 명제(明帝)대에[106] 어느 궁인(宮人)이 가슴 부위까지 잡아당기는 듯한 요통(腰痛)을 앓았는데, 〈통증이〉 닥칠 때마다 기절할 지경이었다. 이것을 본 서문백(徐文伯)은[107] "발징(髮癥)이다." 라고 하였다. 기름을 입 안에 흘려 넣으니 머리카락 같은 물질을 토하였다. 당겨보니 3자 길이에 머리는 이미 형체를 갖춘 뱀 같은 것이 움직이고 있었다. 이것을 걸어두었는데, 물방울이 모두 떨어지자 한 다발의 머리카락일 뿐이었다.

宋明帝時, 宮人患腰痛牽心, 發則氣絶. 徐文伯視之, 曰髮癥. 以油灌口, 吐物如髮. 引之, 長三尺, 頭已成蛇能動搖. 懸之, 滴尽, 唯一髮.

남제(南齊)의 저징(楮澄)이[108] 오군태수(吳郡太守)였을 때 백성 이도념(李道念)이 공적인 일로 관부(官府)에 왔다. 그를 본 저징이 "그대는 중병(重病)이 있소." 라고 하였다. 이도념은 "예전에 냉병(冷病)이 있었는데 지금까지 5년 동안 여러 의사들이 고치지를 못합니다." 라고 대답하였다.

저징은 그를 진찰한 후에 "그대의 병은 냉병(冷病)도 아니고 열병(熱病)도 아니오. 이것은 마땅히 덜 익힌 달걀[白瀹雞子]을 지나

106 명제(明帝): 중국 남북조시대(南北朝時代) 송(宋)나라의 6대 황제로서 이름은 유욱(劉彧)이며, 재위기간은 465~472년이다.

107 서문백(徐文伯): 중국 남북조시대(南北朝時代) 남제(南齊)시기의 덕의(德醫)이다. 자(字)는 덕수(德秀)이고, 서도도(徐道度)의 아들이다. 학행(學行)이 있었던 그는 의술에 정통하였으나 의술을 업으로 삼지는 않았다.

108 저징(楮澄): 저징(?~483년)은 중국 남북조시대(南北朝時代) 제(齊)나라의 하남(河南) 양적(陽翟) 사람이다. 관리로서는 치적을 올렸고, 의술(醫術)에도 능했다. 예장왕(豫章王) 소억(蕭嶷)이 질병으로 위중했을 때 고제(高帝)가 그를 불러 치료하게 하자 소억이 바로 나았다. 제(齊)나라 고제(高帝) 건원(建元) 연간(479~482년)에 오군태수(吳郡太守)가 되었다.

치게 먹어서 생긴 것이오."라고 하였다. 그에게 소(蘇) 1되를 달여서 복용시켰다. 이에 됫박만한 물건 하나를 토해내었는데, 그것은 침으로 둘러싸인 채 꿈틀거리고 있었다. 헤쳐서 살펴보니 이것은 병아리였고, 날개와 다리가 모두 달려 있어서 뛰어다닐 수 있을 정도였다.

저징은 "이것은 아직 끝난 게 아니오."라고 하였다. 다시 남은 약을 복용시켰더니, 또다시 아까와 비슷하게 생긴 병아리[雞] 13마리를 토하고서 병이 완전히 나았다. 당시 사람들이 신묘하다고 평가하였다. 일설에는 "〈소(蘇) 대신〉 마늘[蒜] 1되를 달여서 복용하였다."라고 하였다.

南齊褚澄爲吳郡太守[109], 百姓李道念, 以公事到府. 澄見, 謂曰, 汝有重病. 答曰, 舊有冷病, 至今五年, 衆醫不差.

澄爲診曰, 汝病非冷非熱. 當是食白瀹雞子過多所致. 令取蘇一升, 煮服. 仍吐一物如升, 涎裹之, 能動. 開看, 是雞雛, 羽翅距具, 足能行走.

澄曰, 此未盡. 更服所餘藥, 又吐如向者雞十三頭, 而病都差. 當時稱妙. 一云, 蒜一升煮服之.

허예종(許裔宗)이[110] 진(陳)나라에서 벼슬길에 올라 참군(參軍)이 되었을 때 유태후(柳太后)가 풍병(風病)에 걸려 말을 못하였다. 그

109 수(守): 원본 상태가 애매하지만, 글자 형태와 문맥상 수(守)로 판단된다.

110 허예종(許裔宗): 허예종(540?~630년?)은 허윤종(許胤宗) 또는 허인종(許引宗)이라고도 부른다. 중국 수당(隋唐)시대의 의료인이다. 본문에 나오듯이 그는 태후(太后)의 질병을 탕제 대신 훈증요법으로 치료하면서 이름을 떨쳤으며, 수(隋)나라가 건국된 후에는 당시 유행하던 골증병(骨蒸病) 치료에 크게 공을 세웠다.

맥(脈)은 침맥(沈脈)이었고[111] 입은 꽉 닫힌 채였다. 허예종은 "이미 약을 복용시킬 수가 없게 되었으니, 마땅히 약을 달여서 훈증해야 합니다. 약기운이 피부에 침투하면 하루 밤낮만에 곧 좋아질 것입니다."라고 하였다.

이어서 황기(黃芪)와 방풍(防風) 수십 휘[斛]를 달여 〈유태후의〉 침상 아래에 둠으로써 약기운을 안개 자욱한 것처럼 만들어 〈유태후를 훈증시켰다〉. 그날 저녁에 〈유태후가〉 곧바로 말을 하게 되었다. 약으로 훈증하면 그 효과가 이와 같은 것이다. '의학[醫]이란 생각함[意]이니, 우의(愚醫)의 생각함이 아니라, 명의(明醫)의 생각함이다' 라는 말이[112] 이것을 지칭한 표현이다.

許胬宗仕陳爲參軍時, 柳大后感風, 不能言. 脉沈而口噤. 胬宗曰, 旣不能下藥, 宜湯藥薰之. 藥入腠理, 周時乃差.

乃造黃蓍防風湯數斛, 置於牀下, 氣如煙霧. 其夕便得語. 藥力薰蒸, 其効如此. 醫者意也, 非愚醫之意也, 乃明醫之意, 亦此之謂也.

이상에서 다룬 총 53부는[113] 〈그 약물이〉 모두 위급할 때 쉽게 얻을 수 있는 약물이며, 〈질병의〉 표리냉열(表裏冷熱)을 다시 살피지 않더라도 쉽게 알 수 있는 질병을 기록한 것이다. 효과가 있는 단방(單方)이더라도, 표리냉열을 살핀 다음에야 써야 하는 단방이

111 침맥(沈脈): 낮게 가라앉은 맥을 가리키는데, 근골 사이에서 뛰기 때문에 세게 짚어야 맥박이 느껴진다.

112 의학[醫]이란 ~ 명의(明醫)의 생각함이다: 이 문장의 출전은 확인이 안 된다.

113 총 53부: 『향약구급방』 상권 식독(食毒)에서 하권 고전록험방(古傳錄驗方)까지는 실제로 55부(部)이다.

라면 기록하지 않았다. 잘못 써서 해를 끼칠까 걱정해서이다. 사대부(士大夫)들은 잘 살펴 쓰기를 바란다.

右摠五十三部, 皆倉卒易得之藥, 又不更尋表裏冷熱, 其病皆在易曉者錄之. 雖單方効藥, 審其表裏冷熱, 然后用者, 亦不錄焉. 恐其誤用致害也. 庶幾士大夫審而用之.

수합법

수합법(修合法).[114]

修合法.

포(炮)는 약재를 잿불 속에 넣고 이리저리 휘저으면서, 살짝 갈라질 정도로 〈약재를 볶아서〉 사용하는 것이다. 경우에 따라서는 젖은 종이에 싸서 잿불 속에 넣어 뜨거운 열기가 전해지도록 하여 사용한다. 처방에서 지시한 대로 따른다.

炮者, 置藥於煻灰中, 轉々[115]令微拆, 而用. 或有濕紙裹, 入煻灰中, 令熱通而用者. 隨方所云.

초(炒)는 약재를 그릇 안에 담고, 향기가 날 때까지 불로 가열하는 것이다. 경우에 따라서는 〈약재의 색깔이〉 누렇게 되거나 검게 되도록 만든다. 이것 역시 처방에서 지시한 대로 따른다.

炒者, 置藥於器中, 火上熱令香氣出. 或令色黃, 或令焦黑. 亦隨[116]方所云.

114 수합법(修合法): 약재들의 다양한 가공 방법이다.

115 々: 여기에서 이 반복부호는 전(轉)을 가리킨다.

116 수(隨): 원본 상태가 애매한데 수(隨) 또는 통(通) 중 하나이다. 문맥상 수(隨)로 판단된다.

오(熬)는 약재를 그릇 안에 담고, 물을 적게 넣은 다음에 〈볶아서〉 바싹 말리는 것이다. 생물(生物)을 사용할 경우에는 볶아서 말린 후에 사용한다. 그리고 처방에서 '오(熬)'라고 되어 있는 것도 〈앞서 나온〉 '초(炒)'와 동일하게 처리한다.

熬者, 置藥於器中, 用小水逼乹. 或用生物, 熬令乹用之. 方中亦用熬, 与炒同用者.

구(灸)는 약재를 불 위에서 바싹 말리는 것이다. 경우에 따라 〈약재의 색깔이〉 붉게 되거나 누렇게 되도록 만든다. 이것 역시 〈처방에서〉 지시한 대로 따른다.

灸者, 以藥逼乹於火上也. 或至色赤, 或色黃. 亦隨所云.

외(煨)는 생약(生藥)을 불속에 집어넣어 굽는 것이다. 또는 젖은 종이에 싸서 굽는 경우도 있다. 처방에서 지시한[方] 대로 따른다.

煨者, 用生藥入於火中, 煨之也. 亦有濕紙裹而煨者. 隨方所方[117].

배(焙)는 〈약재를〉 불 위에서 높이 올려둔 채 말리는 것이다.

焙者, 高置火上令乾也.

남(燂)은 〈앞서 나온〉 '초(炒)'와 같다.

燂者, 与炒同也.

117 방(方): 문맥상 운(云)의 오각(誤刻)으로 판단된다.

무릇 약재에 대해 '볶는다[蚫]', '굽는다'라고 〈가공법을〉 말하지 않은 경우는 모두 〈약재에 묻은〉 흙을 씻어낸다. '햇볕에 말린다'라거나 '불에 말린다'라고 한 경우에는 볶거나 굽지 않고 사용하는 것이다. 이 두 경우 모두 〈약재를〉 잘라서 사용한다. 〈자르는 방법 중〉 좌(剉)는 잘게 썰어서 사용하는 것인데, 간혹 대강 썰어서 사용하는 방법도 있다.
凡藥, 不云蚫[118]灸者, 皆洗去泥土. 或陽乾, 或焙乾, 不炮灸而用也. 二者断切而用也. 剉者, 細切而用, 或有麁剉而用者.

무릇 도취즙(擣取汁)은 그 약재를 날 것 그대로 빻아서 낸 즙을 사용한다는 것이다. 혹시 '어떤 약재를 달여서 마신다' 라고만 하고, '자르거나 빻는다' 라고 말하지 않은 경우는 모두 마두만한 크기로[麻豆][119] 잘게 썲으로써 약효를 일정하게 분출시키고, 한꺼번에 분출되는 것을 조절하면서 사용한다. 혹은 빻았다가 대강 체로 걸러서 사용하는데, 급할 때는 그대로 약제로 조제한다.

또한 이들 처방에 들어 있는 근(斤)과 양(兩)의 무게는 모두 약저울[藥枰]을 기준으로 사용하는데, 옷감[絲綿]의 1/10 무게이다. 〈즉〉 민간에서 1목(目)이라고 부르는 것이 약저울의 1냥(兩)에 해당한다. 약저울 1냥은 생대추씨 3개가 1냥에 해당한다. 또한 1되[升]라고 말하는 것은 1작은다완[小茶垸]에 해당한다. 〈이상의 설명이〉 아주 정확하지는 않지만, 〈이대로 따라도〉 크게 실수하지는 않을 것

118 포(蚫): 문맥상 포(炮)의 오각(誤刻)으로 판단된다.

119 마두(麻豆): 콩과 식물인 운실(雲實)의 종자이다. 마두(麻豆)는 흔히 콩알 크기를 의미한다.

이다. 처방에서 큰냥[大兩]이나 큰되[大升]라고 말한 것은 옷감[絲綿] 무게를 재는 보통 저울 및 보통 사용하는 말[斗]과 되[升]를 가리킨다.

凡云擣取汁者, 生擣其藥, 取汁而用之. 或有煮某藥而飮者, 而不云切剉及擣者, 皆細切如麻豆, 令藥味定出, 沮中而用. 或擣下麄篩而用, 臨急趁, 便合造.

又此方內, 斤兩輕重, 皆依藥枰[120]而用, 於絲綿得一分. 俗云一目, 准藥枰[121]一兩. 藥枰[122]一兩, 以生大棗三核爲一兩. 又云一升, 准小茶垸. 雖未至的準, 庶幾不至大誤也. 方有云大兩大升者, 取常絲綿枰[123]及常斗升云尒.

〈이상은〉『향약구급방(鄕藥救急方)』 하권이다.

鄕藥救急方下.

120 평(枰): 문맥상 칭(秤)의 오각(誤刻)으로 판단된다.

121 평(枰): 문맥상 칭(秤)의 오각(誤刻)으로 판단된다.

122 평(枰): 문맥상 칭(秤)의 오각(誤刻)으로 판단된다.

123 평(枰): 문맥상 칭(秤)의 오각(誤刻)으로 판단된다.

방중향약목초부
方中鄕藥目草部

창포(菖蒲). 【민간에서는 송의마[松衣亇, 숑이마]라고 부른다. 맛은 맵고 〈성질은〉 따뜻하다. 5월 5일·12월에 뿌리를 채취하여 그늘에서 말린다. 땅 밖으로 노출된 뿌리는 사용하지 않는다.】

菖蒲. 【俗云松衣亇. 味辛溫. 五月五日十二月採根, 陰乾. 露根不用.】

국화(菊花). 【맛은 쓰고 달다. 줄기가 자주색인 것이 진짜이다. 정월에는 뿌리를 채취하고, 3월에는 잎을 채취하고, 5월에는 줄기를 채취하고, 9월에는 꽃을 채취하고, 11월에는 열매를 채취하는데, 모두 그늘에서 말린다.】

菊花. 【味苦甘. 莖紫爲眞. 正月採根, 三月採葉, 五月採莖, 九月採花, 十一月採実, 皆陰乹.】

지황(地黃). 【맛은 달고 쓰며 〈성질은〉 차갑고 독이 없다. 2월·8월에 뿌리를 채취하여 그늘에서 말린다.】

地黃. 【味甘苦寒无毒. 二·八月採根, 陰乹.】

인삼(人蔘). 【맛은 달고 〈성질은〉 약간 차가우면서 따뜻하고 독이 없다. 2월·4월·8월에 뿌리를 채취하고, 대나무칼로 흙을 제거하여 햇볕에 말린다. 바람을 쐬

* 방중향약목초부(方中鄕藥目草部): 『향약구급방』 본문의 처방에서 제시된 토산약재 목록 중 식물 관련 사항이라는 뜻이다. 하지만 실제로는 동물류나 광물류 약재도 수록하고 있다. 그런데 해제에서 언급하였듯이, 「방중향약목초부」의 약재 설명은 『향약구급방』 본문의 서술과 완전히 일치하지 않는다. 그 이유는 여기에서 수록한 내용이 『증류본초』 문장을 거의 그대로 인용하였기 때문이다. 「방중향약목초부」에서 『향약구급방』 편찬자들은 『증류본초』의 약재를 180종으로 선별하고, 일일이 향명을 넣었다. 특히 길경(桔梗)에 대해 '인후통(咽喉痛)을 치료하는데 가장 신묘하다'라고 설명하는 데서 보이듯이 편찬자들의 의견을 피력하였다. 번역문에서는 약용으로 사용하는 부위를 분명히 드러내기 위해 뿌리, 잎, 씨, 줄기, 껍질, 꽃, 열매 등을 가급적 떼어서 '칡 뿌리', '편두(扁豆) 잎'과 같이 번역하였다.

지 않도록 관리한다.】

人蔘.【味甘微寒溫无毒. 二·四·八月採根, 以竹刀去土, 日乹. 无令見風.】

백출(白朮).【민간에서는 삽채[沙邑菜, 삽치]라고 부른다. 맛은 달고 매우며 〈성질은〉 따뜻하며 독이 없다. 2월·3월·8월·9월에 뿌리를 채취하여 햇볕에 말린다. 큰덩어리에 자주색 꽃이 피는 백출이 좋다.】

白朮.【俗云沙邑菜. 味甘辛溫无毒. 二·三·八·九月採根, 日乹. 大塊紫花者爲勝.】

토사자(菟絲子).【민간에서는 새삼[鳥伊麻, 새삼]이라고 부른다. 맛은 달고 〈성질은〉 독이 없다. 6월·7월에 맺힌 씨를 9월에 채취하여 햇볕에 말린다. 콩의 싹[豆苗]을 타고 덩굴로 자라는 토사자가 좋다.】

兔絲子.【俗云鳥伊麻. 味甘无毒. 六·七月結子, 九月採, 日乹. 蔓豆苗者良.】

우슬(牛膝).【민간에서는 쇠무릎풀[牛膝草, 쇼무릎플]이라고 부른다. 맛은 쓰고 시며 〈성질은〉 독이 없다. 줄기는 자주색이고 마디가 큰 것이 수컷[雄]인데, 이것이 좋다. 2월·8월·10월에 뿌리를 채취하여 그늘에서 말린다.】

牛膝.【俗云牛膝草. 味苦酸无毒. 莖紫節大者雄[1]爲勝. 二·八·十月採根, 陰乹.】

시호(柴胡).【민간에서는 묏미나리[山叱水乃立, 묏믈나리] 또는 초채(椒菜)라고 부른다. 맛은 쓰고 〈성질은〉 약간 차가우며 독이 없다. 7월·8월에 뿌리를 채취하여 햇볕에 말린다. 상한병(傷寒病)을 치료한다.】

1 웅(雄): 원본 상태가 애매한데 웅(雄) 또는 추(椎) 중 하나이다. 문맥상 웅(雄)으로 판단된다.

柴胡.【俗云山叱水乃立, 又椒菜. 味苦微寒无毒. 七·八月採根, 日乾. 療傷寒.】

충울자(茺蔚子).【민간에서는 눈비앗[目非也次, 눈비얏]이라고 부른다. 맛은 맵고 달며 〈성질은〉 □ 차가우며 독이 없다. 5월에 움을 채취하되 흙에 □하지 않은 채로 □하게 말린다.】

茺蔚子.【俗云目非也次. 味辛甘□[2]寒无毒. 五月採苗, 不令□土, □乹.】

맥문동(麥門冬).【민간에서는 겨우살이[冬沙伊, 겨슬사리]라고 부른다. 맛은 달고 〈성질은〉 약간 차가우며 독이 없다. 2월·3월·8월·9월·10월에 뿌리를 채취하여 그늘에서 말린다.】

麦門冬.【俗云冬沙伊. 味甘微寒无毒. 二·三·八·九·十月採根, 陰乹.】

독활(獨活).【민간에서는 땃두릅풀[虎驚草, 쌋둘흡플]이라고[3] 부른다. 맛은 쓰고 □하며 〈성질은〉 □ 따뜻하며 독이 없다. 물가와 골짜기에서 자라며, 바람이 없어도 움직인다. 2월·8월에 뿌리를 채취하여 햇볕에 말린다.】

獨活.【俗云虎驚草. 味苦□□溫无毒. 生川谷, 無風而動. 二·八月採根, 日乹.】

승마(升麻).【민간에서는 치골목[雉骨木, 티골목] 또는 끼조로풀[雉鳥老草, 씨됴로플]이라고 부른다. 맛은 달고 쓰며 〈성질은〉 약간 차가우며 독이 없다. 2월·8월에 뿌리를 채취하여 햇볕에 말린다.】

2 □: 판독이 불가능하다. 문맥상 '살짝', '약간'이라는 의미로 미(微)가 들어갈 수 있다.

3 땃두릅풀: 국어학의 연구에 따르더라도 호경초(虎驚草)는 판독이 쉽지 않은 명칭이다. 이은규에 의하면 호경초(虎驚草)의 호(虎)는 '돗' 또는 '쌋'에 해당하며, 땅에서 나는 두릅이라는 의미이다.

升麻.【俗云雉骨木, 又雉鳥老草. 味甘苦微寒无毒. 二·八月採根, 日乾.】

차전자(車前子).【민간에서는 질경이나물 씨[吉刑菜實, 길형ᄂᆞ물씨]라고 부른다. 맛은 달고 짜며 〈성질은〉 독이 없다. 5월 5일에 채취하여 그늘에서 말린다.】

車前子.【俗云吉刑菜實. 味甘醎无毒. 五月五日採, 陰乾.】

서예(薯蕷).【민간에서는 마[亇支, 마디]라고 부른다. 맛은 달고 〈성질은〉 따뜻하며 독이 없다. 2월·8월에 뿌리를 채취하여 햇볕에 말린다. 흰색 서예가 좋다.】

薯蕷.【俗云亇支. 味甘溫无毒. 二·八月採根, 日乾[4]. 白色者佳.】

의이인(薏苡仁).【민간에서는 율무[伊乙梅, 이을믜]라고 부른다. 맛은 달고 〈성질은〉 약간 차가우며 독이 없다. 8월·9월·10월에 열매를 채취하며, 뿌리 채취는 수시로 한다.】

薏苡人.【俗云伊乙梅. 味甘微寒无毒. 八·九·十月採実, 採根无時.】

택사(澤瀉).【민간에서는 쇠귀나물[牛耳菜, 쇼귀ᄂᆞ물]이라고 부른다. 맛은 달고 짜며 〈성질은〉 차가우며 독이 없다. 5월·6월·8월에 뿌리를 채취하여 그늘에서 말린다.】

澤瀉.【俗云牛耳菜. 味甘醎寒無毒. 五·六·八月採根, 陰乹.】

4 건(乾): 원본 상태가 애매하지만, 글자 형태와 문맥상 건(乾)으로 판단된다.

원지(遠志). 【민간에서는 비사두도풀[非師豆刀草, 비ᄉᆞ두도플] 또는 아기풀[阿只草, 아기플]이라고 부른다.[5] 맛은 쓰고 〈성질은〉 따뜻하며 독이 없다. 4월에 뿌리와 잎을 채취하여 그늘에서 말린다.】

遠志. 【俗云非師豆刀草, 又阿只草. 味苦溫无毒. 四月採根葉, 陰乾.】

세신(細辛). 【민간에서는 세심[洗心, 셰심]이라고 부른다. 맛은 맵고 〈성질은〉 따뜻하며 독이 없다. 2월·8월에 뿌리를 채취하여 그늘에서 말린다.】

細辛. 【俗云洗心. 味辛溫无毒. 二·八月採根, 陰乾.】

남칠(藍漆). 【원래 이름은 남등근(藍藤根)이다. 맛은 맵고 〈성질은〉 따뜻하며 독이 없다. 『본초(本草)』에서는 "신라(新羅)[新ᄉᆞ]에서 자란다."라고 하였다.[6] 8월에 채취하여 말린다.】

藍柒. 【本名藍藤根. 味辛溫无毒. 本草云生新ᄉᆞ. 八月採乾.】

남즙(藍汁). 【민간에서는 청대[靑台, 쳥디]라고 부른다. 이것의 잎으로 쪽빛 염료[藍]를 만드는데, 다양한 독(毒)을 해독한다. 맛은 쓰고 〈성질은〉 차가우며 독이

5 비사두도풀[非師豆刀草, 비ᄉᆞ두도플] 또는 아기풀[阿只草, 아기플]이라고 부른다: 비사두도풀과 아기풀의 실체는 정확히 알 수가 없다. 『동양의학대사전(東洋醫學大事典)』(전 12권)이나 『동양의학대사전(東洋醫學大辭典)』에서도 표제어로 나와 있지 않다.

6 『본초(本草)』에서는 ~ 하였다: 『본초(本草)』는 중국 당(唐)나라의 의학자인 진장기(陳藏器)가 개원(開元) 연간에 저술한 『본초습유(本草拾遺)』 10권을 가리킨다. 이 책은 연호를 따서 『개원본초(開元本草)』라고도 부른다. 『향약구급방』 중간본(1417년)보다 후대의 본초서이기는 하지만 『본초강목』에는 다음과 같이 재인용되어 있다. 『본초강목(本草綱目)』 권18, 「초지칠(草之七)」 부록제등(附錄諸藤). "남등. 진장기는 '신라에서 자란다. 뿌리는 세신과 같고, 맛은 맵고 〈성질은〉 따뜻하며 독이 없다'라고 하였다[藍藤. 藏器曰, 生新羅國. 根如細辛, 味辛溫無毒]."

없다.】

藍汁.【俗云青台[7]. 是葉用藍也, 主解諸毒. 味苦寒无毒.】

궁궁(芎窮).【민간에서는 뱀말풀[蛇休草, ᄇᆡ얌말이플] 또는 뱀두르풀[蛇避草, ᄇᆡ얌두러기플]이라고 부른다.[8] 맛은 맵고 〈성질은〉 따뜻하며 독이 없다. 3월·4월에 채취하여 햇볕에[口] 말린다. 9월·10월에 채취한 궁궁이 더욱 좋다.】

窮芎.【俗云蛇休草, 又蛇避草. 味辛溫無毒. 三·四月採, 口[9]乹. 九·十月採, 尤佳.】

질려자(蒺藜子).【민간에서는 고달비거삼[古冬非居參, 고ᄃᆞᆯ비거ᄉᆞᆷ]이라고[10] 부른다. 맛은 맵고 〈성질은〉 따뜻하며 독이 없다. 7월·8월에 열매를 채취하여 햇볕에 말린다.】

蒺藜子.【俗云古冬非居參. 味辛溫无毒. 七·八月採実, 日乹.】

황기(黃芪).【민간에서는 쓴너삼[數板麻, 수널삼][11] 또는 눈흰 단너삼[目白

7 태(台): 원본 상태가 애매하지만, 글자 형태와 문맥상 태(台)로 판단된다.

8 뱀말풀[蛇休草, ᄇᆡ얌말이플] 또는 뱀두르풀[蛇避草, ᄇᆡ얌두러기플]이라고 부른다: 사휴초(蛇休草)와 사피초(蛇避草)는 뱀이 이 약초를 싫어하여 피해서 다니는 것에 착안한 이름이다. 현재는 통용되지 않는 향명이지만, 남풍현과 이덕봉의 해석을 토대로 옛 음가를 참고하여 '뱀말풀'과 '뱀두르풀'로 해석하였다 (이덕봉(李德鳳), 『향약구급방(鄕藥救急方)의 방중향약목(方中鄕藥目) 연구(硏究)』, 『아세아연구(亞細亞硏究)』 6권 2호, 고려대학교 아세아문제연구소, 1963, 63쪽).

9 구(口): 문맥상 일(日)의 오각(誤刻)으로 판단된다.

10 고달비거삼: 질려자는 남가새에 해당한다. 고달비거삼은 남가새와 다른 어형이 존재했음을 보여준다.

11 쓴너삼[數板麻, 수널삼]: 국어학의 연구에 의하면, 판마(板麻)가 너삼이라는 점에서는 일치하지만 수판마(數板麻)의 의미가 무엇인지에 대해서는 해석이 분분하다. 다만 본문에서 수판마(數板麻)와 감판마(甘板麻)가 대비되어 서술된다는 점에 착안하고, 너삼이 쓴너삼과 단너삼을

甘板麻, 눈힌 둔널삼]이라고[12] 부른다. 2월·8월·10월에 뿌리를 채취하여 그늘에서 말린다.】

黃蓍.【俗云數板麻, 又目白甘板麻. 二·八·十月採根, 陰乹.】

포황(蒲黃).【민간에서는 조배망치[助背槌, 조비마치]라고[13] 부른다. 맛은 달고 〈성질은〉 독이 없다.】

蒲黃.【俗云助背槌. 味甘無毒.】

결명자(決明子).【민간에서는 되팥[狄小豆, 되퐃]이라고 부른다. 맛은 짜고 쓰며 〈성질은〉 약간 차가우며 독이 없다. 10월 10일에 채취하여 그늘에서 100일[百口]을 말린다.】

決明子.【俗云狄小豆. 味醎苦微寒無毒. 十月十日採, 陰乹百口[14].】

사상자(蛇床子).【민간에서는 뱀두르나물 씨[虵音置良只菜實, ᄇᆞ얌두러기ᄂᆞ물씨]라고 부른다. 맛은 쓰고 달며 〈성질은〉 독이 없다. 5월에 열매를 채취하여 그늘에서 말린다.】

虵床子.【俗云虵音置良只菜實. 味苦甘无毒. 五月採實, 陰乹.】

아우르는 어휘라는 점에 주목하여 수판마(數板麻)를 쓴너삼으로 번역하였다. 참고로 요즘은 단맛이 나는 황기는 단너삼, 쓴맛이 강한 고삼(苦蔘)은 너삼으로 구분하고 있다.

12 눈힌 단너삼: 남풍현에 따르면, 단너삼에 흰색 점이 있는 것을 드러내기 위해 '눈힌'이라는 수식어를 붙인 것이라고 한다.

13 조배망치: 포황은 부들에 해당한다. 조배망치는 부들과 다른 어형이 존재했음을 보여준다.

14 구(口): 문맥상 일(日)의 오각(誤刻)으로 판단된다.

지부묘(地膚苗). 【민간에서는 댑싸리[唐杻, 대ㅄ 리]라고 부른다. 3월·4월·5월에 움을 채취하고, 8월·9월에 열매를 채취하여 그늘에서 말린다.】

地膚苗. 【俗云唐杻[15]. 三·四·五月採苗, 八·九月採實, 陰乾.】

계화(戒火). 【일명 경천(景天)이며, 민간에서는 탑나물[塔菜, 탑ᄂᆞ 믈]이라고 부른다. 맛은 쓰고 시며 〈성질은〉 독이 없다. 4월 4일·7월 7일에 꽃과 움과 잎을 채취하여 그늘〈에서 말린다〉.】

戒火. 【一名景天, 俗云塔菜. 味苦酸无毒. 四月四日·七月七日採花苗葉, 陰.】

인진호(茵陳蒿). 【민간에서는 더위지기[加火左只, 더블자기]라고 부른다. 맛은 쓰고 〈성질은〉 약간 차가우며 독이 없다. 5월·7월에 줄기와 잎을 채취하여 그늘에서 말린다.】

茵陳蒿. 【俗云加火左只. 味苦微寒无毒. 五·七月採莖葉, 陰乾.】

창이(蒼耳). 【민간에서는 도꼬마리[刀古休伊, 도고마리]라고 부른다. 맛은 맵고 〈성질은〉 약간 차가우며 독이 조금 있다. 5월 5일·7월 7일·9월 9일에 채취한다.】

蒼耳. 【俗云刀[16]古休伊. 味辛微寒有小毒. 五月五·七月七·九月九採.】

갈근(葛根). 【민간에서는 칡 뿌리[叱乙根, 즐불휘]라고 부른다. 맛은 달고 〈성질은〉 독이 없다. 꽃은 술독을 풀어주고, 잎은 금창(金瘡)을 치료한다. 5월에 뿌리를 채취하여 햇볕에 말린다.】

15 뉴(杻): 원본 상태가 애매하지만, 글자 형태와 문맥상 뉴(杻)로 판단된다.

16 도(刀): 원본 상태가 애매하지만, 글자 형태와 음운학상 도(刀)로 판단된다.

葛根.【俗云叱乙根. 味甘无毒. 花主消酒, 葉主金瘡. 五月採根, 日乾.】

괄루(栝樓).【민간에서는 하눌타리 뿌리[天乙根, 하늘 툴불휘]라고 부른다. 맛은 쓰고 〈성질은〉 차가우며 독이 없다. 2월·8월에 뿌리를 채취하여 껍질을 제거하고 햇볕에 20일을 말린다.】

栝樓.【俗云天乙根. 味苦寒无毒. 二·八月採根, 去皮, 日乾二十日.】

고삼(苦蔘).【민간에서는 너삼[板麻, 널삼]이라고 부른다. 맛은 쓰고 〈성질은〉 차가우며 독이 없다. 3월·8월·10월에 뿌리를 채취하여 햇볕에 말린다.】

苦蔘.【俗云板麻. 味苦寒无毒. 三·八·十月採根, 日乾.】

당귀(當歸).【민간에서는 당귀초[且貴草, 당귀초]라고 부른다. 맛은 달고 매우며 〈성질은〉 따뜻하며 독이 없다. 2월·8월에 뿌리를 채취하여 그늘에서 말린다.】

當皈.【俗云且[17]貴草. 味甘辛溫无毒. 二·八月採根, 陰乾.】

통초(通草).【민간에서는 으름[伊屹烏音, 이흘옴]이라고 부른다. 맛은 맵고 달며 〈성질은〉 독이 없다. 정월·2월에 가지를 채취하여 그늘에서 말린다.】

通草.【俗云伊屹烏音. 味辛甘无毒. 正·二月採枝, 陰乾.】

작약(芍藥).【맛은 쓰고 시며 〈성질은〉 약간 차가우며 독이 조금 있다. 2월·8월에 뿌리를 채취하여 햇볕에 말린다.】

17 차(且): 음운학상 단(旦)의 오각(誤刻)으로 판단된다.

芍藥.【味苦酸微寒有小毒. 二·八月採根, 日乹.】

여실(蠡實).【마린자(馬藺子)인데, 민간에서는 븟꽃[苐花, 붇곳]이라고 부른다. 맛은 달고 〈성질은〉 따뜻하며 독이 없다. 2월에 꽃을 채취하고 5월에 열매를 채취하는데, 모두 그늘에서 말린다.】

蠡實.【馬藺子也, 俗云苐花. 味甘溫無毒. 二月採花, 五月採実, 並陰乹.】

구맥(瞿麥).【민간에서는 구목화[鳩目花, 구목화] 또는 석죽화[石竹花, 셕듁화]라고 부른다. 맛은 쓰고 매우며 〈성질은〉 차가우며 독이 없다. 입추(立秋) 후에 씨와 잎을 거두어들여 그늘에서 말린다.】

瞿麦.【俗云鳩目花, 又石竹花. 味苦辛寒无毒. 立秋后, 子葉收[18]採, 陰乹.】

현삼(玄蔘).【민간에서는 심회초[心廻草, 심회초]라고 부른다. 맛은 쓰고 짜며 〈성질은〉 약간 차가우며 독이 없다. 3월·8월·9월에 뿌리를 채취하여 햇볕에 말린다. 혹은 "찐 다음에 햇볕에 말린다."라고 한다.】

玄蔘.【俗云心廻[19]草. 味苦醎微寒无毒. 三·八·九月採根, 曝乹.[20] 或云蒸過日乹.】

모추(茅錐).【모향(茅香)이다. 그 뿌리는 깨끗하고 하얀데, 〈맛은〉 매우 달며 〈성질은〉 독이 없다.】

18 수(收): 원본 상태가 애매하지만, 글자 형태와 문맥상 수(收)로 판단된다.

19 심회(心廻): 원본 상태가 애매하지만, 글자 형태와 문맥상 심회(心廻)로 판단된다.

20 폭건(曝乾): 약재를 직접 햇볕에 말리는 것으로 쇄건(曬乾)이라고도 한다. 원문에 나오는 일건(日乾) 역시 햇볕에 말리는 것이다. 일건과 폭건은 혼용되기도 하는데, 굳이 구분하자면 폭건이 '햇볕에 바싹 말리다' 라는 어감이 강한 듯하다.

茅錐.【茅香. 其根潔白, 甚甘美无毒.】

백합(百合).【민간에서는 개나리꽃[犬乃里花, 가히나리곶]이라고 부른다. 맛은 달고 〈성질은〉 평이하며 독이 없다. 2월·8월에 뿌리를 채취하여 햇볕에 말린다.】

百合.【俗云犬乃里花. 味甘平無毒. 二·八月採根, 日乾.】

황금(黃芩).【민간에서는 속썩은풀[精朽草, 솝서근플]이라고 부른다. 맛은 쓰고 〈성질은〉 아주 차갑다. 2월·8월에 뿌리를 채취하여 햇볕에 말린다. 또는 3월 3일에 뿌리를 채취하여 그늘에서 말린다.】

黃芩.【俗云精朽草. 味苦大寒. 二·八月採根, 日乾. 又三月三日採根, 陰乾.】

자완(紫菀).【민간에서는 탱알[地加乙, 티갈]이라고 부른다. 맛은 맵고 〈성질은〉 따뜻하며 독이 없다. 2월·3월에 뿌리를 채취하여 그늘에서 말린다.】

紫菀.【俗[21]云地加乙. 味辛溫无毒. 二·三月採根, 陰乾.】

석위(石韋).【일명 석화(石花)이다. 맛은 쓰고 달며 〈성질은〉 독이 없다. 2월·7월에 잎을 채취하여 그늘에서 말린다.】

石葦.【一名石花. 味苦甘无毒. 二·七月採葉, 陰乾.】

애엽(艾葉).【맛은 쓰고 〈성질은〉 약간 따뜻하며 독이 없다. 온갖 질병에 뜸을 뜨는데 사용한다. 3월 3일·5월 5일에 잎을 채취하여 햇볕에 말린다.】

21 속(俗): 원본 상태가 애매하지만, 글자 형태와 문맥상 속(俗)으로 판단된다.

艾葉.【味苦微溫无毒. 主灸百病. 三月三日·五月五日採葉, 日乾.】

토과(土瓜).【일명 왕과(王瓜)이며, 민간에서는 쥐잠외[鼠瓜, 쥐외]라고 부른다. 맛은 쓰고 〈성질은〉 차가우며 독이 없다. 2월에 뿌리를 채취하여 그늘에서 말린다.】

土瓜.【一名王瓜, 俗云鼠瓜. 味苦寒無毒. 二月採根, 陰乾.】

부평(浮萍).【민간에서는 고기밥[魚食, 고기밥]이라고 부른다. 맛은 시고 〈성질은〉 차가우며 독이 없다. 3월에 채취하여 햇볕에 말린다.】

浮萍.【俗云魚食. 味酸寒无毒. 三月採, 日乾.】

지유(地楡).【민간에서는 외 잎[瓜葉, 외닙]이라고 부른다. 맛은 쓰고 달고 시며 〈성질은〉 약간 차가우며 독이 없다. 2월·8월에 뿌리를 채취하여 햇볕에 말린다.】

地楡.【俗云瓜葉. 味苦甘酸微寒无毒. 二·八月採根, 日乾.】

수조(水藻).【민간에서는 말[勿, 몰]이라고 부른다. 맛은 쓰고 짜며 〈성질은〉 차가우며 독이 없다. 못에서 자란다. 7월 7일에 채취하여 햇볕에 말린다.】

水藻.【俗云勿. 味苦醎寒无毒. 生池澤. 七月七日採, 暴乾.】

제니(薺苨).【민간에서는 노루의 가죽[獐矣皮, 노ᄅᆞ이갗]이라고 부른다. 맛은 달고 〈성질은〉 차갑다. 온갖 약으로 인한 중독과 충사(蟲蛇) 중독을 치료한다. 2월·8월에 뿌리를 채취하여 햇볕에 말린다.】

薺苨.【俗云獐矣皮. 味甘寒. 主解百藥·虫虵毒. 二·八月採根, 日乾.】

경삼릉(京三稜). 【민간에서는 매자기 뿌리[結叱加次根, ᄆᆡᄌᆞᆺ갓불휘]라고 부른다. 맛은 쓰고 〈성질은〉 평이하며 독이 없다. 상강(霜降)이 지난 다음에 뿌리를 채취하여 껍질을 제거한다. 진한 황색의 경삼릉이 좋다.】

京三稜. 【俗云結叱加次根. 味苦平无毒. 霜降後採根, 削去皮. 黃色重者佳.】

모향화(茅香花). 【맛은 쓰고 〈성질은〉 따뜻하며 독이 없다. 정월·2월에 뿌리를 채취하고, 5월에 꽃을 채취하고, 8월에 움을 채취한다.】

茅香花. 【味苦溫无毒. 正·二月採根, 五月採花, 八月採苗.】

반하(半夏). 【민간에서는 끼무릇[雉矣毛立, ᄢᅵ의모롭]이라고 부른다. 맛은 맵고 〈성질은〉 평이하다. 생반하(生半夏)는 약간 차갑고, 숙반하(熟半夏)는 따뜻하며 독이 있다. 8월에 뿌리를 채취하여 햇볕에 말린다.】

半夏. 【俗云雉矣毛立. 味辛平. 生微寒, 熟溫有毒. 八月採根, 日乾.】

정력자(葶藶子). 【민간에서는 두름의 나이[豆音矣薺, 두름의나ᅀᅵ]라고 부른다. 맛은 쓰고 〈성질은〉 차가우며 독이 없다. 입하(立夏) 후에 열매를 채취하여 햇볕에 말리거나 혹은 그늘에서 말린다.】

葶藶. 【俗云豆音矣薺. 味苦寒无毒. 立夏后採実, 日乾, 或陰乾.】

선복화(旋覆花). 【맛은 달고 짜며 〈성질은〉 따뜻하면서 약간 차갑고 독이 조금 있다. 7월·8월에 꽃을 채취하여 햇볕에 20일을 말린다.】

旋覆花. 【味甘醎溫微冷有小毒. 七·八月採花, 日乾二十日.】

길경(桔梗). 【민간에서는 도라지[刀ㅅ次, 도랒]라고 부른다. 맛은 맵고 〈성질은〉 따뜻하며 독이 조금 있다. 2월·8월에 뿌리를 채취하여 햇볕에 말린다. 인후통(咽喉痛)을 치료하는데 가장 신묘하다.】

吉梗. 【俗云刀ㅅ次. 味辛溫有小毒. 二·八月採根, 日乾. 療咽喉痛, 最妙.】

여로(藜蘆). 【민간에서는 박새[箔草, 박새]라고 부른다. 맛은 맵고 쓰며 〈성질은〉 차가우며 독이 있다. 2월·3월에 뿌리를 채취하여 그늘에서 말린다.】

藜盧. 【俗云箔草. 味辛苦寒有毒. 二·三月採根, 陰乾.】

사간(射干). 【민간에서는 범의 부채[虎矣扇, 범의부체]라고 부른다. 맛은 쓰고 〈성질은〉 약간 따뜻하며 독이 있다. 3월 3일에 뿌리를 채취하여 그늘에서 말리고, 2월·8월·9월에 채취하여 햇볕에 말린다.】

射干. 【俗云虎矣扇. 味苦微溫有毒. 三日三日採根, 陰乾, 二·八·九月採, 日乾.】

백렴(白薟). 【민간에서는 가위톱풀[犬伊刀叱草, 가히돗플]이라고 부른다. 맛은 쓰고 달며 〈성질은〉 약간 차가우며 독이 없다. 2월·8월에 뿌리를 채취하고, 절편으로 만들어 햇볕에 말린다.】

白斂. 【俗云犬伊刀叱草. 味苦甘微寒无毒. 二·八月採根, 作片日乾.】

대극(大戟). 【민간에서는 버들옻[楊等柒, 버들옷]이라고 부른다. 맛은 달고 〈성질은〉 차가우며 독이 조금 있다. 가을과 겨울에 뿌리를 채취하여 그늘에서 말린다.】

大戟. 【俗云楊等柒. 味甘寒有小毒. 秋冬採根, 陰乾.】

상륙(商陸). 【민간에서는 장류 뿌리[章柳根, 쟝류근]라고 부른다. 맛은 맵고 시며 〈성질은〉 독이 있다. 잎은 푸른데 소[牛]의 혀처럼 생겼고, 가을과 여름에 홍자색(紅紫色)의 꽃을 피운다. 뿌리는 무[蘿蔔]나 사람 형상[人形]처럼 생긴 것〈의 약효가〉 신효하다. 꽃이 흰 상륙의 뿌리가 약용으로 사용된다. 꽃이 붉은 상륙은 독이 있어서 종기 부위에 붙일 뿐이다. 정월·8월에 뿌리를 채취하여 햇볕에 말린다.】

商陸. 【俗云章柳根. 味辛酸有毒. 葉靑如牛舌, 秋夏開紅紫花. 根如蘿蔔如人形者, 有神. 花白者, 根入藥用. 花赤者, 有毒, 但貼腫処. 一·八月採根, 日乹.】

택칠(澤漆). 【맛은 쓰고 매우며 〈성질은〉 약간 차가우며 독이 없다. 3월 3일·7월 7일에 줄기와 잎을 채취하여 그늘에서 말린다.】

澤漆. 【味苦辛微寒无毒. 三月三日·七月七日採莖葉, 陰乹.】

낭아(狼牙). 【민간에서는 이리의 이빨[狼矣牙, 일히의엄]이라고[22] 부른다. 맛은 쓰고 시며 〈성질은〉 차가우며 독이 있다. 3월·8월에 뿌리를 채취하여 햇볕에 말린다.】

狼牙. 【俗云狼矣牙. 味苦酸寒有毒. 三·八月採根, 日乹.】

위령선(威靈仙). 【민간에서는 술위나물[車衣菜, 술위ᄂᆞᄆᆞᆯ]이라고[23] 부른다. 맛은 쓰고 〈성질은〉 따뜻하며 독이 없다. 9월에 채취하여 그늘에서 말리는데, 병일(丙日)·정일(丁日)·무일(戊日)[戌]·기일(己日)[巳]에 채취한다. 〈위령선을 복용

22 이리의 이빨[狼矣牙, 일히의엄]: 낭아(狼牙)는 선학초(仙鶴草)이며, 현재 우리말로는 짚신나물이라고 부른다. 이리의 이빨은 다른 어형이 존재했음을 보여준다.

23 술위나물: 잎이 수레바퀴처럼 동그란 나물이라는 뜻인데 수리나물, 수리채 등으로 다양하게 표기되었다. 후대에 으아리로 점차 통일되었다.

할 때는〉 차(茶)를 금한다.】

威靈仙.【俗云車衣菜. 味苦溫无毒. 九月採, 陰乾, 以丙·丁·戌[24]·巳[25]日採. 忌茶.】

견우자(牽牛子).【맛은 쓰고 〈성질은〉 차가우며 독이 있다. 기(氣)를 내리는데 사용한다. 9월이 지나서 거두어들인다.】

牽牛子.【味苦寒有毒. 主下氣. 九月后收之.】

파초(芭蕉).【뿌리〈의 성질은〉 아주 차갑고, 옹저(癰疽)가 맺히고 열이 나는데 사용한다. 줄기는 속이 비고 부드러우며, 뿌리는 날 것으로 사용할 수 있다. 감초(甘蕉)와 파초(芭蕉)는 비슷하다.】

芭蕉.【根大寒, 主癰腫結熱. 莖虛耎, 根可生用. 甘蕉与芭蕉相類.】

피마자(蓖麻子).【민간에서는 아주까리[阿次加伊, 아ᄌᆞ가리]라고 부른다. 맛은 달고 매우며 〈성질은〉 독이 조금 있다. 여름에는 줄기와 잎을 채취하고, 가을에는 열매를, 겨울에는 뿌리〈를 채취한다〉. 중풍(中風)을 치료하는데 사용한다.】

萆麻子.【俗云阿次加伊. 味甘辛有小毒. 夏採莖葉, 秋実, 冬根. 主療風.】

삭조(蒴藋).【민간에서는 말오줌나무[馬尿木, ᄆᆞᆯ오좀나모]라고 부른다. 맛은 시고 〈성질은〉 따뜻하며 독이 있다. 봄과 여름에는 잎을 채취하고, 가을과 겨울에는 줄기와 뿌리를 채취한다.】

蒴藋.【俗云馬尿木. 味酸溫有毒. 春夏採葉, 秋冬採莖根.】

24 술(戌): 문맥상 무(戊)의 오각(誤刻)으로 판단된다.

25 사(巳): 문맥상 기(己)의 오각(誤刻)으로 판단된다.

천남성(天南星). 【민간에서는 두여머조자기[豆也味次, 두여맛]라고 부른다. 맛은 쓰고 매우며 〈성질은〉 독이 있다. 2월·8월에 뿌리를 채취한다. 감처럼 생긴 〈천남성의〉 뿌리가 좋다.】

天南星. 【俗云豆也味次. 味苦辛有毒. 二·八月採根. 柿根者良.】

노근(蘆根). 【민간에서는 갈대 뿌리[葦乙根, 굴불휘]라고 부른다. 맛은 달고 〈성질은〉 차가우며 독이 없다. 2월·8월에 뿌리를 채취하여 햇볕에 말려서 쓴다.】

蘆根. 【俗云葦乙根. 味甘寒无毒. 二·八月採根, 日乾用之.】

학슬(鶴虱). 【민간에서는 여우의 오줌[狐矣尿, 여ᄉᆞᅌᅴ오좀]이라고 부른다. 맛은 쓰고 〈성질은〉 독이 조금 있다. 오장(五臟)의 기생충을 죽인다. 수시로 채취하며, 잎과 줄기를 함께 쓴다.】

鶴虱. 【俗云狐矣尿. 味苦有小毒. 殺五藏虫. 採無時, 合葉莖用之.】

여여(䕡茹). 【민간에서는 오독도기[五得浮得, 오ᄃᆞᆨ보ᄃᆞᆨ]라고 부른다. 맛은 맵고 시며 〈성질은〉 차가우며 독이 조금 있다. 4월·5월에 뿌리를 채취하여 그늘에서 말린다.】

䕡茹. 【俗云五得浮得. 味辛酸寒小有毒. 四·五月採根, 陰乾.】

작맥(雀麥). 【민간에서는 귀보리[鼠苞衣, 쥐보리]라고 부른다. 맛은 달고 〈성질은〉 독이 없다. 충치 치료와 뱃속에서 태아가 죽은 경우의 치료에 사용한다.】

雀麦. 【俗云鼠苞衣. 味甘無毒. 主理齒虫·胎死腹中.】

독주근(獨走根). 【민간에서는 말슨달아[勿兒隱提良, 뭃슨돌아]라고[26] 부른다. 6월에 뿌리를 채취하여 햇볕에 말리고[日乾], 7월·8월에 열매를 채취하여 햇볕에 말린다[曝乾].】

獨走根. 【俗云勿兒隱提良. 六月採根, 日乾, 七·八月採実, 曝乾.】

회향자(茴香子). 【맛은 맵고 〈성질은〉 평이하며 독이 없다. 8월·9월에 열매를 채취하여 그늘에서 말린다.】

茴香子. 【味辛平无毒. 八·九月採實, 陰乾.】

연지(燕脂). 【민간에서는 잇꽃[你叱花, 닛곶]이라고 부른다. 맛은 맵고 〈성질은〉 따뜻하며 독이 없다. 후비(喉痺)로 인해 목구멍이 막히는 경우를 치료하는데[埋], 〈연지〉 즙을 추출하여 1되를 복용하면 좋아진다.】

燕脂. 【俗云你叱花. 味辛溫无毒. 埋[27] 喉痺壅塞不通, 取汁, 一升服之, 差.】

목단피(牧丹皮). 【맛은 맵고 쓰며 〈성질은〉 차가우며 독이 없다. 2월·8월에 뿌리를 채취하여 구리칼로 심을 제거하고 그늘에서 말린다.】

牡丹皮. 【味辛苦寒无毒. 二·八月採根, 以銅刀劈去骨, 陰乾.】

목적(木賊). 【민간에서는 속새[省只草, 속새]라고 부른다. 맛은 달고 쓰며 〈성질은〉 독이 없다. 4월에 채취하여 사용하는데, 일설에는 “수시로 채취한다.”라고

26 말슨달아[勿兒隱提良, 뭃슨돌아]: 독주근은 쥐방울에 해당한다. 말슨달아는 쥐방울과 다른 어형이 존재했음을 보여준다. 본문 앞에서는 말슨아배[勿叱隱阿背, 뭃슨아비]와 말슨달아[勿叱隱提阿, 뭃슨돌아]로 표기되기도 하였다.

27 매(埋): 문맥상 리(理)의 오각(誤刻)으로 판단된다.

하였다.】

木賊.【俗云省只草. 味甘苦无毒. 四月採用, 一云採无時.】

연과욕(燕窠褥).【제비둥지 안의 풀이다. 〈성질은〉 독이 없다. 야뇨(夜尿)·남녀의 이유 없는 혈뇨(血尿)를 치료한다. 〈연과욕〉 태운 가루 반 돈을 술과 함께 복용한다.】

鷰窠褥.【鷰巢中草. 无毒. 主眠中遺尿·男女无故尿血. 燒末, 酒服半錢.】

칠고초(漆姑草).【민간에서는 옻의 어미[漆矣母, 옷이어싀]라고 부른다. 칠창(漆瘡)을 치료하며, 또한 계독창(溪毒瘡)을[28] 치료한다.】

漆姑.【俗云漆矣母. 主漆瘡, 又主溪[29]毒瘡.】

전초(剪草).【민간에서는 나귀풀[騾耳草, 나귀플]이라고 부른다. 맛은 달고 약간 쓰며 〈성질은〉 차가우며 독이 없다. 정월·2월에 뿌리를 채취하고, 5월·6월·7월에 잎을 채취한다.】

剪草.【俗云騾耳草. 味甘微苦寒无毒. 正·二月採根, 五·六·七月採葉.】

송(松).【맛은 쓰고 〈성질은〉 따뜻하며 독이 없다. 9월에 열매를 채취하여 그늘에서 말려서 쓴다.】

松.【味苦溫无毒. 九月採実, 陰乹, 用之.】

괴(槐).【민간에서는 홰나무[廻之木, 횟나모]라고 부른다. 그 꽃은 맛이 쓰고

28 계독창(溪毒瘡): 곤충인 사공(射工)에게 물려서 생긴 상처이다.

29 계(溪): 원본 상태가 애매하지만, 글자 형태와 문맥상 계(溪)로 판단된다.

〈성질은〉 독이 없다. 열매는 맛이 쓰고 짜고 시며 〈성질은〉 차가우며 독이 없다. 가지는 종기를 씻는데 사용하고, 껍질은 난창(爛瘡)에 사용하고, 뿌리는 후비(喉痺)로 인해 〈목구멍이〉 막히고 열이 나는데 사용한다. 7월 7일에 어린 열매를 채취하고, 10월에 잘 익은 열매를 채취하고, 껍질과 뿌리는 수시로 채취한다.】

槐.【俗云廻之木. 其花味苦无毒. 實味苦鹹酸寒無毒. 枝主洗瘡, 皮主爛瘡, 根主喉痺塞熱. 七月七日採嫩實, 十月採老实, 皮根採无時.】

오가피(五加皮).【맛은 맵고 〈성질은〉 따뜻하면서 약간 차가우며 독이 없다. 5월·7월에 줄기를 채취하고, 10월에 뿌리를 채취하여 그늘에서 말린다.】

五加皮.【味辛溫微寒无毒. 五·七月採莖, 十月採根, 陰乾.】

구기자(枸杞子).【맛은 쓰고 〈성질은〉 차갑다. 뿌리는 〈성질이〉 아주 차갑고, 씨앗은 〈성질이〉 약간 차가우며 독이 없다. 봄과 여름에는 잎을 채취하고, 가을에는 줄기와 열매를 채취하고, 겨울에는 뿌리를 채취하여 그늘에서 말린다. 가지에 가시가 없는 것이 진짜 구기자(枸杞子)이며, 가시가 있는 것은 구극(枸棘)이다.】

枸杞.【味苦寒. 根大寒, 子微寒, 无毒. 春夏採葉, 秋採莖实, 冬採根, 陰乾. 枝无刺者眞枸杞, 有刺枸棘.】

복령(茯苓).【맛은 달고 〈성질은〉 독이 없다. 사람이나 거북처럼 생긴 복령이 좋다. 2월·8월에 채취하여 그늘에서 말린다. 〈소나무〉 뿌리를 감싸고 있는 것을 복신(茯神)이라고[30] 부른다.】

30 복신(茯神): 복령(茯苓)은 소나무 뿌리에서 기생하는 곰팡이 덩어리이며, 복신은 소나무 뿌리가 관통한 곰팡이 덩어리이다.

茯苓.【味甘無毒. 似人形龜形者佳. 二·八月採, 陰乾. 把根者, 名茯神.】

황벽(黃蘗).【맛은 쓰고 〈성질은〉 차가우며 독이 없다. 2월·5월·6월에 껍질을 채취하여, 겉껍질은 제거하고 햇볕에 말린다.】

黃蘗.【味苦寒无毒. 二·五·六月採皮, 去外皮, 日乾.】

무이(蕪荑).【민간에서는 흰느릅 씨[白楡實, 힌느릅삐]라고 부른다. 맛은 맵고 〈성질은〉 평이하며 독이 없다. 3월에 열매를 채취하여 그늘에서 말려서 쓴다.】

蕪荑.【俗云白楡實. 味辛平无毒. 三月採實, 陰乾, 用之.】

저실(楮實).【민간에서는 닥[多只, 닥]이라고 부른다. 그 열매는 맛이 달고 〈성질은〉 차가우며 독이 없다. 8월·9월에 열매를 채취하여 햇볕에 40일을 말린다. 포도처럼 생긴 저실이 좋다.】

楮實.【俗云多只. 其實味甘寒无毒. 八·九月採実, 日乾四十日. 如蒲萄佳.】

상근백피(桑根白皮).[31]【맛은 쓰고 〈성질은〉 차가우며 독이 없다. 잎은 오한(惡寒)과 발열(發熱)을 없애는데 사용하고, 즙은 지네독을 해독하며, 일체의 중풍(中風)을 치료한다.】

桑.【根白皮味苦寒无毒. 葉主除寒熱, 汁解蜈蚣毒, 理一切風.】

31 상근백피(桑根白皮): 원본에서 '근백피(根白皮)'는 세주처럼 작게 새겨져 있다. 이것은 목판의 공간이 부족하여 편의상 작게 새긴 것으로 판단된다. 문맥으로 보아 본문이 분명하므로, 세주가 아니라 본문으로 해석하였다.

치자(梔子). 【맛은 쓰고 〈성질은〉 아주 차가우며 독이 있다. 9월에 열매를 채취하여 햇볕에 말린다.】

梔了. 【味苦大寒有毒. 九月採實, 暴乹.】

담죽엽(淡竹葉). 【맛은 맵고 〈성질은〉 아주 차가우며 독이 없다. 가슴 속의 담열(痰熱)을 치료한다.】

淡竹葉. 【味辛大寒无毒. 主胷中痰[32]熱.】

지실(枳實). 【민간에서는 기사리[只沙伊, 기사리]라고 부른다. 맛은 쓰고 시며 〈성질은〉 약간 차가우며 독이 없다. 9월·10월에 채취하여 조각낸다. 그늘에서 말린 것이 지각(枳殼)이다.】

枳實. 【俗云只沙伊. 味苦酸微寒无毒. 九·十月採破. 陰乹者, 爲枳殼.】

진피(秦皮). 【민간에서는 물푸레나무 껍질[水靑木皮, 믈프레나모거플]이라고 부른다. 맛은 쓰고 〈성질은〉 차가우며 독이 없다. 2월·8월에 껍질을 채취하여 그늘에서 말린다.】

秦皮. 【俗云水靑木皮. 味苦寒无毒. 二·八月採皮, 陰乹.】

산수유(山茱萸). 【민간에서는 수유나무 열매[數要木實, 수유나모여름]라고 부른다. 맛은 시고 〈성질은〉 약간 따뜻하며 독이 없다. 9월·10월에 열매를 채취하여 그늘에서 말린다.】

32 담(痰): 원본 상태가 애매하지만, 글자 형태와 문맥상 담(痰)으로 판단된다.

山茱萸.【俗云數要木實. 味酸微溫无毒. 九·十月採実, 陰乹.】

천초(川椒).【촉초(蜀椒)이며, 민간에서는 진초[眞椒, 진쵸]라고 부른다. 맛은 맵고 〈성질은〉 따뜻하며 독이 있다. 8월에 열매를 채취하여 그늘에서 말리거나 경우에 따라 불에 말린다.】

川椒.【蜀椒, 俗云眞椒. 味辛溫有毒. 八月採実, 陰乹, 或焙乹.】

욱리인(郁李仁).【민간에서는 산매자[山梅子, 산미ᄌ]라고 부른다. 맛은 시다. 6월에 뿌리와 씨를 함께 채취한다.】

郁李人.【俗云山梅子. 味酸. 六月採根幷實.】

목관자(木串子).【민간에서는 부배야기나무 열매[夫背也只木實, 부븨여기나모여름]라고 부른다. 껍질에는 독이 조금 있다.】

木串子.【俗云夫背也只木實. 皮有小毒.】

상실(橡實).【민간에서는 돝의 밤[楮矣栗, 돝이밤]이라고[33] 부른다. 맛은 쓰고 〈성질은〉 따뜻하며 독이 없다. 『본초(本草)』에서 "잎의 모습이 가느다랗다."라고 한 것이 이것이다.[34]】

橡實.【俗云楮矣栗. 味苦溫無毒. 本草云, 狀葉細者是.】

야합화(夜合花).【민간에서는 살나무 꽃[沙乙木花, 살나모곶]이라고 부른

33 돝의 밤: 돼지의 밤이라는 뜻이며, '돝의 밤'은 도토리란 어휘의 원형이다.

34 잎의 모습이 가느다랗다: 이 문장의 출전은 확인이 안 된다.

다. 3월·4월에 잎을 채취하고 8월에 열매를 채취하여 그늘에서 말린다.】

夜合花.【俗云沙乙木花. 三·四月採葉, 八月採實, 陰乾.】

조협(皂莢).【민간에서는 쥐엄나무 열매[鼠厭木實, 쥐염나모여름]라고 부른다. 맛은 맵고 짜며 〈성질은〉 따뜻하며 독이 있다. 9월·10월에 조협을 채취하여 그늘에서 말린다.】

皂莢.【俗云鼠厭木實. 味辛醎溫有毒. 九·十月採莢, 陰乾.】

수양(水楊).[35]【맛은 쓰고 〈성질은〉 평이하며 독이 없다. 잎은 동그랗고 매끄러우며 붉은데, 가지는 짧고 단단하다. 물가에서 자라면서 버드나무[楊]처럼 생겼기 때문에 이러한 〈수양이라는〉 이름을 붙였다.】

水楊.【味苦平無毒. 葉圓滑而赤, 枝短硬. 生水岸, 形如楊, 故名之.】

풍(楓).【5월에는 〈나무를〉 파서 홈을 만들고, 11월에는 〈그 홈을 통해〉 진액을 채취한다. 그 진액이 땅속으로 스며들어가 1,000년이 된 것이 호박(琥珀)이다.】

楓.【五月斫爲坎, 十一月採脂. 其脂入地千年爲琥珀.】

오수유(吳茱萸).【맛은 맵고 〈성질은〉 따뜻하면서 아주 뜨거우며 독이 조금 있다. 9월 9일에 열매를 채취하여 그늘에서 말린다. 그 뿌리는 삼충(三蟲)을[36] 죽인다.】

35 수양(水楊): 갯버들이다. 유(柳) 즉 버드나무는 별도 항목으로 본문에 나온다.

36 삼충(三蟲): 어린이에게 흔히 나타나는 3가지 기생충 즉 장충(長蟲), 적충(赤蟲), 요충(蟯蟲)이다.

吳茱萸.【味辛溫大熱有小毒. 九月九日採実, 陰乹. 其根殺三虫.】

유(柳).【갯버들[楊木]은 잎이 짧고 버드나무[柳木]는 가지가 길다. 껍질과 뿌리는 옹저(癰疽)를 치료한다. 꽃은 맛이 쓰고 〈성질은〉 차가우며 독이 없다. 악창(惡瘡)을 치료하며, 붙이거나 뜸 뜨는데 적합하다.】

柳.【楊木葉短, 柳木枝長. 皮根理癰疽. 花味苦寒無毒. 主惡瘡, 宜貼灸.】

건우(乾藕).【민간에서는 연근[蓮根, 년근]이라고 부른다. 맛은 달고 〈성질은〉 독이 없다. 7월 7일에 꽃을 〈전체의〉 7분(分)을 채취하고, 8월 8일에 뿌리를 〈전체의〉 8분을 채취하고, 9월 9일에 열매를 〈전체의〉 9분을 채취하여 그늘에서 말린다. 〈이것을〉 빻은 후 체로 걸러서 1방촌시(方寸匙)를 복용하면 늙지 않는다.】

乹藕.【俗云蓮根. 味甘无毒. 七月七日採花七分, 八月八日採根八分, 九月九日採實九分, 陰乹. 擣篩, 服方寸匕, 不老.】

대조(大棗).【맛은 달고 〈성질은〉 평이하며 독이 없다. 8월에 채취하여 햇볕에 말린다.】

大棗.【味甘平无毒. 八月採, 日乹.】

호도(胡桃).【〈민간에서 말하는〉 당추자[唐楸子, 당추ᄌᆞ]이다. 맛은 달고 〈성질은〉 평이하며 독이 없다. 열매에는 〈빈 공간인〉 방(房)이 있는데, 익었을 때 그 열매를 채취한다.】

胡桃.【唐楸子. 味甘平无毒. 実有房, 熟時採實.】

우(芋). 【민간에서는 모랍[毛立, 모룹]이라고 부른다. 맛은 맵고 〈성질은〉 평이하며 독이 있다.】

芋. 【俗云毛立. 味辛平有毒.】

도인(桃仁). 【맛은 쓰고 달며 〈성질은〉 독이 없는데, 또는 따뜻하다고도 한다. 삼충(三蟲)을 죽이고 심통(心痛)을 가라앉힌다. 7월에 그 씨[人]를[37] 채취하여 그늘에서 말린다. 그 꽃은 맛이 쓰고 〈성질은〉 평이하며 독이 없는데, 악귀(惡鬼)를 죽이고 사람의 안색을 좋게 하며, 수기(水氣)를 없애고 대소변을 잘 나오게 하며, 삼충(三蟲)을 배설시킨다. 3월 3일에 채취하여 그늘에서 말린다. 그 열매에는 겉에 털이 달렸는데, 하혈(下血) · 오한(惡寒)과 발열(發熱) · 적취(積聚)를 치료하고, 여성의 붕중(崩中)을[38] 치료한다[理]. 〈복숭아〉나무에 붙어서 땅에 떨어지지 않은 채 겨울을 난 열매를 도효(桃梟)라고 부른다. 그 맛은 쓰고 〈성질은〉 약간 따뜻한데, 백귀정물(百鬼精物)을[39] 죽이거나 중악복통(重惡腹痛)[40] · 오독불상(五毒不祥)을[41] 치료하는데 사용한다. 그 잎은 맛이 쓰고 〈성질은〉 평이하며 독이 없는데, 흔히 탕(湯)을 만들 때 사용한다. 그 줄기의 하얀 껍질은 맛이 쓰고 〈성질은〉 독이 없는데, 사귀(邪鬼) · 중악(中惡) · 복통(腹痛)을 제거한다.】

桃人. 【味苦甘無毒, 又云溫. 殺三虫, 止心痛. 七月採取人, 陰乾. 其花味苦平無毒, 殺惡鬼, 令人好顏色, 除水氣, 理大小便, 下三虫. 三月三日採, 陰乾. 其實上毛, 主下

37 인(人): 인(人)은 과일의 씨를 가리키며 인(仁)으로도 표기한다. 본문에 나오는 도인(桃仁)은 복숭아 씨이다.

38 붕중(崩中): 자궁에서 발생하는 대량 출혈이다.

39 백귀정물(百鬼精物): 온갖 귀기(鬼氣)가 뭉친 탓에 발생하는 증상들이다.

40 중악복통(重惡腹痛): 더러운 독기에 쐬어 발생하는 복통이다.

41 오독불상(五毒不祥): 좋지 않은 5가지 독이라는 뜻인데 오독(五毒)의 실체는 정확히 알 수가 없다. 흔히 오독은 5가지의 독물이나 5가지의 독충 등을 지칭한다.

血·寒熱·積聚, 埋[42]女子崩中. 其実着樹不落經冬者, 名桃梟. 味苦微溫, 主殺百鬼精物, 療重惡腹痛·五毒不祥. 葉味苦平無毒, 多用作湯. 莖白皮, 味苦无毒, 除邪鬼·中惡·腹痛.】

호마(胡麻).[43]【민간에서는 깨[荏子, 깨]라고 부른다. 맛은 달고 〈성질은〉 독이 없다. 참깨[油麻]와 비슷하게 생겼는데, 모나지 않고 검은색을 띤 호마가 좋다.】
胡麻.【俗云荏子. 味甘无毒. 如油麻, 角小烏[44]者良.】

적소두(赤小豆).【맛은 달고 시며 〈성질은〉 평이하며 독이 없다. 수기(水氣)를 내려보내고 옹종(癰腫)의 피고름을 배출하는데 사용하며, 단독(丹毒)도 치료한다.】
赤小豆.【味甘酸平無毒. 主下水·排癰腫膿血, 亦主丹毒.】

생곽(生藿).【소두(小豆)의 잎이다.】
生藿.【小豆葉也.】

대두황(大豆黄).【콩으로 움을 만들고 그 싹이 돋아나기를 기다리는데, 햇볕에 말려서 사용한다.】
大豆黄.【以大豆爲蘖, 待其芽出, 曝乹, 用之.】

녹두(綠豆).【맛은 달고 〈성질은〉 차가우며 독이 없다. 동그랗고 약간 초록

42 매(埋): 문맥상 리(理)의 오각(誤刻)으로 판단된다.
43 호마(胡麻): 검은깨이다.
44 오(烏): 원본 상태가 애매한데 오(烏) 또는 조(鳥) 중 하나이다. 문맥상 오(烏)로 판단된다.

색을 띠는 녹두가 더욱 좋다.】

菉豆.【味甘寒無毒. 圓小綠者尤佳.】

소맥(小麥).【민간에서는 참밀[眞麦, 춤밀]이라고 부른다. 이 약재는 맛이 달고 〈성질은〉 약간 차가우며 독이 없다.】

小麦.【俗云眞麦. 一味甘微寒無毒.】

서미(黍米).【민간에서는 기장[只叱, 깃]이라고 부른다. 맛은 달고 〈성질은〉 따뜻하며 독이 없다. 기운을 강화하는데 사용한다.】

黍米.【俗云只叱. 味甘溫無毒. 主益氣.】

대맥(大麥).【민간에서는 보리[包來, 보릐]라고 부른다. 맛은 짜고 〈성질은〉 따뜻하면서 약간 차가우며 독이 없다.】

大麦.【俗云包來. 味醎溫微寒無毒.】

교맥(蕎麥).【민간에서는 메밀[木麦, 모밀]이라고 부른다. 맛은 달고 〈성질은〉 차가우며 독이 없다. 많이 먹어서는 안 된다.】

蕎麦.【俗云木麦. 味甘寒无毒. 不宜多食.】

나미(糯米).【민간에서는 찹쌀[粘米, 출뿔]이라고 부른다. 성질은 차가운데, 술로 빚으면 뜨겁다. 〈나미는 몸 안에〉 풍(風)을 일으키고 기운을 움직인다.】

糯米.【俗云粘米. 性寒, 作酒則熱. 發風動氣.】

부비화(腐婢花). 【소두(小豆)의 꽃이다.[45] 7월에 채취하여 그늘에서 말린다.】

腐婢花. 【小豆花也. 七月採, 陰乾.】

마자(麻子). 【민간에서는 열[与乙, 열]이라고 부른다. 맛은 달고 〈성질은〉 평이하며 독이 없다. 9월에 채취하여 사용한다. 그 꽃은 맛이 쓰고 〈성질은〉 약간 뜨거우며 독이 없다.】

麻子. 【俗云与乙. 味甘平无毒. 九月採用. 其花味苦微熱无毒.】

편두(扁豆). 【민간에서는 넌출 콩[汝注乙豆, 너줄콩]이라고 부른다. 하얀 〈편두는 성질이〉 따뜻하고 검은 〈편두는 성질이〉 차갑다.】

萹豆. 【俗云汝注乙豆. 白溫黑冷.】

만청자(蔓菁子). 【민간에서는 참무 씨[眞菁實, 춤무수삐]라고 부른다. 맛은 쓰고 〈성질은〉 따뜻하며 독이 없다.】

蔓菁子. 【俗云眞菁實. 味苦溫無毒.】

과체(瓜蒂). 【맛은 쓰고 〈성질은〉 차가우며 독이 있다. 약으로 사용할 때는 푸른 과체를 써야 한다. 7월에 채취하여 그늘에서 말린다.】

瓜蔕. 【味苦寒有毒. 入藥當用青瓜蔕. 七月採, 陰乾.】

45 소두(小豆)의 꽃이다: 앞서 설명하였듯이 부비화를 '소두화(小豆花)'라고 설명하는 것은 본초서(本草書)에 나오므로 소두화는 차자표기가 아니며, 팥꽃을 지칭하지도 않는다. 따라서 원문 그대로 '소두의 꽃'이라고 번역하였다.

동과(冬瓜). 【맛은 달고 〈성질은〉 차가우며 독이 없다.】

冬瓜. 【味甘寒無毒.】

나복(蘿葍). 【민간에서는 당무[唐菁, 대무수]라고 부르며, 일명 내복(萊菔)이다. 뿌리는 맛이 맵고 달며 〈성질은〉 독이 없다.】

蘿葍. 【俗云唐菁, 一名萊菔. 根味辛甘无毒.】

송(菘). 【맛은 달고 〈성질은〉 따뜻하며 독이 없다. 줄기는 짧고 잎은 널찍하면서 두터운데, 진청(眞菁)과 비슷하다. 털이 많이 나 있는 것이 송(菘)인데, 자주색 꽃에 검은색 씨가 있다.】

菘. 【味甘溫无毒. 梗短, 葉濶厚而肥, 与眞菁相類. 多毛者菘, 紫花黑子.】

소자(蘇子). 【민간에서는 자소 씨[紫蘇実, ᄌᆞ소ᄡᅵ]라고 부른다. 맛은 맵고 〈성질은〉 따뜻하다. 여름에는 줄기와 잎을 채취하고, 가을에는 열매를 채취하여 사용한다.】

蘇子. 【俗云紫蘇実. 味辛溫. 夏採莖葉, 秋採実, 用之.】

마치현(馬齒莧). 【민간에서는 쇠비름[金非音, 쇠비름]이라고 부른다. 나무망치로 〈마치현을〉 두들긴 후에, 동쪽으로 시렁을 만들고 〈여기에 걸어서〉 2~3일 동안 햇볕에 말리면 건조된다. 약으로 사용할 때는 줄기와 마디를 제거한다.】

馬齒莧. 【俗云金非音. 以木槌碎, 向東作架, 曝之兩三日, 卽乾. 入藥, 則去莖節.】

박하(薄荷). 【민간에서는 박하[芳荷, 방하]라고 부른다. 맛은 맵고 쓰며 〈성

질은〉 따뜻하며 독이 없다. 여름과 가을에 줄기와 잎을 채취하여 햇볕에 말린다.】
薄荷. 【俗云芳荷. 味辛苦溫无毒. 夏秋採莖葉, 暴乹.】

고호(苦瓠). 【민간에서는 박[朴, 박]이라고 부른다. 맛은 쓰고 〈성질은〉 차가우며 독이 있다.】
苦瓠. 【俗云朴. 味苦寒有毒.】

형개(荊芥). 【일명 가소(假蘇)이다. 맛은 맵고 〈성질은〉 따뜻하며 독이 없다. 열매를 채취하여 햇볕에 말린다.】
荊芥. 【一名假蘇. 味辛溫无毒. 取实, 暴乹.】

난자(亂子). 【민간에서는 달래[月乙老, 돌로]라고 부른다. 맛은 맵고 〈성질은〉 따뜻하며 독이 있다. 5월 5일에 이것을 채취한다.】
乱子. 【俗云月乙老. 味辛溫有毒. 五月五日採之.】

낙소(落蘇). 【원래 이름은 가자(茄子)이다. 맛은 달고 〈성질은〉 차갑고 평이하며 독이 없다. 많이 먹어서는 안 되니, 〈많이 먹으면〉 기운을 격동시킨다. 뿌리 및 말린 줄기는 동창(凍瘡)을 치료한다.】
落蘇. 【本名茄子. 味甘寒平无毒. 不[46]可多食, 動氣. 根及枯莖理凍瘡[47].】

대산(大蒜). 【민간에서는 마늘[亇法乙, 마놀]이라고 부른다. 맛은 맵고 〈성

46 불(不): 원본 상태가 애매하지만, 글자 형태와 문맥상 불(不)로 판단된다.
47 창(瘡): 원본 상태가 애매하지만, 글자 형태와 문맥상 창(瘡)으로 판단된다.

질은〉 따뜻하며 독이 있다. 5월 5일에 채취하여 사용한다.】

大蒜.【俗云亇法[48]乙. 味辛溫有毒. 五月五日採用.】

해(薤).【민간에서는 해채[海菜, 히치]라고 부른다. 맛은 쓰고 매우며 〈성질은〉 따뜻하고 독이 없다.】

薤.【俗云海菜. 味苦辛溫无毒.】

번루(繁縷).【민간에서는 보달개[見甘介, 보돌개]라고[49] 부른다. 5월 5일 한낮에 채취하여 말린다. 혹은 "그늘에서 말린다."라고 한다.】

繁蔞.【俗云見甘介. 五月五日日中採乹. 或云陰乹.】

구(韭).【민간에서는 부추[厚菜, 후치]라고 부른다. 맛은 맵고 시다.】

韭.【俗云厚菜. 味辛酸.】

규자(葵子).【일상에서 먹는 아욱 씨[阿夫實, 아보삐]이다.】

葵子.【常食阿夫實也.】

와거(萵苣).【민간에서는 자부루[紫夫豆, ᄌ부두]라고 부른다. 〈성질은〉 차가우며 독이 없다.】

萵苣.【俗云紫夫豆. 冷无毒.】

48 법(法): 음운학상 여(汝)의 오각(誤刻)으로 판단된다.

49 보달개: 번루는 닭의장풀에 해당한다. 보달개는 닭의장풀과 다른 어형이 존재했음을 보여준다.

백거(白苣). 【맛은 쓰고 〈성질은〉 차가우며 평이하다. 잎에는 하얀 털이 달려 있다. 출산 후에 먹어서는 안 된다.】

白苣. 【味苦寒平. 葉有白毛. 產後不可食之.】

동규자(冬葵子). 【맛은 달고 〈성질은〉 차가우며 독이 없다. 가을에 규(葵)를[50] 심으면, 봄에 이르러 씨[子]가 맺힌다. 〈동규자는〉 고금(古今)의 처방에서 약에 가장 많이 넣는다.】

冬葵子. 【味甘寒无毒. 秋種葵, 至春作子. 古今方, 入藥最多.】

총(葱). 【맛은 쓰고 〈성질은〉 따뜻하며 독이 없다. 여러 품종이 있다.】

葱. 【味苦溫无毒. 有數種.】

양하(蘘荷). 【약성[味]이 따뜻하다. 여러 악창(惡瘡)을 치료하고 벌레를 죽인다. 2가지 품종이 있는데, 하얀 양하는 약에 넣고 붉은 양하는 먹을 수 있다.】

蘘荷. 【味溫. 主諸惡瘡 · 殺虫. 有二種, 白者入藥, 赤者堪食.】

산조(酸棗). 【민간에서는 쓴 묏대추[三於大棗, 사미대조]라고 부른다. 맛은 시고 〈성질은〉 독이 없다. 열매는 동그랗다. 8월에 채취하여 그늘에서 40일을 말린다. 혹은 "햇볕에 말린다."라고 한다.】

酸棗. 【俗云三於大棗. 味酸无毒. 實圓. 八月採, 陰乾四十日. 或云日乾.】

50 규(葵): 아욱이다.

위피(猬皮). 【민간에서는 고슴도치의 가죽[苦蔘猪矣皮, 고솜도틔갗]이라고 부른다. 맛은 쓰고 〈성질은〉 평이하며 독이 없다. 깨끗한 색을 띤 채[蒼白] 그 다리는 돼지 속발처럼 생긴 〈고슴도치가〉 좋다.】

蝟皮. 【俗云苦蔘猪矣皮. 味苦平无毒. 蒼白色, 脚似猪蹄佳.】

모려갑(牡蠣甲). 【민간에서는 굴조개[屈召介, 굴조개]라고 부른다. 왼쪽으로 향한 것이 수컷[牡]이다.】

牡蠣甲. 【俗云屈[51]召介. 左顧牡.】

노봉방(露蜂房). 【민간에서는 소벌집[亐蜂家, 쇼벌집]이라고[52] 부른다. 7월 7일·11월·12월에 채취한 노봉방이 좋다.】

露蜂房. 【俗云亐蜂家. 七月七日·十一月·十二月採者佳.】

구수(蠷螋). 【민간에서는 그림자 무는 이[影良汝乙伊, 그르메너흘이]라고 부른다. 지네〈와 비슷하게 생겼는데〉, 청흑색(靑黑色)에 다리가 길다. 〈구수가〉 사람의 그림자에 오줌을 누면 종기가 생기면서 펄펄 끓는데, 허리를 크게 둘러서 감은 듯한 형상으로 치료가 불가능하다. 산에 사는 구수의 요독(尿毒)은 더욱 맹렬하다. 오직 편두(扁豆) 잎을 〈환부에〉 붙여야 즉시 좋아진다.】

蠷螋. 【俗云影良汝乙伊. 蜈蚣, 色靑黑, 長足. 尿人影, 令發瘡如熱沸, 而大繞腰匝[53]

51 굴(屈): 원본 상태가 애매하지만, 글자 형태와 문맥상 굴(屈)로 판단된다.

52 소벌집[亐蜂家, 쇼벌집]: 남풍현은 후대의 자료에서 노봉방을 우봉가(牛蜂家)로 설명한 데에 착안하였다. 그는 우(亐)의 발음이 우(牛)와 같으므로, 우봉가(亐蜂家)의 우(亐)는 소[牛]를 의미한다고 추정하였다.

53 잡(匝): 원본 상태가 애매하지만, 글자 형태와 문맥상 잡(匝)으로 판단된다.

不可療. 山蠷螋尿毒更猛. 唯扁豆葉付, 卽差.】

석결명(石決明). 【민간에서는 생포(生鮑) 껍질[生鮑甲, 생보겁질]이라고 부른다.】
石決明. 【俗云生鮑甲也.】

제조(蠐螬). 【민간에서는 부배야기[夫背也只, 부븨여기]라고 부른다. 쌓여 있는 분뇨 속에서 많이 생긴다.】
蠐螬. 【俗云夫背也只. 多生積糞中.】

유연(蚰蜒). 【구수(蠼螋)처럼 생겼으며, 정황색(正黃色)에 반점[班]이 없다.】
蚰蜒. 【如蠷螋, 色正黃不班.】

섬여(蟾蜍). 【민간에서는 두꺼비[豆何非, 두허비]라고 부르며, 일명 하마(蝦蟇)이다.】
蟾蜍. 【俗云豆何非, 一名蝦蟇.】

사태피(蛇蛻皮). 【맛은 짜고 〈성질은〉 평이하며 독이 없다. 5월 5일·〈5월〉 15일에 구한다. 언제나 완전한 형태로 돌 위에서 거둔, 은색처럼 빛나는 하얀 사태피가 좋다. 나머지 〈사태피는〉 모두 사용해서는 안 된다.】
虵蛻皮. 【味醎平无毒. 五月五日·十五日取之. 皆收完全石上, 白如銀色者良. 余皆勿用.】

모서시(牡鼠矢). 【민간에서는 숫쥐똥[雄鼠糞, 수쥐쫑]이라고 부른다. 〈성

질은〉 약간 차가우며 독이 없다. 양쪽 끝이 뾰족하고 단단한 〈쥐〉똥이 이것이다.】

牡鼠矢.【俗云雄鼠糞. 微寒无毒. 其矢兩頭尖硬者, 是也.】

구인(蚯蚓).【민간에서는 지렁이[居兒乎, 걹휘]라고 부르며, 일명 토룡(土龍) 또는 지룡자(地龍子)이다. 그 똥을 지룡(地龍)이라고 한다.】

蚯蚓.【俗云居兒乎[54], 一名土竜, 又地竜子. 其糞曰地竜.】

오공(蜈蚣).【민간에서는 지네[之乃, 지내]라고 부른다.】

蜈蚣.【俗云之乃.】

자충(蚝蟲).【민간에서는 쐐기[所也只, 소야기]라고 부르며, 원래 이름은 점사(蛅蟖)이다. 〈자충의〉 고치를 작옹(雀甕)이라고 한다.】

蚝虫.【俗云所也只, 本名蛅蟖[55]. 其房曰雀[56]甕.】

지주(蜘蛛).【민간에서는 거미[居毛, 거믜]라고 부른다. 〈거미줄은〉 그물처럼 생겼다.】

蜘蛛.【俗云居毛. 形如魚綱[57].】

사향(麝香).【맛은 맵고 〈성질은〉 따뜻하며 독이 없다.】

54 호(乎): 원본 상태가 애매한데 호(乎) 또는 자(子) 중 하나이다. 음운학상 호(乎)로 판단된다.
55 점사(蛅蟖): 원본 상태가 애매하지만, 글자 형태와 문맥상 점사(蛅蟖)로 판단된다.
56 작(雀): 원본 상태가 애매하지만, 글자 형태와 문맥상 작(雀)으로 판단된다.
57 강(綱): 문맥상 망(網)의 오각(誤刻)으로 판단된다.

麝香.【味辛溫无毒.】

우황(牛黃).【맛은 쓰고 〈성질은〉 독이 조금 있다. 무릇 우황을 간직한 소는 털에 광택이 있고 눈[服]에는 혈색이 도는데, 수시로 반복해서 우는데다[鳴吼] 사물이 비치는 물을 좋아하기도 한다. 사람이 동이물로 받친 후 소가 토하기를 기다리면서 을러대면 〈소가〉 곧바로 물속에 달걀 노른자만한 〈우황을〉 떨어뜨린다. 이것을 얻은 다음에는 그늘에서 100일을 말리면서 햇볕과 달빛에 노출시키지 않는다. 가볍고 보풀거리면서도 향기를 지닌 〈우황이〉 좋다. 이 약물은 가짜가 많으므로 시험하고 싶으면, 손톱 위에 올려놓고 문질렀을 때 손톱 속까지 누렇게 변색되는 것이 진짜 〈우황〉이다. 4가지 종류가 있는데 〈소를〉 을러서 얻은 것은 생황(生黃)이라고 부른다. 〈소를〉 도살한 후 뿔 속에서 얻은 것은 각중황(角中黃)이라고 부른다. 〈소의〉 심장 속을 긁어서 얻은 것은 심황(心黃)이라고 부른다. 애초 심장 속에 있을 때는 간장[醬汁] 같지만, 이것을 모아서 물속에 두면 곧바로 굳으면서 조협자(皂莢子)처럼 변하는 것이 바로 이것이다. 간(肝)에서 얻은 것은 간황(肝黃)이라고 부른다.】

牛黃.【味苦有小毒. 凡牛有黃者, 毛皮光澤, 服[58]如血色, 時復鳴吼, 又好照水. 人有瓮水承之, 伺其吐出, 乃喝迫, 卽墮落水中如雞子黃. 既得之, 陰軋百日, 无令見日月光. 輕虛而氣香者佳. 此物多僞, 欲試之, 揩摩手甲上, 透甲黃者爲眞. 有四種, 喝迫而得者, 名生黃. 殺而在角中得者, 名角中黃. 心中剝得者, 名心黃. 初在心中如醬汁, 取汁投水中, 乃硬如皂莢子, 是也. 肝中得之者, 名肝黃.】

58 복(服): 문맥상 안(眼)의 오각(誤刻)으로 판단된다.

웅담(熊膽). 【〈향명은〉 열[与老, 여로]이다. 맛은 쓰고 〈성질은〉 차가우며 독이 없다. 그늘에서 말려서 쓴다. 물속에 떨어뜨렸을 때 흩어지지 않는 것이 진짜 〈웅담〉이다.】

熊膽. 【与老. 味苦寒无毒. 陰乹, 用之. 滴水不散者, 爲眞.】

호경골(虎脛骨). 【황색 호경골이 좋다. 발톱[瓜]을 비롯하여 발가락뼈와 털까지 달린 〈호경골을〉 어린이의 팔뚝에 매어두면 악귀(惡鬼)를 쫓아낸다. 〈호랑이의〉 양쪽 옆구리에서 꼬리 끝 사이에 있는 1치 길이의 위골(威骨)이[59] 있더라도 갈빗대를 몸에 지참하는 것보다는 못하다. 사람을 위엄 있게 만들려면 수컷 〈호랑이의 뼈를〉 사용한다.】

虎脛骨. 【黃色者佳. 瓜[60]幷指骨毛存之, 繫小兒臂上, 辟惡鬼. 威骨長一寸, 在脇兩傍尾端, 亦有, 不如脇者帶之. 令人有威, 用雄者.】

영양각(羚羊角). 【민간에서는 산양 뿔[山羊角, 산양쁠]이라고 부른다. 맛은 쓰고 짜며 〈성질은〉 차가우며 독이 없다. 수시로 잘라내어 획득한다. 〈영양은〉 밤에 잘 때 그 뿔을 땅에 닿지 않게 나무에 걸어두므로, 나무에 건 흔적이 뿔에 남아 있는 것이 진짜 〈영양각〉이다.】

羚羊角. 【俗云山羊角. 味苦醎寒无毒. 採无時. 夜宿以角掛樹不着地, 角有掛樹痕, 是眞.】

수(酥). 【맛은 달고 〈성질은〉 차갑다. 우유(牛乳)와 양유(羊乳)로 만든다.】

59 위골(威骨): 범의 가슴 양쪽에 있는 '을(乙)'자(字) 모양의 뼈이다.

60 과(瓜): 문맥상 조(爪)의 오각(誤刻)으로 판단된다.

酥.【味甘寒. 以牛羊乳, 爲之.】

녹각(鹿角).【민간에서는 사슴의 뿔[沙蔘矣角, 사ᄉᆞ미쁠]이라고 부른다. 맛은 짜고 〈성질은〉 독이 없다. 악창(惡瘡)과 옹종(癰腫)을 치료한다. 사악한 악기(惡氣)를 내쫓고, 몸을 가볍게 하면서 기운을 북돋우며, 골수(骨髓)를 튼튼하게 하고 절단된 상처[絶傷]를 도와준다. 7월에 채취하는데, 녹용[茸]은 헛헛한 것을 채워주고, 근골(筋骨)을 단단하게 하며, 어혈(瘀血)을 깨뜨려준다. 4월에 녹각이 자라날 때 녹용을 채취하여 그늘에서 말리는데, 작은 가지[紫茄子]처럼 생긴 것이 상품(上品)이다. 혈기(血氣)가 아직 제대로 자리잡지 않은 경우에는, 말안장처럼 갈라진 녹각만한 것이 없다. 이 녹각을 잘라서 불에 말리면 아주 좋지만, 냄새를 맡아서는 안 된다. 녹용 속에 있는 작은 벌레가 코로 들어가게 되면 반드시 충상병(蟲顙病)이[61] 되는데 약으로 치료할 수 없다.】

鹿角.【俗云沙蔘矣角. 味鹹无毒. 主惡瘡癰腫. 逐邪惡氣, 輕身益氣, 強骨髓, 補絶傷. 七月採之, 其茸補虛, 壯筋骨, 破瘀血. 四月角生時, 取茸, 陰乹, 形如小紫茄子爲上. 血氣猶未具, 不若分岐如馬鞍形者. 破之, 火乹, 大好, 不可臭. 其茸中有小虫, 入鼻, 必爲虫顙, 藥不及也.】

황명교(黃明膠).【일명 백교(白膠)이다. 녹각을 달여서 만든다. 그 방법에 대해서는 "잘게 썬 녹각을 우선 쌀뜨물에 7일 동안 담가서 부드럽게 만든 후에 아교(阿膠) 만드는 것과 동일한 방식으로 달인다."라고 하였다.】

黃明膠.【一名白膠. 煮鹿角作之. 其法云, 細剉角, 先以米瀋汁漬七日, 令軟後, 煮

61 충상병(蟲顙病): 환자 머리에 벌레가 기생하는 질병이다.

如作阿膠.】

이교(阿膠). 【소가죽을 달여서 만드는데, 소가죽에는 늙은 소와 어린 소가 있으므로 아교에는 맑은 것과 혼탁한 것이 있다. 맑고 옅은 아교는 모두 사용한다. 진하면서 맑은 아교가 분복교(盆覆膠)인데, 이것은 약에 넣어서 사용한다. 이 아교들은 모두 불로 가열〈하여 만든다〉. 처방〈을 살펴보면〉 집에서 사용하는 황명교(黃明膠)는 대부분이 소가죽을 쓴다. 여러 아교는 모두 풍사(風邪) 관련 질병을 치료하지만, 노새 가죽〈으로 만든 아교가〉 가장 좋다.】

阿膠. 【煮牛皮作之, 皮有老小, 膠有淸濁. 淸薄者尽用. 厚而淸者爲盆覆膠, 入藥用之. 皆火灸. 方, 家用黃明膠, 多是牛皮. 諸膠皆療風, 騾皮爲最.】

웅작시(雄雀矢). 【민간에서는 새똥[鳥屎, 새똥]이라고 부른다. 〈양쪽〉 끝이 뾰족한 것이 숫참새의 똥[雄雀矢]이고 끝이 동그란 것이 암참새의 똥[雌雀矢]이다.】

雄雀矢. 【俗云鳥屎. 頭尖爲雄雀矢, 頭員爲雌雀矢.】

노자(鸕鶿). 【민간에서는 가마우지[烏支, 가마오디]라고 부른다. 오리처럼 생긴 물새인데, 물고기를 잘 잡는다.】

鸕鷀. 【俗云烏支. 水鳥如鳧, 善捕魚.】

계관(鷄冠). 【민간에서는 닭의 볏[雞矣碧叱, 돌의볏]이라고 부른다.】

雞冠. 【俗云雞矣碧叱.】

황단(黃丹). 【맛은 맵고 〈성질은〉 약간 차갑다. 일명 연단(鉛丹)이며, 연화(鉛

華)라고도 부른다. 의서[經]에서는 "황단과 호분(胡粉)은 모두 연(鉛)을 가공하여 만든다."라고 하였다.[62] 연(鉛)을 민간에서는 납[那勿, 나믈]이라고 부르는데, 은광(銀鑛)이 있는 곳에서는 어디에서나 산출된다.】

黃丹.【味辛微寒. 一名鉛[63]丹, 又名鉛華. 經云, 黃丹胡粉, 皆化鉛爲之. 鉛俗云那勿, 有銀坑処, 皆有之.】

석회(石灰).【일상에서 쓰는 석회가 여기에 해당한다. 청석(淸石)을 태워 만든 재로서, 바람에 의해 만들어진 것[風化]과 물에 의해 만들어진 것[水化]의 2종류가 있는데, 바람에 의해 만들어진 석회가 낫다. 이것은 채취한 돌을 두드려 부순 다음에 바람을 쐬면서 저절로 분해시킨 석회로서, 좋은 것이다. 물에 의해 만들어진 석회란 〈채취한 돌에〉 물을 적셔 가열함으로써 분해시킨 석회이다.】

石灰.【常用石灰是也. 燒淸石爲灰, 有兩種風化·水化, 風化者爲勝. 取鍛了石, 置風中自解, 爲勝. 水化者, 以水沃之, 則蒸蒸而解.】

자석(磁石).【일명 지남석(指南石)이다. 지금 동주(東州)에서 산출되는 것이 이것이다.】

磁石.【一名指南石. 今東州所出是也.】

복룡간(伏龍肝).【아궁이의 솥 아래에 있는 황토이다. 〈아궁이를 만든 지〉 10년이 지난 뒤에 1자 깊이로 파서 얻은 자적색(紫赤色)의 흙이 진짜 〈복룡간〉이다.】

伏龍肝.【竈中對釜下黃土也. 十年因下掘深一尺, 紫赤色者眞.】

62 황단과 ~ 만든다: 이 기사는『증류본초(證類本草)』권5,「연단(鉛丹)」(사고전서본)에 보인다.

63 연(鉛): 원본 상태가 애매하지만, 글자 형태와 문맥상 연(鉛)으로 판단된다.

활석(滑石). 【민간에서는 곱돌[膏石, 곱돌]이라고 부른다.】

滑石. 【俗云膏石.】

백맥반석(白麥飯石). 【민간에서는 차돌[粘石, 출돌]이라고 부른다.】

白麦飯石. 【俗云粘石.】

회태(煤炲). 【솥의 전[腰]에 묻은 검댕이다.】

煤炲. 【釜腰黑也.】

천문동(天門冬). 【맛은 쓰면서 달고 〈성질은〉 아주 차가우며 독이 없다. 풍사(風邪)로 인한 여러 증상의 치료에 사용하고, 삼충(三蟲)과 복시(伏尸)를[64] 없애며, 오한(惡寒)과 발열(發熱)을 치료하고, 기력(氣力)을 북돋우며, 냉증(冷證)을 보완할 수 있다. 오랫동안 복용하면 몸을 가볍게 하고 수명을 연장시킨다. 〈천문동은〉 백부근(白部根)과 흡사한데, 백부근은 가늘고 길며 맛이 쓰고, 〈복용하면〉 환자를 설사하게 만든다. 〈천문동은〉 봄에는 덩굴로 자라는데 채고(釵股)[釵服] 만한[65] 크기에 1장(丈) 남짓 자라며, 삼복 〈무더위가〉 시작된 후에는 꽃이 지고 살포시 열매를 맺는다. 그 뿌리는 손가락만한데 길이는 2~3치이다. 〈1포기에서〉 10~20매가 한 묶음으로 나며, 2월·3월·7월·8월에 뿌리를 채취하여 네 갈래로 찢은 후 껍질과 심을 제거한다. 우선 반취간(半炊間)[66] 동안 쪄서 햇볕에 말리고, 거

64 복시(伏尸): 5가지 전시(傳尸) 중 하나이다. 전시는 사기(邪氣)가 죽은 시체[尸]를 통해 전염된다고 해서 이름 붙여진 질병이다. 헛것의 일종으로 이러한 사기가 사람에게 침투하면 추웠다 열이 나고 땀이 비오듯하며 정신이 혼미한 증상을 보인다.

65 채고(釵股): 세 갈래로 나누어진 작살이다.

66 반취간(半炊間): 밥 지을 시간 사이인 일취(一炊)의 절반을 가리킨다. 예를 들면, 아침식사

듭 불에 말려 건조시킨 후 가루 내어 약에 넣는다. 혹은 "버드나무로 만든 시루에 〈천문동을 넣고〉 섶[柴]을 때서 2시간 동안 찐다. 여기에 술을 붓고 다시 찐 다음에 꺼내서 햇볕에 말리되, 땅에서 2자 정도 높이에 시렁을 걸어서 말려 사용한다."라고 하였다.】

天門冬. 【味苦甘大寒无毒. 主理諸風, 去三虫伏尸, 療寒熱, 益氣力, 冷能補. 久服, 輕身延年. 白部根相似, 白部根細長味苦, 令人利. 春生藤蔓, 大如[67]釵服[68], 高至丈余, 入伏后, 无花暗結[69]子. 其根, 大如手指, 長二三寸. 一二十枚同撮, 二·三·七·八月採根, 四破, 去皮心. 先蒸半[70]炊間[71], 曝乹, 重焙令燥, 爲末, 入藥. 或云, 用柳木甑, 燒柴蒸一伏時. 洒酒, 更蒸, 出曝, 去地二尺許, 作架, 乹用之.】

〈이상은〉『향약구급방』〈본문이다〉.

鄕藥救急方.

와 점심식사 사이의 중간 정도의 시간이다.

67 여(如): 원본 상태가 애매하지만, 글자 형태와 문맥상 여(如)로 판단된다.

68 복(服): 문맥상 고(股)의 오각(誤刻)으로 판단된다.

69 결(結): 원본 상태가 애매하지만, 글자 형태와 문맥상 결(結)로 판단된다.

70 반(半): 원본 상태가 애매하지만, 글자 형태와 문맥상 반(半)으로 판단된다.

71 간(間): 원본 상태가 애매하지만, 글자 형태와 문맥상 간(間)으로 판단된다.

향약구급방 발문
鄕藥救急方跋文

『향약구급방(鄕藥救急方)』의 효과는 아주 신험(神驗)하여 조선 백성[東民]들에게 도움 되는 바가 크다. 수록하고 있는 여러 약들은 모두 조선 백성들이 쉽게 이해하고 쉽게 구할 수 있는 것들이며, 약을 만들어 복용하는 법도 이미 경험을 거친 것들이다. 만약 서울 같은 큰 도시라면 의사(醫師)가 있지만, 궁벽한 시골에 있다가 홀연히 갑작스런 일을 만나 병세(病勢)가 극히 긴박해진다면 양의(良醫)라도 고치기가 어려울 것이다. 이때 이 방서(方書)가 있다면 편작(扁鵲)과 의완(醫緩)을[1] 기다리지 않고도 능히 고칠 수가 있다. 이로써 일은 수월하고 공은 배가 되니 이로움이 막대한 것이다.

예전에 대장도감(大藏都監)에서 이 책을 간행하였는데, 세월이 오래되자 책판은 썩고 옛책은 찾아보기 어렵게 되었다. 이제 의흥현(義興縣)[義興]의[2] 현감[監郡]인 최자하(崔自河)후(侯)가[3] 중간(重刊)하여 그 은혜를 넓히고자 궁리하다가 마침내 개인적으로 소장

* 원본에는 '향약구급방 발문(鄕藥救急方 跋文)'이라는 제목이 들어 있지 않다. 이 발문은 윤상(尹祥)의 문집에도 실려 있다(『別洞集』 권2, 「拾遺」 義興開刊鄕藥救急方跋).

1 편작(扁鵲)과 의완(醫緩): 편작은 중국 전국시대(戰國時代)의 명의(名醫)로서 이름은 진월인(秦越人)이다. 장상군(長桑君)에게 배워 의술에 정통하였으며 산부인과, 소아과, 안이비인후과 등 모든 분야에서 두각을 나타내었다. 의완은 춘추시대(春秋時代) 진(秦)나라의 양의(良醫)이다. 진후(晉侯)의 질병을 치료하면서 질병의 위치가 고황(膏肓) 사이에 있음을 정확히 맞춘 것으로 유명하다.

2 의흥현(義興縣)[義興]: 이 시기에 의흥(義興)의 행정단위는 현(縣)이었다.

3 최자하(崔自河)후(侯): 최자하는 본문에 나온 바와 같이 의흥현(義興縣)의 현감(縣監)으로 『향약구급방』의 중간(重刊)을 주도한 관리이다. 최자하에 대한 기록은 단편적으로 흩어져 있다. 그의 본관은 화순(和順)이며, 고려시대 최언(崔堰)의 5세손이다. 『향약구급방』을 중간하기 4년 전인 태종 13년(1413)에 그는 형조(刑曹)의 좌랑(佐郎)으로서 노비 업무를 담당하고 있었다. 그리고 최사로(崔士老)에 관한 기록에 따르면 그의 할아버지가 '제용감정(濟用監正) 최자하(崔自河)'라고 되어 있다. 한편 후(侯)는 사대부(士大夫)에게 붙이는 존칭이다. 뒤에 나오는 '이지강(李之剛)공(公)'의 공(公)도 마찬가지이다.

하고 있던 선본(善本)을 내어 〈경상도〉관찰사[監司] 이지강(李之剛) 공(公)에게[4] 고하니, 감사는 곧장 최자하의 임지에서 판각하여 그 계획을 성취하도록 명하였다. 이에 일을 윤5월에 시작하여 7월 12일에 마쳤다.

아아, 최자하는 본디 인후(仁厚)하기로 소문이 자자하였는데, 이제 다시 이 책을 간행함으로써 그 전승을 확장하여 국맥(國脈)이 영원하도록 하였으니 백성을 사랑하는 그의 어짊이 깊다. 마땅히 간행의 본말을 기록하여 후대에 전하고자 하는 것이다.

명나라 영락 정유년(조선 태종 17년, 1417) 7월 일에 조봉대부(朝奉大夫) 안동유학교수관(安東儒學教授官) 윤상(尹祥)[5]은 삼가 발문을 쓰다.

각수(刻手)는 의성통인(義城通引) 김나(金柰), 의흥기관(義興記官) 박인(朴仁), 안동학생(安東學生) 권백(權白), 도색호장(都色戶長) 박을상(朴乙祥)이다.

교정(校正)은 성균유학(成均幼學) 장순(蔣淳), 성균유학(成均幼學)

4 이지강(李之剛): 이지강(1363~1427년)은 고려 우왕(禑王)대에 급제하여 조선 태종(太宗)과 세종(世宗)대에 크게 활동한 문신이다. 태종 즉위 후 풍기 단속과 공신(功臣) 세력의 제거에 앞장섰다. 그는 중앙과 지방의 관직을 두루 거쳤는데, 세종 즉위 후 하정사(賀正使)로 명나라에 다녀왔으며 평안도관찰사, 호조판서, 예조판서, 중군도총제(中軍都摠制) 등을 역임하였다. 특히 『향약구급방』 간행과 관련하여, 그는 태종 16년(1416)에 경상도관찰사에 임명되었다(『청선고(淸選考)』). 『태종실록』에 따르면 이지강은 태종 17년(1417) 3월 22일 기록에 경상도관찰사로 나오며, 같은 해 7월 15일 기록에는 호조참판으로 나온다.

5 윤상(尹祥): 윤상(1373~1455년)은 조선전기의 학자이자 문신이다. 예천군의 향리인 윤선(尹善)의 아들로 과거에 합격하여 관리가 되었다. 외직을 거치기도 하였지만 오랫동안 성균관의 교육에 종사하였다. 조선초기의 중앙 학계에서 성리학의 기운을 진작하는데 기여하였다고 평가받고 있다. 그의 문집으로는 『별동집(別洞集)』이 있다.

박훤(朴暄)이다.

현감(縣監) 봉직랑(奉直郞) 겸(兼) 권농병마단련판관(勸農兵馬團練判官) 최자하(崔自河).

봉렬대부(奉列大夫) 경력소경력(經歷所經歷) 정포(鄭包).

가정대부(嘉靖大夫) 경상도도관찰출척사(慶尙道都觀察黜陟使) 겸(兼) 감창□□[6] 전수권농관학사제조형옥병마공사(監倉□□轉輸勸農管學事提調刑獄兵馬公事) 박습(朴習).

鄕藥救急方, 其效甚有神驗, 利於東民大矣. 所載諸藥, 皆東人易知易得之物, 而合藥服法亦所嘗經驗者也. 若京師大都則醫師有之, 蓋在窮鄕僻郡者, 忽遇蒼卒, 病勢甚緊, 良醫難致. 當此時, 苟有是方, 則不待扁緩, 人皆可能救之矣. 是則事易功倍, 利莫甚焉.

昔大藏都監刊行是書, 歲久板朽, 舊本罕見. 今義興監郡崔侯自河思欲重刊, 以廣其惠, 乃出私藏善本, 告諸監司李公【之剛】, 而監司卽命鋟梓于崔之任縣, 以遂其志. 乃以閏五月始役, 至七月十二日断手焉.

噫, 崔侯本以仁厚素聞, 今又開是書, 以廣其傳, 而俾壽國脉, 則其仁之及於民也深矣. 宜書本末以傳諸後.

皇明永樂丁酉七月日朝奉大夫安東儒學教授官尹祥謹跋.

刻手, 義城通引金奈 · 義興記官朴仁 · 安東学生權白 · 都色戶長朴乙祥.

校正, 成均幼學蔣淳 · 成均幼學朴暄.

縣監奉直郎兼勸農兵馬團練判官崔自河.

6 □□: 판독이 불가능하지만 문맥상 '안집(安集)'일 가능성이 높다. 이 명칭은 조선전기 관찰사의 주요 업무로 관곡(官穀)을 감독하는 감창(監倉), 도민을 안정시키는 안집(安集), 조세를 운반하는 전수(轉輸), 농사를 권장하는 권농(勸農), 교육을 관장하는 관학사(管學事), 사법을 책임지는 제조형옥(提調刑獄), 군정을 다스리는 병마공사(兵馬公事)를 나열한 것이다.

奉列大夫經歷所經歷[7]鄭包.

嘉靖大夫慶尙道都觀察黜陟使兼監倉□□轉輸勸農管學事提調刑獄兵馬公事朴習.

7 력(歷): 원본 상태가 애매하지만, 글자 형태와 문맥상 력(歷)으로 판단된다.

부록

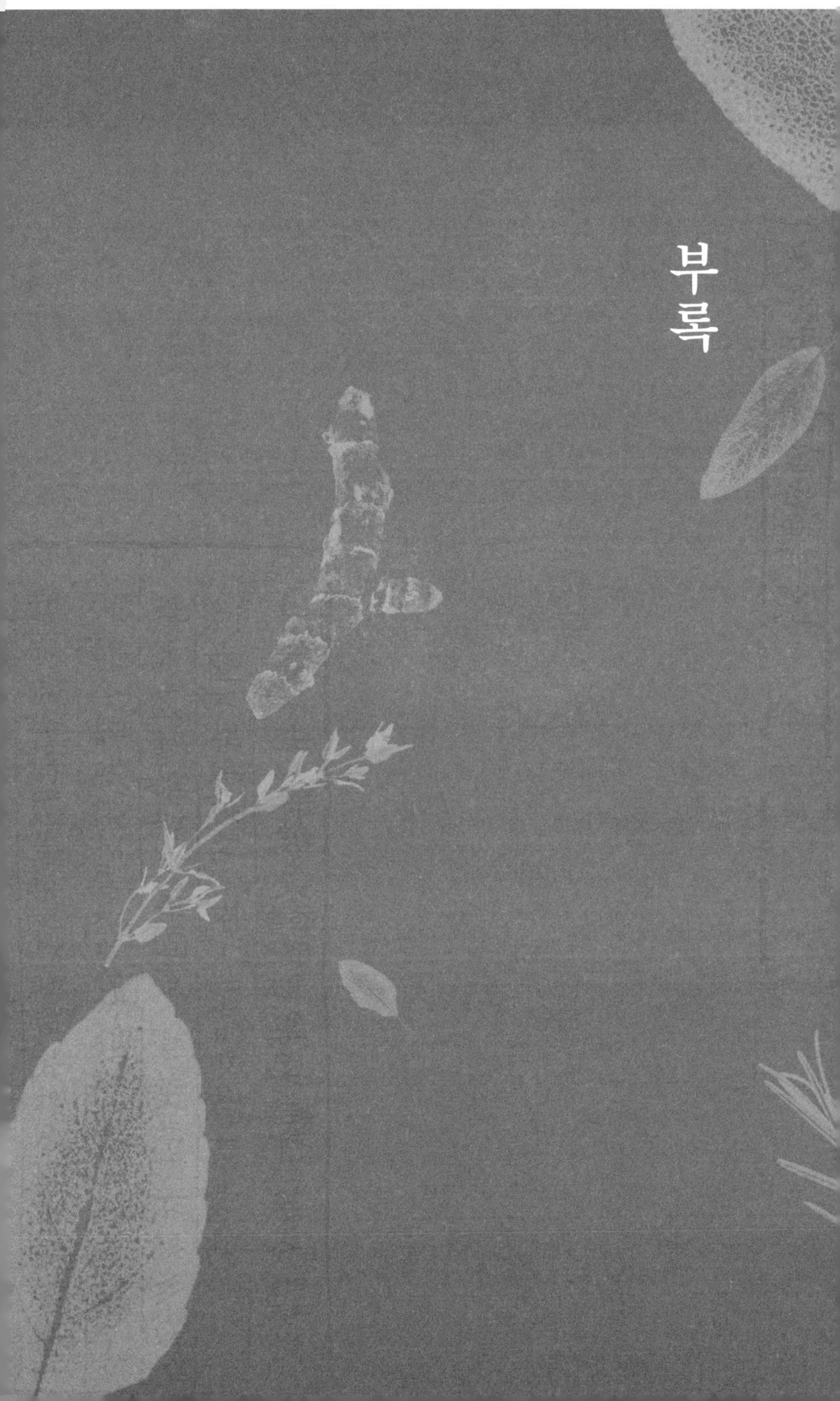

『향약제생집성방』에 인용된 『향약구급방』 기사

1

『향약구급방』[救急方]. 건칠(乾漆)【반 냥이다. 연기가 안 나올 때까지 구운 것】과 학슬(鶴虱) 1냥〈을 사용한다〉.

위의 약재들을 곱게 가루 낸 후, 졸인 꿀[煉蜜]과 반죽하여 벽오동씨만한 환(丸)을 만든다. 매번 15환을 복용하면 벌레[虫]가 저절로 배설된다.[1]

〈『향약구급방』의〉 또 다른 처방.

심복통(心腹痛) 치료법.

학슬(鶴虱)뿌리 1냥을 곱게 가루 내고 졸인 꿀과 반죽하여 벽오동씨만한 환(丸)을 만든다. 매번 40환을 복용하다가 50환까지 늘리는데, 꿀물과 함께 공복에 복용한다. 술과 고기를 금한다.[2]

救急方. 乾漆【半兩, 燒令烟盡】, 鶴虱【壹兩】.

右細末, 煉蜜和丸, 如桐子大. 每服十五丸, 虫自下.

又方.

治心腹痛.

* 『향약제생집성방(鄕藥濟生集成方)』은 현재 권4~권6이 남아 있다. 여기에는 7군데에서 『향약구급방(鄕藥救急方)』 기사 10개가 인용되어 있다. 대부분의 기사는 여기에서 번역한 『향약구급방』(1417년 중간본, 일본 궁내청 서릉부 소장본)에 나오는데, 기사마다 중간본과 겹치는지 여부를 표시하였다. 10개 가운데 중간본과 겹치는 기사가 7개이고, 겹치지 않는 기사가 3개이다.

1 본문 중권 심복통(心腹痛)에서도 보인다.

2 본문 중권 심복통(心腹痛)에서도 보인다.

鶴虱根一兩, 細末, 煉蜜和丸, 如桐子大. 每服四十丸, 加至五十丸, 蜜湯下空心. 忌酒肉.(『鄕藥濟生集成方』 권4, 心腹痛)

2

『향약구급방』. 멈추지 않는 건구(乾嘔)[3] 치료법.

포도(葡萄)나무뿌리를 진하게 즙으로 달여서 천천히 마신다.[4]

鄕藥救急. 治乾嘔不息.

蒲萄根濃煎汁, 細細飮之.(『鄕藥濟生集成方』 권4, 翻胃)

3

『향약구급방』. 식열(食噎) 치료법.

진자(榛子)를 씹어 먹는다【진자의 식욕 증진 효과는 충분히 입증되었기 때문이다】.[5]

〈『향약구급방』의〉 또 다른 처방.

마늘을 깎아서 콧속에 넣으면 즉시 〈얹힌 음식물이〉 내려간다.[6]

鄕藥救急. 治食噎.

嚼下榛子【以榛子開胃, 甚驗故也】.

又方.

削大蒜, 納鼻中卽下.(『鄕藥濟生集成方』 권4, 翻胃)

3 건구(乾嘔) : 헛구역질이다.

4 본문(중간본)에 없는 기사이다.

5 본문 상권 식열방(食噎方)에서도 보인다.

6 본문 상권 식열방(食噎方)에서도 보인다.

4

『향약구급방』. 두풍(頭風)으로 인하여 찢어질 듯한 두통[痛]의 치료법.

향부사(香附子)를 가루 낸다. 매번 3돈을 복용하되, 납다(臘茶)에 타서 매일 3~5번 식후에 복용한다.[7]

鄕藥救急. 治頭風裂痛.

香附子爲末. 每服三錢, 臘茶調下, 食後, 日三五服.(『鄕藥濟生集成方』 권5, 頭風)

5

『향약구급방』. 눈이 갑자기 충혈되면서 깔깔하고 아픈 증상[濕痛[8]]의 치료법.

황벽피(黃蘗皮)【1냥】와 상백피(桑白皮)【1줌】〈를 사용한다〉.

위의 약재들을 물 3되와 함께, 2되로 졸아들도록 달인 후에 찌꺼기를 버리고, 그 웃물을 차게 식혀서 〈눈을〉 씻는다.[9]

鄕藥救急. 治眼暴赤濕痛.

黃蘗皮【一兩】, 桑白皮【一握】.

右以水三升, 煎二升, 去滓, 澄淸待冷, 洗.(『鄕藥濟生集成方』 권5, 目赤爛)

7 본문(중간본)에 없는 기사이다.

8 습통(濕痛) : 원문은 '습통(濕痛)'인데, 이 경우에는 '젖어드는 통증'이라고 해석되므로 문맥이 자연스럽지 않다. 본문 중권 안(眼) 〈23〉의 원래 기사에는 '삽통(澁痛)'이라고 되어 있다. 이에 따라 본문에서는 '깔깔하고 아픈 증상'이라고 번역하였다.

9 본문 중권 안(眼)에서도 보인다.

6

『향약구급방』. 눈이 풍사(風邪)로 인하여 충혈되는 증상의 치료법.

황벽피(黃蘗皮), 죽엽(竹葉), 고동전(古銅錢)【5매】〈을 사용한다〉.

위의 약재들을 물에 달인 후, 소금 소량을 첨가하여 진하게 달이고 찌꺼기를 버린다. 〈눈을〉 씻고 찜질한다.[10]

鄕藥救急. 治眼風赤.

黃蘗皮, 竹葉, 古銅錢【五枚】.

右以水煎, 內塩小許, 濃煮, 去滓. 洗熨.(『鄕藥濟生集成方』 권5, 目風眼寒)

7

『향약구급방』. 후비(喉痺)를 치료하는 오언절구[五言].

숯불에 복숭아씨를 굽는데, 모름지기 연기가 끊어져선 안 된다네.

한 종지를 따뜻한 술과 함께 넘기니, 만금 값으로도 전하지 마소.

오직 입을 열어 흘려 넣을 수만 있다면, 죽은 목숨이라도 즉시 살아난다네.[11]

〈『향약구급방』의〉 또 다른 치료법.

후비(喉痺)로 인해서 갑자기 말을 못하는 증상.

사태피(蛇蛻皮)를 병(甁) 속에서 연기 나게 태우면서 입을 벌려 〈목구멍을〉 훈증한다.[12]

鄕藥救急. 治喉痺五言.

10 본문 중권 안(眼)에서도 보인다.

11 본문 상권 후비(喉痺)에서도 보인다.

12 본문(중간본)에 없는 기사이다.

炭火燒桃核, 仍須不斷烟.

一鍾溫酒下, 莫把万金傳.

但能開口下, 雖死卽還生.

又治.

喉痺卒不語.

虵蛻皮瓶中燒烟, 張口熏之.(『鄕藥濟生集成方』 권5, 目風眼寒)

『향약집성방』에 인용된 『향약구급방』 기사

1

『향약구급방』. 피부의 풍양(風痒) 치료법.

질려(蒺藜)잎을 달인 물로 목욕을 한다.[1]

鄕藥救急方. 理皮膚風痒.

蒺藜葉煮湯, 浴之.(『鄕藥集成方』 권4, 風門 風瘙痒)

2

『향약구급방』. 학질(瘧疾) 치료법.

시호(柴胡)뿌리를 달여서, 〈학질이〉 발작할 즈음에 복용한다.[2]

鄕藥救急. 治瘧病.

柴胡根煮, 臨發時, 服之.(『鄕藥集成方』 권10, 寒瘧門 瘧發作無時)

3

『향약구급방』. 다리가 붓고 배가 팽창하면서, 대소변이 잘 나오지 않는 증상의 치료법.

* 『향약집성방(鄕藥集成方)』(한국의학대계본)에서는 32군데에서 『향약구급방(鄕藥救急方)』 기사 45개가 인용되어 있다. 대부분의 기사는 여기에서 번역한 『향약구급방』(1417년 중간본, 일본 궁내청 서릉부 소장본)에 나오는데, 기사마다 중간본과 겹치는지 여부를 표시하였다. 45개 가운데 중간본과 겹치는 기사가 36개이고, 겹치지 않는 기사가 9개이다.

1 본문 중권 단독은진방(丹毒癮疹方)에서도 보인다.

2 본문 하권 학질(瘧疾)에서도 보인다.

동마자(冬麻子) 반 되를 볶은 후 빻고 갈아서 물에 여과하여 낸 즙과 쌀 2홉〈을 사용한다〉.

○ 이상의 약재들을 섞어서 죽을 만들어 공복 상태에서 복용한다.[3]

鄕藥救急. 治脚腫心腹脹滿, 大小便不通.

冬麻子半升, 炒擣研, 水濾, 取汁, 米二合.

○ 右和作粥, 空心食之.(『鄕藥集成方』 권11, 脚氣門 脚氣心腹脹滿)

4

『매사방(梅師方)』. 곽란(霍亂)으로 인하여 계속 토하고 설사하며, 속[心]이 답답하면서 사지가 싸늘한 증상의 치료법.…… 『향약구급방』. 〈위 증상에는〉 소나 말의 똥물을 짜서 1잔을 복용하면 아주 효과가 있다. 간혹 〈쇠똥이나 말똥을〉 태워서 만든 덩어리[灰]를 갈아서 뜨거운 죽에 3돈숟가락을 복용해도 효과가 있다.[4]

梅師方. 治霍亂吐利不止, 心煩四肢逆冷.…… 鄕藥救急方. 牛馬糞絞取汁, 服一盞, 甚效. 或燒爲灰研, 以熱粥, 服三錢匕, 亦效.(『鄕藥集成方』 권12, 霍亂門 霍亂吐利)

5

『향약구급방』. 소갈(消渴)로 인하여 갑자기 소변을 아주 자주 보거나, 임질이 아닌데도 〈소변을 자주 보느라〉 수척해지는 경우의 치료법. 물이 들어가지 않은 돼지 비계로 달걀 정도 되는 크기를 구워서

3 본문(중간본)에 없는 기사이다.

4 본문 중권 냉열리(冷熱痢)에서도 보인다.

뽑아낸 기름[汁]을 모두 마신다. 이 처방은 유뇨(遺尿)도 아울러 치료한다.[5]

鄕藥救急方. 理消渴, 卒小便大數, 非淋, 令人瘦.

猪脂不中水者, 如雞子許, 灸之, 下取汁, 服盡. 此方幷療遺尿.(『鄕藥集成方』 권16, 三痟門 消渴)

6

『향약구급방』. 수종(水腫) 치료법.

대마자(大麻子) 2되를 약한 불로 볶다가 큰소리가 터지자마자 곧바로 어린이 소변 3되를 뿌려준다. 한참 후에 2회분으로 나누어 복용한다. 복용을 마치면 버선을 벗고 두 발을 늘어뜨린 뒤 동이로 〈두 발을〉 받친다. 잠시 후 두 발의 가운데 발가락에서는 뿌드득하는 소리가 나면서 발톱 중앙이 갈라지는데, 이로부터 온몸의 수종이 빠져나간다. 이 처방은 『당서(唐書)』 노당전(盧堂傳)에 나오는데, 〈이에 따르면〉 홀연히 신인(神人)이 나타나 전해주었다고 한다.[6]

鄕藥救急方. 療水腫.

大麻子二升, 以文火炒, 纔爆一聲, 便沃童子小便三升. 良久, 分爲二服. 服訖, 脫襪, 垂兩足, 以盆承之. 須臾, 兩足中指髻然有聲, 甲中綻裂, 一身水腫, 自此瀝盡. 此方出於唐書盧堂傳, 忽有神人傳.(『鄕藥集成方』 권17, 水病門 水病論)

5 본문 중권 소갈(消渴)에서도 보인다.

6 본문 하권 수종(水腫)에서도 보인다.

7

『향약구급방』. 소변이 잘 나오지 않는 경우의 치료법.

규자(葵子) 반 되를 물 3되와 함께, 2되로 졸아들도록 달여서 찌꺼기를 버리고 2회분으로 나누어 복용한다.[7]

〈『향약구급방』의〉 또 다른 처방.

곱게 가루 낸 견우자(牽牛子) 2돈을 뜨거운 맑은 차(茶)에 타서 복용한다.[8]

鄕藥救急方. 治小便不通.

葵子半升, 以水三升, 煮取二升, 去滓, 分爲二服.

又方.

牽牛子細末, 熱茶淸調二錢服.(『鄕藥集成方』 권19, 大小便門 小便不通)

8

『향약구급방』. 임질 증상 및 소변이 항상 잘 나오지 않고 음경 속이 아프면서 하루에 수십번 소변을 누는 증상의 치료법. 이 증상들은 모두 허약한 상태에서 힘쓰다가 열이 나면서 발생한 것들이다.

잔털을 제거한 석위(石韋), 활석(滑石), 구맥(瞿麥), 차전자(車前子), 규자(葵子) 각각 2냥〈을 사용한다〉.

○ 위의 약재들을 빻아 체로 걸러서 1방촌시(方寸匙)를 매일 3번 복용한다.[9]

7 본문 중권 대소변불통(大小便不通)에서도 보인다.

8 본문 중권 대소변불통(大小便不通)에서도 보인다.

9 본문 중권 임질(淋疾)에서도 보인다.

〈『향약구급방』의〉 또 다른 처방.

규자(葵子) 5홉과 복령(茯苓) 2냥〈을 사용한다〉.

○ 위의 약재들을 물 5되와 함께, 3되로 졸아들도록 달여서 3회분으로 나누어 복용한다.[10]

鄕藥救急方. 治淋及小便常不利, 陰中痛, 日數十起. 此皆虛勞熱所致.

石韋去毛, 滑石, 瞿麥, 車前子, 葵子各二兩.

○ 右擣篩, 以飮服方寸匕, 日三.

又方.

葵子五合, 茯苓二兩.

○ 右以水五升, 煮取三升, 分三服.(『鄕藥集成方』 권21, 諸淋門 卒淋澁痛附一切淋)

9

『향약구급방』. 음퇴(陰㿗) 치료법.

누렇게 되도록 완전히 볶은 도인(桃仁)을 곱게 간 후에, 술과 함께 탄환(彈丸)만한 크기를 복용한다.[11]

鄕藥救急方. 治㿗.

桃仁炒令黃熟, 細硏, 酒服如彈丸.(『鄕藥集成方』 권21, 諸疝門 陰㿗)

10

『향약구급방』. 한기(寒氣)에 공격당한 심복통(心腹痛) 치료법.

10 본문 중권 임질(淋疾)에서도 보인다.

11 본문 중권 음퇴음창(陰㿗陰瘡)에서도 보인다.

술 1잔을 다리미[熨斗] 위에 올려두고 불을 때서 따뜻하게 만들어, 환자가 마음대로 마셔서 약간 취하도록 만든다.[12]

심복통(心腹痛) 치료법.

당귀(當歸)와 백작약(白芍藥)〈을 사용한다〉.

위의 약재를 〈각각〉 동일한 분량으로 대강 썬다. 매번 6돈을 복용하되 물 1사발과 함께, 7분(分)으로 졸아들도록 달여서 찌꺼기를 버리고 매일 3~4번 따뜻하게 복용한다.[13]

鄉藥救急方. 治中寒心腹痛.

酒一盞, 置熨斗中, 火上溫, 飮隨人所飮, 令微有醉氣.

治心腹痛.

當歸 · 白芍藥.

右等分麁末. 每服六錢, 以水一椀, 煎至七分, 去滓, 溫服, 日三四.(『鄉藥集成方』 권23, 心痛門 心腹痛)

11

『향약구급방』. 〈해수(咳嗽) 치료에는〉 줄기와 잎을 제거한 남칠(藍漆)을 곱게 가루 낸다. 매번 3푼[分]을 복용하되, 배불리 먹은 후에 술에 타서 단번에 복용한다.[14]

鄉藥救急方. 藍漆去莖葉, 細末. 每服三分, 酒調, 飽食後, 頓服.(『鄉藥集成方』 권24, 諸咳門 咳嗽)

12 본문 중권 심복통(心腹痛)에서도 보인다.

13 본문 중권 심복통(心腹痛)에서도 보인다.

14 본문(중간본)에 없는 기사이다.

12

『향약구급방』. 식열(食噎) 치료법.

진자(榛子)를 씹어 먹는다【진자의 식욕 증진 효과는 충분히 입증되었기 때문이다】.[15]

〈『향약구급방』의〉 또 다른 처방.

마늘을 깎아서 콧속에 넣으면 즉시 〈얹힌 음식물이〉 내려간다.[16]

鄕藥救急. 治食噎.

榛子嚼下【以榛子開胃, 甚驗故也】.

又方.

大蒜削, 內鼻中, 卽下.(『鄕藥集成方』 권26, 噎膈門 五噎)

13

『향약구급방』. 코피 치료법.

포황(蒲黃) 가루를 콧속에 불어넣으면 즉시 〈코피가〉 멈춘다.[17]

〈『향약구급방』의〉 또 다른 처방.

대산(大蒜)을 자른 후에, 왼쪽 코피인가와 오른쪽 코피인가에 맞춰서 〈해당하는〉 손바닥을 문질러주면 좋다.[18]

鄕藥救急方. 治鼻衄.

蒲黃末吹入鼻中, 卽止.

15 본문 상권 식열방(食噎方)에서도 보인다.

16 본문 상권 식열방(食噎方)에서도 보인다.

17 본문 중권 비뉵(鼻衄)에서도 보인다.

18 본문 중권 비뉵(鼻衄)에서도 보인다.

又方.

大蒜切, 隨左右鼻衄, 磨掌中, 良.(『鄕藥集成方』 권28, 鼻衄門 鼻衄)

14

『향약구급방』. 두풍(頭風)으로 인하여 찢어질 듯한 두통[痛]의 치료법.

향부자(香附子)를 가루 낸다. 매번 3돈을 복용하되, 납다(臘茶)에 타서 매일 3~5번 식후에 복용한다.[19]

鄕藥救急. 治頭風裂痛.

香附子爲末. 每服三錢, 臘茶調下, 食後, 日三五服.(『鄕藥集成方』 권29, 頭門 頭風)

15

『향약구급방』. 풍사(風邪)로 인하여 눈이 충혈되는 증상의 치료법.

황벽피(黃蘗皮)·죽엽(竹葉) 각각 5돈, 고동전(古銅錢) 5매〈를 사용한다〉.

○ 위의 약재들을, 소금 소량을 탄 물 반 사발에 넣고 진하게 달인다. 그리고 천으로 걸러서 찌꺼기를 버리고 눈을 씻는다.[20]

눈이 갑자기 충혈되고 껄끄러워지면서 아픈 증상의 치료법.

황벽피(黃蘗皮) 1냥과 상백피(桑白皮) 1줌〈을 사용한다〉.

○ 위의 약재들을 물 3되에 넣고, 2되가 될 때까지 달여서 찌꺼기

19 본문(중간본)에 없는 기사이다.

20 본문 중권 안(眼)에서도 보인다.

를 버리고, 그 웃물을 차게 식혀서 〈눈을〉 씻는다.[21]

鄕藥救急方. 治眼風赤.

黃蘗皮 · 竹葉各五錢, 古銅錢五枚.

○ 右用水半椀, 內塩少許, 濃煎. 綿濾, 去滓, 洗眼.

治眼暴赤澁痛.

黃蘗皮一兩, 桑白皮一握.

○ 右以水三升, 煎二升, 去滓, 澄淸待冷, 洗.(『鄕藥集成方』 권30, 眼門 赤眼)

16

『향약구급방』. 풍사(風邪)로 인하여 눈물이 나는 증상의 치료법.

고동전[古錢] 150문(文)을 식초[苦酒] 1말에 담그고 약한 불로 달여서 3되를 얻는다. 이어서 동전을 제거하고 여과하여 얻은 즙을 다시 달여서 7홉을 얻는다. 이것을 눈초리에 한방울씩 점안해주면 아주 좋다.[22]

鄕藥救急方. 療風眼淚出.

古錢一百五十文, 漬苦酒一斗, 微火煎, 取三升. 去錢, 濾取汁, 更煎, 取七合. 漸漸點着眥中, 甚良.(『鄕藥集成方』 권31, 眼門 眼風淚)

17

『향약구급방』. 전후풍(纏喉風) 및 후폐(喉閉)로 인하여 먹을 수가

21 본문 중권 안(眼)에서도 보인다.

22 본문 중권 안(眼)에서도 보인다.

없고 죽을 것 같은 증상의 치료법.

마린화(馬藺花) 가루 1방촌시(方寸匙)를, 설사할 때까지 따뜻한 물과 함께 복용한다.[23]

〈『향약구급방』의〉 또 다른 처방.

막 싼 말똥[馬屎]에서 짠 즙을 목구멍 안에 떨어뜨린다.[24]

후비(喉痺)를 치료〈하는 오언절구〉.

숯불에 복숭아씨를 굽는데, 모름지기 연기가 끊어져선 안 된다네.

한 종지를 따뜻한 술과 함께 넘기니, 만금 값으로도 전하지 마소.

오직 입을 열어 흘려 넣을 수만 있다면, 죽은 목숨이라도 즉시 살아난다네.[25]

鄕藥救急方. 治纏喉風及喉閉, 飮食不通, 欲死.

馬藺花末, 溫水服方寸匕, 以利爲度.

又方.

新馬屎取汁, 瀝喉中.

治喉痺.

炭火燒桃核, 仍須不斷烟.

一鍾溫酒下, 莫把萬金傳.

但能開口下, 雖死卽還生.(『鄕藥集成方』 권36, 咽喉門 喉痺)

23 본문 상권 후비(喉痺)에서도 보인다.

24 본문 상권 후비(喉痺)에서도 보인다.

25 본문 상권 후비(喉痺)에서도 보인다.

18

『향약구급방』. 선창(癬瘡) 치료법.

잠시(蠶矢)를 어린이 소변과 섞고 달여서 환부에 바른다.[26]

〈『향약구급방』의〉 또 다른 처방.

닥나무[楮] 껍질에서 흰즙을 추출하여 환부에 바른다.[27]

鄕藥救急方. 治癬瘡.

蚕屎和童子小便, 煎塗之.

又方.

楮皮白汁取, 塗之.(『鄕藥集成方』 권43, 癰疽瘡瘍門 一切癬)

19

『향약구급방』. 과창(瘑瘡) 치료법.

돼지 비계를 진한 냄새가 나도록 달여서 우선 창상(瘡上)에 붙이고, 그 벌레들이 모두 나오면 학슬(鶴虱)·건칠(乾漆) 등의 살충약(殺蟲藥)을 붙인다.[28]

鄕藥救急方. 理蝸瘡.

猪脂煮令香, 先傅瘡上, 其虫皆出, 用鶴虱·乾漆等殺虫藥, 貼之.(『鄕藥集成方』 권44, 癰疽瘡瘍門 蝸瘡)

26 본문 중권 선개과창(癬疥瘑瘡)에서도 보인다.

27 본문 중권 선개과창(癬疥瘑瘡)에서도 보인다.

28 본문 중권 선개과창(癬疥瘑瘡)에서도 보인다.

20
『향약구급방』. 악창(惡瘡) 치료법과 아울러 온몸에 대추만한 〈반점이 돋는〉 풍단(風丹) 치료법.
번루(蘩縷)를 빻아서 환부에 붙이면 그 효과가 신험하다.[29]
鄕藥救急方. 理惡瘡, 兼理風丹滿身如棗大.
蘩蔞擣傅之, 神驗.(『鄕藥集成方』 권44, 癰疽瘡瘍門 一切惡瘡)

21
『향약구급방』. 음부가 가려우면서 종기가 난 경우의 치료법.
호마자(胡麻子)를 씹어서 환부에 붙인다.[30]
鄕藥救急方. 治陰痒生瘡.
胡麻子, 嚼傅之.(『鄕藥集成方』 권45, 癰疽瘡瘍門 陰瘡)

22
『향약구급방』. 높은 곳에서 추락하거나 싸운 탓에 몸 안에 어혈(瘀血)이 든 경우의 치료법.
자리로 쓰던 푸른 베[席緣靑布] 따위의 낡고 푸른 베옷을 태워 재로 만든다. 이것을 찬물에 타서 3돈을 복용하면 즉시 〈어혈이〉 배설된다. 만약 덜 배설되었을 때는 2~3번을 복용하면 낫지 않는 경우가 없다.[31]

29 본문 중권 악창(惡瘡)에서도 보인다.
30 본문 중권 음퇴음창(陰㿗陰瘡)에서도 보인다.
31 본문 상권 타손압착상절타파(墮損壓笮傷折打破)에서도 보인다.

鄕藥救急方. 治從高墮落, 或因鬪搏, 內有瘀血.

故靑布衣, 若席緣靑布, 燒作灰. 調冷水, 服三錢, 卽洞下. 如未泄, 再三服之, 無不差.(『鄕藥集成方』 권47, 打撲傷損門 打撲傷損)

23

『향약구급방』. 심(蕈)【〈향명은〉 별버섯[星茸, 별버슷]이다】을[32] 먹고 중독된 경우의 치료법.

생오이[生苽] 조금을 기름에 찍어 먹는다.

계축년(癸丑年)에 집안의 노복이 버섯을 따서 불에 구우면서 장난삼아 "먹으면 맛이 달다."라고 하였다. 이 말을 믿은 여종 한 명은 그 버섯을 약간 먹었고, 또 곁에 있던 여종 두 명은 그 버섯을 아주 조금 먹었다. 잠시 후 여종 세 명이 어질어질하고 속을 답답해하다가, 한 명은 부엌에서 넘어지고 두 명은 방에 들어서자 넘어졌다.

갑작스런 일이라 약이 없었는데 모두 생오이를 먹었고, 참기름 몇 방울도 함께 먹였다. 그런 후에야 눈을 떴다. 그녀들은 "어질어질하고 속이 답답하던 차에 생오이가 입으로 들어오자 목구멍 속이 시원하게 뚫렸습니다."라고 하였다. 비로소 〈생오이가〉 사람을 살릴 수 있다는 것을 알게 되었다.[33]

鄕藥救急方. 治食蕈【星茸】中毒.

生苽少許和油, 食之.

32 심(蕈)【〈향명은〉 별버섯[星茸, 별버슷]이다】: 본문에서 이미 나왔다. 성이(星茸)는 차자표기(借字表記)로서, 현재의 별버섯 즉 먼지버섯을 가리키는 것으로 해석하였다.

33 본문 상권 균독(菌毒)에서도 보인다.

癸丑年, 家僮摘蕈, 燒於火中, 戲云, 食之, 味甘. 一婢信之, 食少許, 又二婢在傍, 取食些少. 須臾, 三婢眩悶, 一倒竈中, 二入房而倒.
倉卒無藥, 合食生菰, 又喫與眞油一小滴. 然後日開. 渠云, 眩悶中, 生菰入口, 則一路冷徹咽中. 始知有生理.(『鄕藥集成方』 권52, 中諸毒門 食諸菜蕈菌中毒)

24
『향약구급방』. 덜 익힌[瀹] 달걀을, 〈약(瀹)의 발음은〉 각[戈灼]과 오[余召]의 두 가지 반절음(反切音)이며[34] 익힌다는 뜻이다, 지나치게 먹어서 생긴 증상의 치료법.
〈남제(南齊)의 저징(楮澄)은〉 소(蘇) 1되를 달여서 복용시켰다. 이에 됫박만한 물건 하나를 토해내었는데, 그것은 침으로 둘러싸인 채 꿈틀거리고 있었다. 헤쳐서 살펴보니 이것은 병아리였고, 날개와 다리가 모두 달려 있어서 뛰어다닐 수 있을 정도였다. 이것은 아직 미진하므로 다시 남은 약을 복용시켰더니, 또다시 아까와 비슷하게 생긴 병아리[雞] 13마리를 토하고서 병이 완전히 나았다. 당시 사람들이 신묘하다고 평가하였다. 일설에는 "〈소(蘇) 대신〉 마늘[蒜] 1되

34 〈약(瀹)의 발음은〉 각[戈灼]과 오[余召]의 두 가지 반절음(反切音)이며 : 한자의 발음을 표기하는 반절법(反切法)을 설명한 것이다. '약(瀹)'의 발음을 과작(戈灼)이라고 표시하였는데, 첫 글자인 과(戈)에서 초성(初聲)을 가져오고, 둘째 글자인 작(灼)에서 중성(中聲)과 종성(終聲)을 가져와서, 두 발음을 합하여 음가(音價)를 표시한다. 즉 '과(戈)'의 초성인 'ㄱ'에다, 작(灼)의 중성인 'ㅏ'와 종성인 'ㄱ'을 합하여(ㄱ+ㅏ+ㄱ) '각'이라고 발음했다는 의미이다. 마찬가지 방법으로 여소(余召)는 '오'로 발음이 표시된다. 따라서 조선시대에 '약(瀹)'의 발음은 '각' 또는 '오'였다는 의미이다.

를 달여서 복용하였다."라고 하였다.[35]

鄕藥救急方. 治食白瀹, 戈灼余召二切, 煮也, 雞子過多所致.

蘇一升煮服. 仍吐一物如升, 涎裹之, 能動. 開看, 是雞雛, 羽翅距具, 足能行走. 未盡, 更服所餘藥, 又吐如向者雞十三頭, 而病都差. 當時稱妙. 一云, 蒜一升煮, 服之.(『鄕藥集成方』 권52, 中諸毒門 食六畜肉中毒)

25

『향약구급방』. 음부가 갑자기 찌르는 것처럼 아프면서 땀이 많이 쏟아지는 경우의 치료법.

소산(小蒜) 1되, 해(薤)뿌리, 버드나무[柳]뿌리 각각 1근〈을 사용한다〉.

○ 위의 약재들을 잘게 썬 후에, 술 3되와 함께 끓어오르도록 달인다. 그 뜨거운 기운으로 환부를 훈증하고 씻어낸다.[36]

鄕藥救急方. 治陰卒痛如刺, 大汗出.

小蒜一升 · 薤根 · 柳根各一斤.

○ 右細切, 酒三升, 煎令沸. 乘熱氣, 熏洗之.(『鄕藥集成方』 권56, 女陰門 婦人陰腫)

26

『향약구급방』. 난산(難産) 치료법.

참기름[眞油] 2종지에 메밀가루[木麥麪]를 묽은 풀처럼 타서 단번에

35 본문 하권 고전록험방(古傳錄驗方)에서도 보인다.

36 본문 중권 음퇴음창(陰㿉陰瘡)에서도 보인다.

복용하면 곧바로 출산하니, 효과가 있다.[37]

난산이나 태반[胞衣]이 빠져나오지 않는 경우의 치료법.

막 싼 쇠똥[牛屎]을 임산부의 유방 사이에 바르면 곧바로 출산하기나 태반이 빠져나오니[卽下] 그 효과가 신험하다. 〈출산하거나 태반이〉 빠져나온 다음에는 즉시 씻어내야 하는데, 늦어지면 창자까지 딸려서 나온다. 이때는 새 쇠똥[新屎]을 구해서 〈먹이면〉, 잡아당기는 소의 성질에 따라서 대변을 누게 된다.[38]

난산 치료법.

연화(蓮花)잎 한 조각에 '인(人)'자(字)를 써서 삼키면 그 즉시 출산한다.[39]

〈『향약구급방』의〉 또 다른 처방. 콩[大豆] 7매와 홍람화(紅藍花)를 물에 달여서 짜낸 즙 3종지[鍾]를 따뜻하게 복용하면 즉시 출산한다.[40]

鄕藥救急方. 治難產.

眞油二鍾調木麥麪, 如稀糊, 頓服, 卽下, 效.

治難產及胞衣不下.

新牛屎, 塗產婦兩乳間, 卽下, 神驗. 產下後, 卽洗, 遲則膓隨出. 取新屎, 法牛性牽出, 則放屎.

治難產.

蓮花葉一片, 書作人字, 呑之, 立則卽出.

37 본문(중간본)에 없는 기사이다.

38 본문(중간본)에 없는 기사이다.

39 본문(중간본)에 없는 기사이다.

40 본문(중간본)에 없는 기사이다.

又方.

大豆七枚·紅藍花, 水煮取汁, 溫服三鍾, 卽下.(『鄕藥集成方』 권62, 難產門 催生)

27

『향약구급방』. 뱃속에서 태아가 죽은 경우의 치료법.

연화(蓮花)잎을 태운 재 1돈을 물에 타서 복용한다.[41]

〈『향약구급방』의〉 또 다른 처방.

〈임산부의〉 손으로 남편의 허리띠를 쥔 채 "아비는 들어가고 자식은 나와라."〈라고 말하기를〉 14번 반복하면 〈죽은 태아가〉 즉시 나온다.[42]

鄕藥救急方. 治子死腹中.

蓮花葉燒灰, 以水調下一錢.

又方.

以手執夫帶去, 父入子出, 如此二七遍, 卽下.(『鄕藥集成方』 권62, 難產門 產難子死腹中)

28

『향약구급방』. 어린이의 기침[咳嗽] 치료법.

좋은 배 1과에 50개의 구멍을 뚫는다. 구멍마다 진초(眞椒) 1알씩을 넣은 후에, 밀가루와 물을 섞어서 만든 반죽[餠]으로 배 겉을 싼다. 〈다시〉 젖은 종이로 두 겹을 싼 후에 잿불 속에서 구워서 완

41 본문(중간본)에 없는 기사이다.

42 본문(중간본)에 없는 기사이다.

전히 익힌다. 〈잿불 속에서〉 꺼내어 식은 다음에, 진초를 제거하고 어린이에게 먹이면 좋다.[43]

鄕藥救急方. 治小兒咳嗽.

好梨一顆, 刺作五十孔. 每孔入眞椒一粒, 以麪水和, 作餠, 裹梨外. 用濕紙, 裹兩重, 煨於煻火灰中, 令熟. 出停冷, 去椒, 令兒喫之, 良.(『鄕藥集成方』 권68, 小兒門 小兒欬嗽)

29

『향약구급방』. 어린이의 황병(黃病) 치료법.

백합(百合)뿌리를 찐 다음에 꿀과 섞어서 먹인다.[44]

鄕藥救急方. 治小兒黃病.

百合根蒸過, 蜜和, 食之.(『鄕藥集成方』 권69, 小兒門 小兒黃病)

30

『향약구급방』. 어린이가 신 음식을 먹고 생긴 치초(齒齼)【어릴 때 치아를 간 탓에 신 음식을 먹으면 아프다】에는, 호도육(胡桃肉)을 잘게 씹어 먹게 해서 풀어준다.[45]

鄕藥救急方. 小兒食酸齒齼【初擧切齒傷醋】, 胡桃肉細嚼, 解之.(『鄕藥集成方』 권72, 小兒門 小兒齒痛風齲)

43 본문 하권 소아방(小兒方)에서도 보인다.

44 본문 하권 소아방(小兒方)에서도 보인다.

45 본문 하권 소아방(小兒方)에서도 보인다.

31
『향약구급방』. 어린이의 침음창(浸淫瘡) 치료법.
동쪽 벽의 흙[東壁土]을 곱게 가루 내서, 환부에 두텁게 붙인다. 〈환부가〉 건조해질 때까지 붙이면 좋다.[46]
鄕藥救急方. 治小兒浸淫瘡.
東壁土細研, 厚傅之. 以止濕爲限, 良.(『鄕藥集成方』 권74, 小兒門 小兒浸淫瘡)

32
『향약구급방』. 〈어린이가〉 탈항(脫肛)되어 〈항문이〉 들어가지 않는 경우의 치료법.
잘게 썬 생구(生韮) 1근을 연유[酥]와 버무려서 완전히 볶는다. 이것을 두 부분으로 나눈 후, 부드러운 비단으로 싸서 환부를 찜질한다. 식으면 바꾸어주는데, 〈항문이 다시〉 들어갈 때까지 반복한다.[47]
鄕藥救急方. 治脫肛不縮.
生韮一斤細切, 酥拌炒熟. 分兩, 以軟帛裹, 熨之. 冷則易, 以入爲度.(『鄕藥集成方』 권75, 小兒門 小兒脫肛)

46 본문 하권 소아방(小兒方)에서도 보인다.
47 본문 하권 소아방(小兒方)에서도 보인다.

찾아보기

ㄱ

가(瘕) 227
가마우지 78
각중황(角中黃) 315
간(癎) 235
간황(肝黃) 315
갈근(葛根) 286
감리(疳痢) 181
감초(甘草) 58
개창(疥瘡) 160
객오(客忤) 84
건구(乾嘔) 329
건우(乾藕) 303
견우자(牽牛子) 294
결명자(決明子) 285
경삼릉(京三稜) 291
계관(鷄冠) 318
계독창(溪毒瘡) 297
계화(戒火) 286
고림(膏淋) 186
고삼(苦參) 287
고전록험방(古傳錄驗方) 264
고호(苦瓠) 309
골경방(骨鯁方) 78
골화단(骨火丹) 152
과창(瘑瘡) 160, 343
과체(瓜蒂) 307
괄루(栝樓) 287
광(狂) 251
괴(槐) 297
교가산(交加散) 226, 227
교맥(蕎麥) 306
구(灸) 275
구(韭) 310
구기자(枸杞子) 298
구맥(瞿麥) 288
구수(蠼螋) 73, 312
구순(口脣) 218
구안와사(口眼喎斜) 246, 249
구인(蚯蚓) 314
국화(菊花) 279
궁궁(芎窮) 284
귀격(鬼擊) 83
귀염(鬼魘) 83
규자(葵子) 310
균독(菌毒) 65, 68
근혈(近血) 180
금창(金瘡) 101, 164
기리(氣痢) 177, 181
기리약(氣痢藥) 177

기림(氣淋) 186
긴순(緊脣) 220
길경(桔梗) 292

ㄴ

나력(瘰癧) 110, 133
나미(糯米) 306
나병[大風] 72
나복(蘿葍) 308
낙소(落蘇) 309
낙수사(落水死) 89
낙제(落蹄) 72
난자(蘭子) 309
난창방(爛瘡方) 156
남(濫) 275
남즙(藍汁) 283
남칠(藍漆) 283
낭아(狼牙) 293
내장(內障) 212
냉리(冷痢) 177
냉열리(冷熱痢) 177
노근(蘆根) 295
노림(勞淋) 186
노봉방(露蜂房) 312
노자(鸕鶿) 318
녹각(鹿角) 317
녹두(綠豆) 305
누창(漏瘡) 133
누포(漏胞) 229

ㄷ

단독(丹毒) 151
단독은진방(丹毒癮疹方) 151
단주방(斷酒方) 94
담죽엽(淡竹葉) 300
당귀(當歸) 287
『당서(唐書)』 노당전(盧堂傳) 244, 335
대극(大戟) 292
대극(大戟) 중독 68
대덕시(大德腮) 165
대두황(大豆黃) 305
대맥(大麥) 306
대산(大蒜) 309
대소변불통(大小便不通) 182
대장도감(大藏都監) 323
대조(大棗) 303
대지창(代指瘡) 154, 156
도인(桃仁) 304
도취즙(擣取汁) 276

초(炒) 274
총(葱) 311
최급사(崔給事) 267
최원량(崔元亮) 264
최자하(崔自河) 323
최항(崔抗) 265
추말(麄末) 109
충상병(蟲顙病) 317
충심통(蟲心痛) 173
충울자(茺蔚子) 281
치감닉(齒蚶䘌) 116
치닉(齒䘌) 117
치루장풍(痔漏腸風) 167
치자(梔子) 300
치질(痔疾) 167
치초(齒齼) 240, 350
치통(齒痛) 116
칠고초(漆姑草) 297
칠창(漆瘡) 148
침음창(浸淫瘡) 147, 236, 350

ㅋ

코피 199
큰냥[大兩] 277
큰되[大升] 277

ㅌ

타박상(打撲傷) 99
타손압착상절타파(墮損壓笮傷折打破) 95
타시(吒腮) 164
탈항(脫肛) 167, 172, 351
탕화창(湯火瘡) 149
태세(太歲) 174
태한(胎寒) 234
택사(澤瀉) 282
택칠(澤漆) 293
토과(土瓜) 290
토사자(菟絲子) 280
통초(通草) 287
투유(妬乳) 138

ㅍ

파두(巴豆) 중독 67
파두독(巴豆毒) 60
파상풍(破傷風) 99
파초(芭蕉) 294
편두(扁豆) 307
폐옹(肺癰) 140
포(炮) 274
『포박자(抱朴子)』 266
포황(蒲黃) 285
폭건(曝乾) 288
표저(瘭疽) 126, 155
풍(楓) 302
풍단(風丹) 144, 344
풍독(風毒) 206, 213
풍양(風痒) 153, 333

피마자(蓖麻子) 294

ㅎ

학슬(鶴虱) 295
학질(瘧疾) 253
한기(寒氣) 173
해(薤) 310
『해상방(海上方)』 264
해수(咳嗽) 338
『향약(鄕藥)』 261
허숙미(許叔微) 193, 267
허영공(許令公) 193
허예종(許裔宗) 271
현삼(玄蔘) 288
혈림(血淋) 186, 187, 189
형개(荊芥) 309
호경골(虎脛骨) 316
호도(胡桃) 303
호마(胡麻) 305
홍면산(紅綿散) 214
화정(火丁) 123
활석(滑石) 320
황금(黃芩) 289
황기(黃芪) 284
황단(黃丹) 318
황룡탕(黃龍湯) 156
황명교(黃明膠) 317, 318
황벽(黃蘗) 299
황병(黃病) 237, 257, 350
『황제내경소문(黃帝內經素問)』 248
회태(蛔鮐) 320
회향자(茴香子) 296
후비(喉痺) 106, 331, 342
후폐(喉閉) 106, 164, 341

鄕藥救急方

차례

鄕藥救急方 目次 • 9

鄕藥救急方 上卷 • 11

鄕藥救急方 中卷 • 35

鄕藥救急方 下卷 • 75

方中鄕藥目草部 • 97

鄕藥救急方 跋文 • 109

향약구급방(鄕藥救急方) 영인

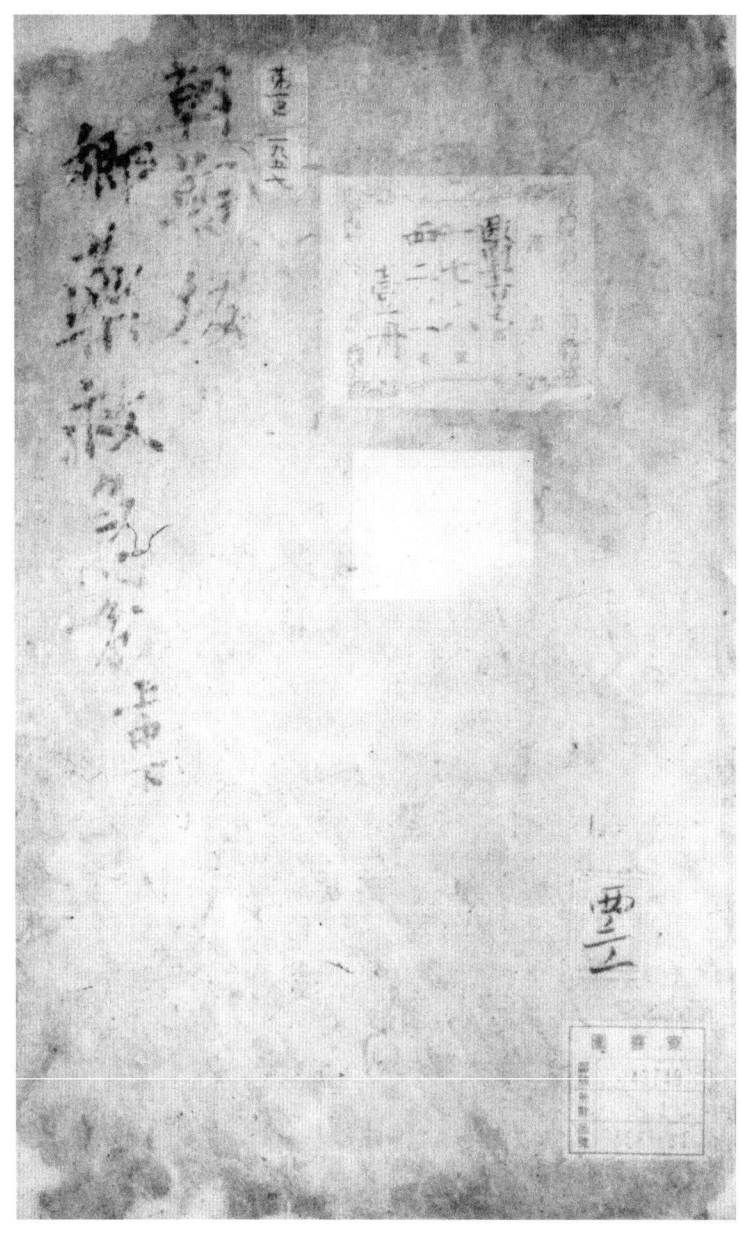

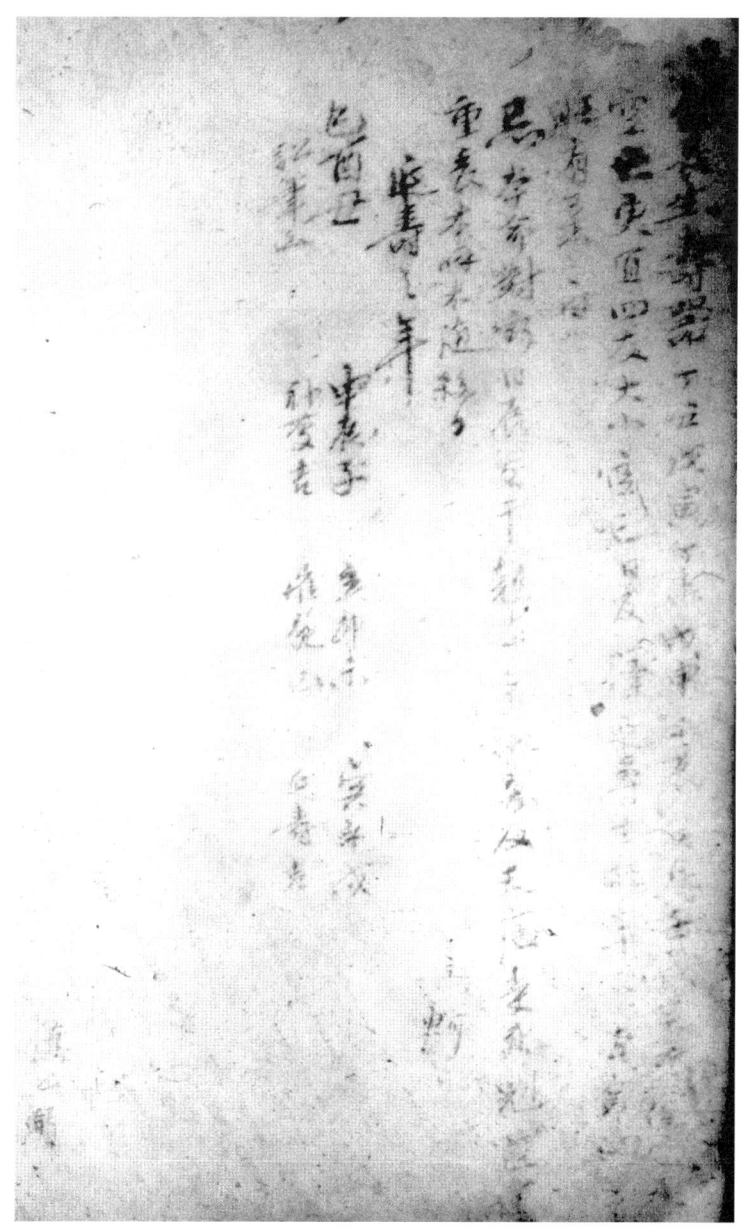

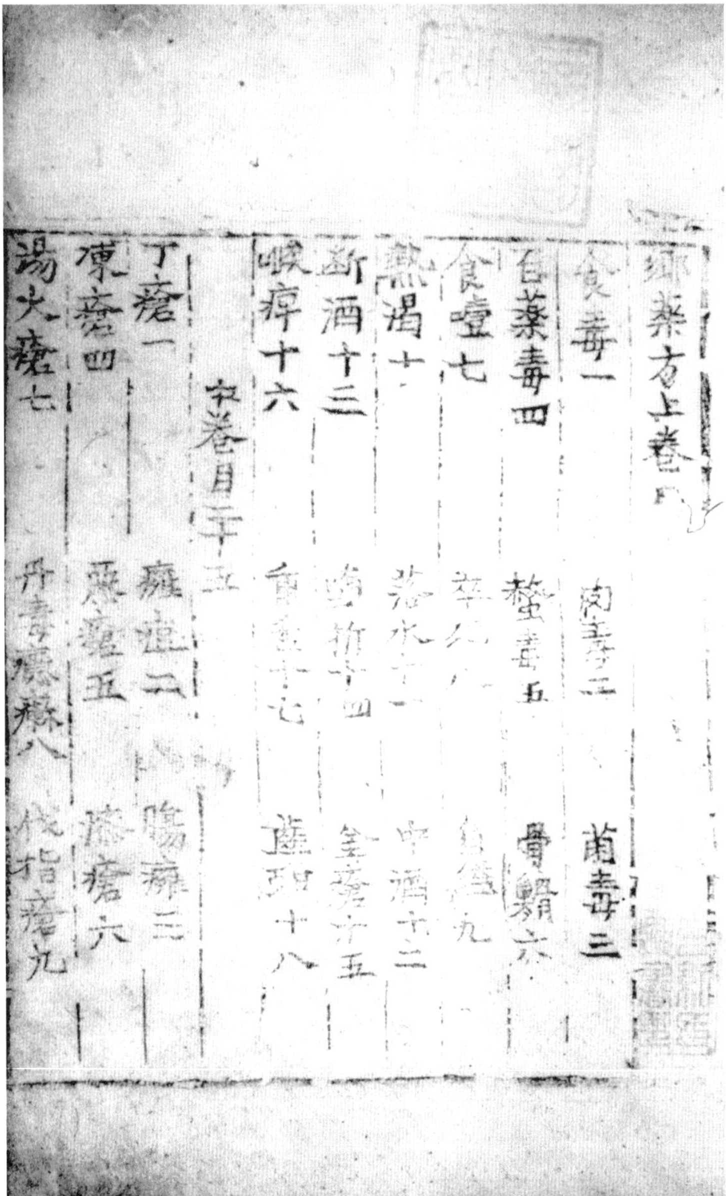
鄕藥方上卷目

食毒一 肉毒二 菌毒三
百藥毒四 蠱毒五 骨鯁六
食噎七 卒死八 自縊九
熱渴十 落水十一 中酒十二
斷酒十三 蛇折十四 金瘡十五
喉痺十六 重舌十七 齒蚛十八

中卷目廿五

丁瘡一 癰疽二 腸癰三
凍瘡四 惡瘡五 漆瘡六
湯火瘡七 丹毒瘾疹八 代指瘡九

下卷目十二

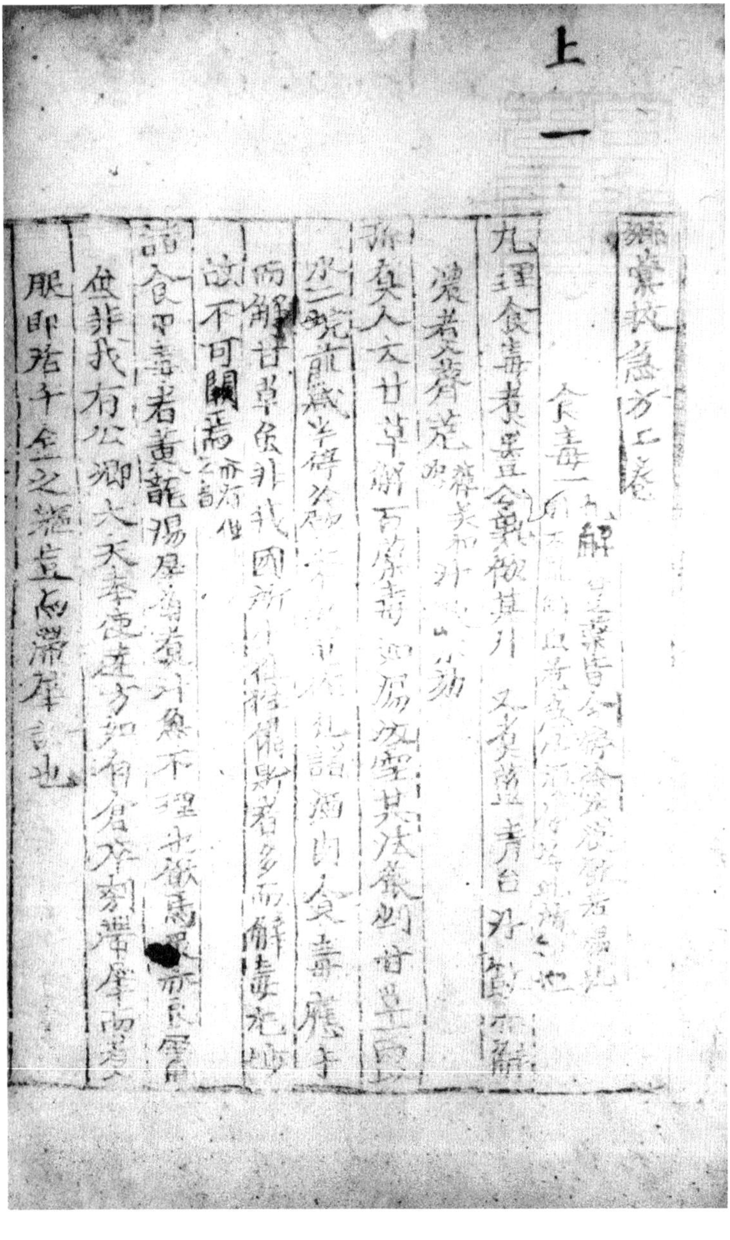
上 一

鄕藥救急方上卷

食毒 一名解 [illegible]

凡理食毒者 黑豆令熟 飮其汁 又煮黃豆 [illegible] 亦解

濃煮薺苨 [illegible]

孫眞人云 甘草解百藥毒 如湯沃雪 其法 濃煎甘草

汁 [illegible] 酒肉食毒 應手

而解 甘草本非我國所産 [illegible] 者多 而解毒者 [illegible]

亦不可闕焉 [illegible]

諸食中毒者 黃龍湯 [illegible] 不理 [illegible]

並非我有 公卿大夫奉使在外 如有倉卒 [illegible]

服即活 千金之驗 [illegible] 也

上 二

食菜中毒煑葛根汁飮之亦可又甘草煑汁

藜蘆毒一 以上藍 鄕名青苔 靑乃白只 汁又小豆汁甘草煑汁停冷飮

解毒 大小豆汁亦不及甘草

有人中烏頭巴豆毒甘草入腹即定

中藥箭毒者 煬下咽便愈

有人服玉壺丸嘔吐不已服百藥

皆有相須也

食魚肉中毒者煑蘆根汁停冷飮即解

食鱠不消積生 取汁 服 又

生薑作蘿 膾 節一 許便

食蟹中毒者紫蘇汁服二升亦可食冬苽
食馬肉毒飮人乳汁良
食牛肉毒狼牙 音當之 呆犬 灰水服良
食狗肉中毒者人二兩去皮尖雙人細研以熱湯三升
攪和分三服
凡六畜肉毒竈底黃土方寸匕水和服之
百獸肝毒頓服猪脂一升佳
狸脯在黍米中毒方麴一兩鹽兩撮以水一升和服之
凡六畜肉中毒方 取所食畜乾屎末水和服之佳
食諸生肉中毒掘地深三尺取下土三升以水五升煮土
五六沸取上清飮一升立愈

菌毒俗云背也地上生者謂之地菌木上生者謂之木菌地上生者土漿解木上生者白犬合歡葉湯並解

右並甘草湯解之

食蕈蕈中毒鄕名天叱月乙細油食之驗並手家種論蕈燒

於火中處之食之味甘一?信之取食小許又三碗害取

食並小須臾二咽腹悶一倒甕中一人危而倒倉卒無藥令

食生菜文鄕与真油一小盞然後爲鳴乃煮甘草飲之

然後與漿豆豉悶中生瘡入口則二路冷處咽中生知

有生理

百藥毒

砒霜毒冷水和綠豆粉服無粉細末得豆服之勝豆粉也

巴豆毒菖蒲汁生藿汁小豆汁解之大豆煮汁並得

五

烏頭天雄附子毒 大豆煮汁解
大戟根楊等柒毒 菖蒲 消亦 汁解
右從百藥毒及食毒肉毒酒毒 用甘草薺苨 出上
大小豆藍 出上 汁藍實等並解諸毒 殊不及甘草 九云
汁者生擣取汁歡也 無生者煮取飲汁也
唯大戟澤漆 出上 並不用甘草湯以其相反故增毒也
凡服藥過劑煩悶及中毒煩悶者 擣藍取汁服數升愈
冬月無藍 浣青布取汁飲亦佳
螫咬毒及蝎螫之類 蜂蛇虎犬雜虫等咬
凡蜈蚣蜂蛇螫毒雖是微虫艾灸若值螫處即用艾炷灸之
杜則毒氣不入於內便差 蛇螫毒人祭蓼塗之

又取獨頭蒜薄切安於瘡上以艾灸數百壯即愈又數

猪牙[illegible]燒灰傅瘡上則不腫 又用梳頭梳中垢塗之

虎咬嚼香[illegible]塗之即毛[illegible] 又[illegible]生鐵洗瘡[illegible]

作瘡 燒人糞薰瘡口

犬咬毒研杏人塗之 又研韭根[illegible]塗之

凡犬咬禁食生魚生菜猪肉鷄犬肉[illegible]

蜂毒取蒼耳[illegible]汁塗之亦以艾灸之

蜈蚣毒取鷄冠血塗之亦[illegible]

蚯蚓[illegible]咬其形如大風[illegible]濃煮[illegible]湯浸良 又

以鹽湯[illegible]數遍即[illegible]

[illegible]因醉[illegible]入[illegible]不出以刀破[illegible]細辛椒二兩[illegible]

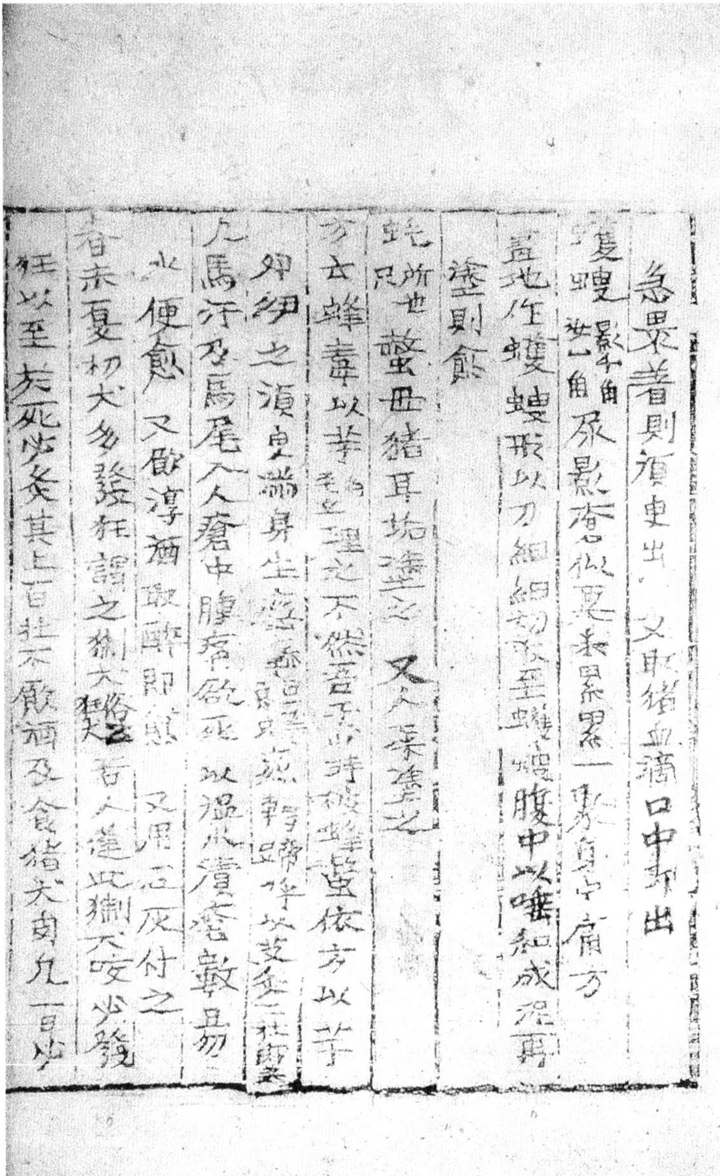

急畏着則須臾出 又取猪血滴口中即出

蠼螋影千白並白尿影瘡似茱萸累累一聚有宇肩方

畫地作蠼螋形以刀細細劃取至蠼螋腹中以唾和成泥再

塗則愈

蚝所世只螢毋猪耳垢塗之 又人尿塗之

方 蜂毒以芋毛立白理之不然吾木時被蜂螫宜依方以芋

卵伊之須臾滿身生瘡赤白三良只惹乾貝日等齊擗以艾灸二壯即差

凡馬汗及馬尾入人瘡中腫痛欲死 以温水漬瘡數易勿

水便愈 又飲淳酒取醉即愈 又用石灰付之

春末夏初犬多發狂謂之猘犬猘之 若人遇此猘犬咬必發

狂以至於死必灸其上百壯不飲酒及食猪犬肉凡一百日必

須灸一壯若初見瘡瘡即言平復者難理大禍即至
死在旦夕此所謂畏難灸必須用上項藥理之
理蜘蛛[illegible]咬遍身生瘡或腹大如孕婦飲羊乳瘥
理馬咬瘡茺蔚草(目非問如)細切和醋炒封之
理蜘蛛咬遍身成瘡用雄白鷄傅之立效
理蚰蜒蜘蛛蟻子咬方用油麻細研塗着立効

骨鯁方

魚骨着喉吞吐不能也
凡骨鯁取薤筋煑而含之以綿裹大如彈子持綿端吞之入
喉至鯁處徐徐引之鯁着筋出 又燒故魚網灰水服
又口橫鸕鷀(水鳥如烏即下水試)
鯁不下作蠟丸令細滑綿裹縛中至鯁處令過退

八　七

引之咽即隨出也　又方[illegible]白[illegible]白根[illegible]

喉中以旋綿香麵下喉至咽度引之即出　又方削大蒜

納鼻中即下　又方以皂莢末如粟米許入鼻中

使嚔則鯁出　外臺秘要方　又以魚網覆頭立下　又以鹿

鸕鷀糞　水調塗喉外即出　又以東流水一盃東向坐以右

指書龍字訖飲之即下　如不會書者以他人書亦得

食噎方　噎塞也

食噎　使兩人捉耳吹兩耳即下　又齧下襟子　以襟子聞月[illegible]良驗故也

又削大蒜內鼻中即下

卒死

理卒死無脉　牽牛臨鼻上二百息許　牛舐必差　牛不肯舐

九

菖蒲汁塗面用紙 又灸鬼哭 [illegible] 兩脇下

又方半夏 細末 末如豆許吹鼻中 又皁莢 [illegible]

末如豆許吹鼻中即治 又 [illegible] 取汁灌鼻中 [illegible]

理魘寐 魘而不寤也 不悟 伏龍肝 [illegible] 末吹鼻中 [illegible]

燃燭視之 唯須痛齧 [illegible] 兩趾上

又中惡卒死 使人 [illegible] 中惡 [illegible]

九 鬼擊者卒著人如刀刺狀胷腹內絞急切痛不可抑

按或即吐血鼻口血出下血 [illegible] 立愈 不差更 [illegible]

理卒客忤停尸不言煩悶 [illegible] 為末酒或米飲下

仍吞麝香如大豆許効

自縊死 [illegible]

凡自縊死者勿截斷繩徐徐抱死人解之心下尚溫者以氈

覆口鼻使兩人吹兩耳 又方 皂莢(鄕名注邑皂角)細末

末如豆大吹兩鼻中 又取藍(鄕名靑台)汁灌口中

又方雞冠(鄕名雞矣碧叱)血滴着口中即活男用雌女用雄

又方雞屎白如棗大以酒半盞和灌口及鼻尤佳

又方用葱葉吹皂莢(鄕名注邑皂角)末兩鼻中逆出更吹

又方使人塞口鼻耳中以竹筒頭插如筆管大刺鼻中立活

理熱暍死

凡熱暍取道上熱塵土以壅心上小冷即易氣通乃止

又方仰卧死人以熱土壅臍中令人尿之人尿了更易人

尿之臍中溫即愈 又濃煮蓼汁三升飲之即愈

十一

又生地黃汁一盞服之 又水苿末細麵末一大合服之

又張死人口令通以煖湯滌依灌口中小擧死人頭令湯入腹須臾

落水死 令死人口中鹽令下水又 之倒懸令口出水者逆

凡落水經一宿猶可活解死人衣炙臍中 又方竈中灰

布地令厚五寸以甑側著灰上令死人伏於甑上便頭小垂

下抄鹽二方寸匕內管中吹下孔中即當吐水下水因去甑

下死人著灰中以灰擁身當出口鼻即活

又方掘地作坑熬數斛灰納坑中下死人於坑中以灰覆之

灰濕則易之半日而活莫灰勿太熱熱則傷之

又方綿裹皂莢 鄕名注乙也邑 亦綿裹大部中須臾水出

又方綿裹石灰 俗用石灰 錬石為之 納下部中水出盡即活

十二

中酒毒方

飮酒過甚恐爛五藏卽以熱湯置大槽中漬醉人於湯[illegible]

夏亦用湯凡醉不得安卧常令人抱轉特忌當風[illegible]

醉則入冷水浴或當風取凉者無不當時[illegible]得[illegible]

小醉[illegible]極[illegible]流[illegible]

葛根[illegible]

又[illegible]飮酒不醉方 葛花[illegible] 小豆花[illegible]

右等分爲末服三方寸匕醉後服之速醒

理因酒咽喉不舌上生瘡方 [illegible]一升 黄芩[illegible]

右蜜和含之

斷酒方

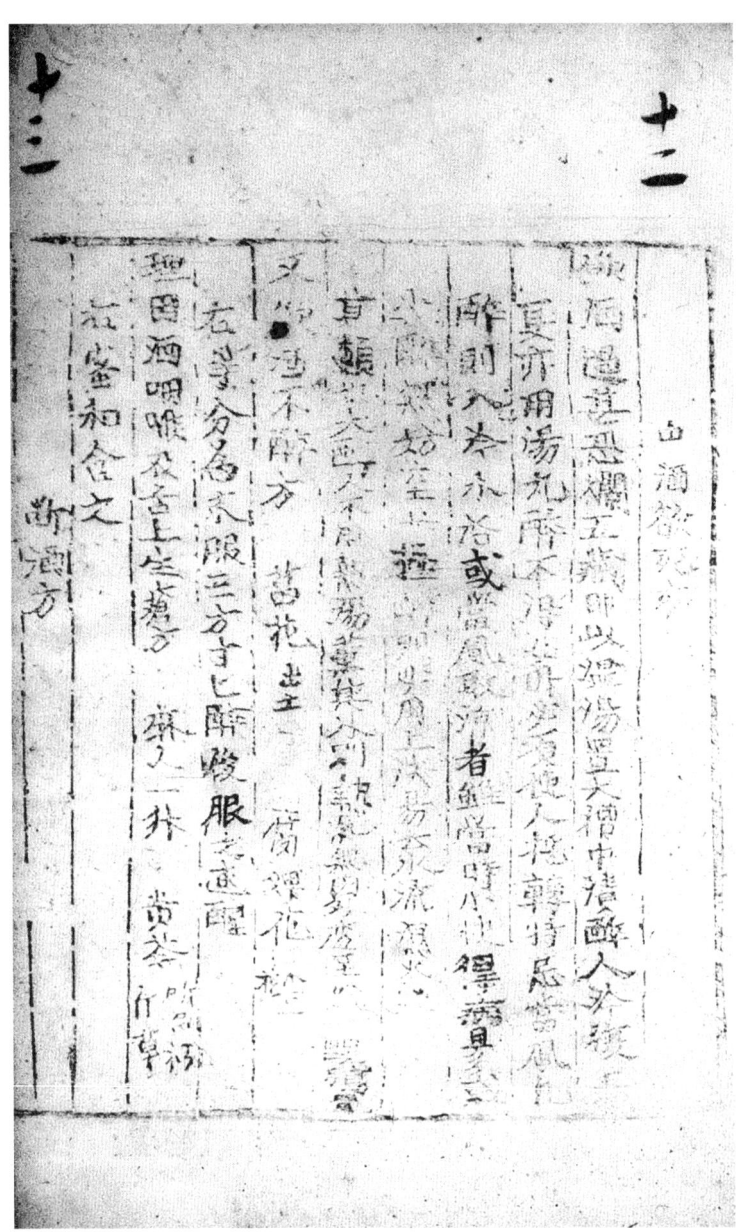

十三

十四

剉馬芥和酒飮之 [illegible]不[illegible] 又方 虎[illegible]骨[illegible]
右爲末 [illegible]及[illegible]以水和服 亦[illegible]
治墮損壓傷折打破
凡被壓笮打破 皆[illegible]破[illegible] [illegible]氣悶欲死[illegible]
一宿又合之 [illegible]令[illegible]
從高墮落者 因[illegible]內有瘀血 [illegible]
燒作灰 細研 以水服二錢 即消下 如未[illegible] 再服之 無不差
又壓墮下傷折 煩[illegible]喘呼不得 即破[illegible]
當歸 [illegible]上 即[illegible]急[illegible]之
凡被打[illegible] 以不能言 可擘口 灰中 令下 即醒
又蒲黃 [illegible]上 [illegible]和服 [illegible]亦可

又墮馬積血心腹唾血[illegible]赤酒服方寸匕日三
凡被打破用蒼白根燒灰[illegible]皮擘破傷有瘡敷
弁瘡縛裹數易之
凡被壓笮打毆致血瘀血在內心悶者用蒲黃末三方寸匕酒一
升煮取二升七合分三服[illegible]服之
凡被擣腹中有瘀血白馬蹄燒令煙盡酒服方寸匕日三夜
一血消為水
又四支骨碎及筋傷蹉跌生地黃擣付傷處
治從高墮下及為木石所傷凡是傷損血瘀凝積氣絕欲
死無不理之 落馬亦理 淨土五升蒸之令溜分半以
故布數重裹之以熨病上勿令大熱破血冷則易之取果止

十五

若墮落氣絶者半夏末如豆大納鼻中卽蘇

有續筋者用旋覆花根擣取汁滴瘡中仍用滓付裹之　又擣生地黃汁飮之

又理筋絶用蟹足傷物命不足差

理打損落痛夜合花枝末和調服二錢匕妙

理破傷風及打撲傷玉真散

天南星　防風

右各等分爲末被傷以末貼瘡口然後以溫酒調下一錢

如牙關緊急角弓反張用藥末二錢童子小便調下如閉

損至死但心頭微溫小便調下三四錢亦卽活

金瘡

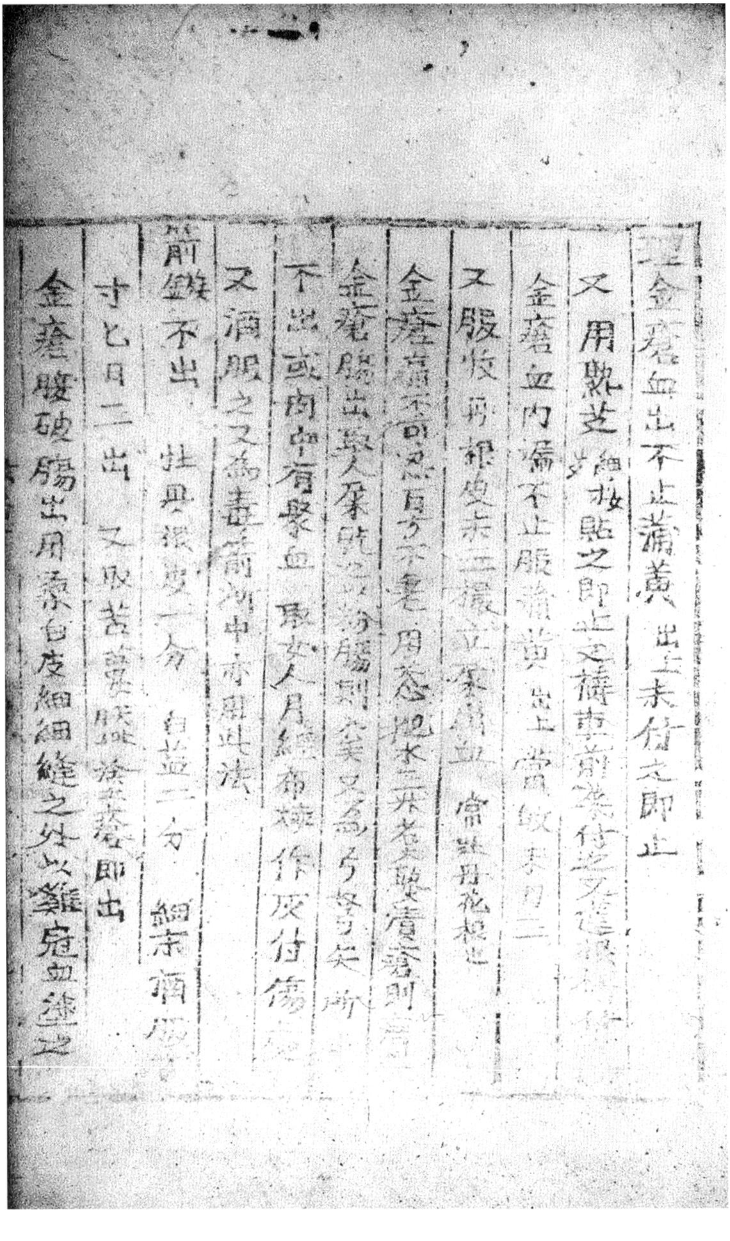
金瘡血出不止蒲黃 出上末付之卽止
又用熟艾 細按貼之卽止又檮韭前菜付之又連根[illegible]
金瘡血內漏不止服蒲黃 出上 當取末方寸匕二
又服牡丹根皮末三撮立尿出血 常牡丹花根也
金瘡痛不可忍百方不差用葱煨水三升煮之[illegible]則[illegible]
金瘡腸出欲入桑皮[illegible]腸則[illegible]又爲弓弩矢所
不出或肉中有聚血取女人月經布燒作灰付傷[illegible]
又酒服之又爲毒箭所中亦用此法
箭鏃不出 牡丹根皮一分 白鹽二分 細末酒服
寸匕日三出 又取苦蔞根[illegible]搗傅瘡卽出
金瘡腹破腸出用桑白皮細細縫之外以雞冠血塗之

金瘡血不止疼痛者 擣白芍藥花根付之驗亦同

白芍藥熬令黃細末酒或米飲下二錢

理金瘡取新桑白皮燒灰馬糞和塗瘡上數易之妙[illegible]

馬糞燒令熱裹之日三易効

又方用石灰裹之痛止血斷無石灰炭亦可

理金瘡腸出不能納之方大麥五升水九升煮取四升

去滓綿濾使極冷令人含噀之腸漸漸入令噀其背

宜多人見不欲令人語又不須令病人知之知則腸不即入

取病人卧席四角令舉病人微搖須臾腸便自入十日內

不飽數食須使少少使病人驚驚殺人

金瘡止血速差[illegible]

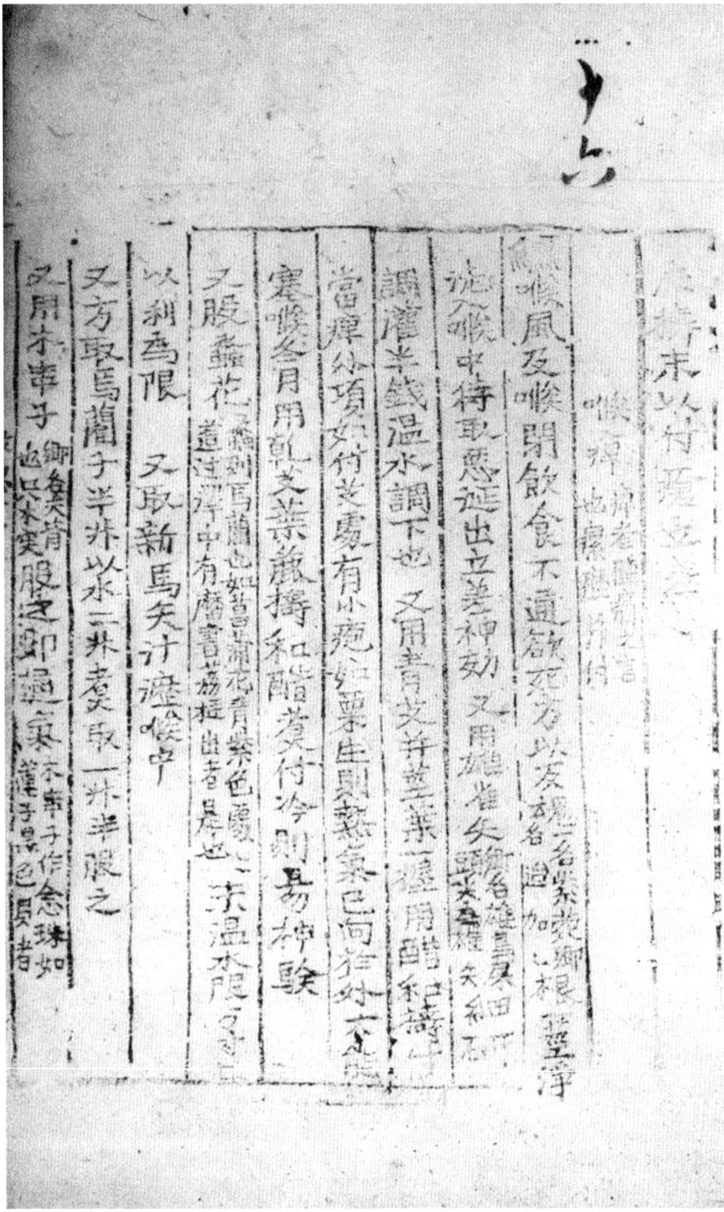

十六

…椿末以付瘡上差

喉痺 喉痺者[illegible]

急喉風及喉閉飲食不通欲死方 以灰魂一名紫菀 鄉名迫加乙根 淨
洗入喉中待取惡涎出立差神効 又用雄雀矢 鄉名雄鳥矣田[illegible] 雄雀矢細研
調灌半錢溫水調下也 又用青艾并莖葉一握用醋和搗付
當痺外項上付之處有小瘡如粟生則熱氣已向外也 亦能
塞喉冬月用乾艾葉爛搗和醋煮付冷則易神驗
又服蠡花 蠡鄉名馬藺也如昌蒲花青紫色蠡 道邊澤中有蠡蘭藨拮出者是也 以溫水服方寸匕
以利為限 又取新馬矢汁灌喉中
又方取馬藺子半升以水二升煮取一升半服之
又用木串子 鄉名夫背也 只木實服之即差 木串子作念珠如蓮子黑色貝者

理喉閉王言 炭火燒桃核 仍須不斷烟一錢溫酒下
莫鈎萬金傳 但能開口下 雖死即時生
急喉閉逡巡不救則死人以皂莢鄉名注也邑去皮子半兩爲末
每服少許以筯頭點腫處更以醋調藥末厚付項上
便破小血出則愈 又方理喉閉并毒氣 桔梗鄉名道羅次
一兩甘草一兩爲麤末用水三升煑取一升頓服 [illegible]理馬[illegible]
痺[illegible] 理喉痺卒不語 煑大豆汁含之
馬蘭子[illegible]四十九粒擣羅爲末水調服之立愈
又方升麻[illegible]一兩馬蘭子二兩 右二味擣羅爲細末
每服一錢以蜜水和下
治馬喉痺方 喉中深腫連頰壯熱吐氣數者名爲馬喉[illegible]

十七

亦用馬藺花擣取汁若炙取汁細細含嚥卽差

治丈夫婦人懸癰腫痛方 牡蠣甲 [illegible]

咽合通赤出四[illegible] [illegible] 用[illegible] [illegible]

右二物擣羅爲末麵糊爲丸如梧子大早晚食後臨卧各服

用薄荷湯下十丸其病湯盡痊了不除根本

理咽喉[illegible] [illegible] 含咽汁差 又[illegible]秘密法喉中[illegible]

彼赤[illegible]攻痛者用[illegible]諸[illegible]炎合[illegible]布[illegible]含之卽[illegible]

重舌口[illegible] 內附

治重舌蛇蛻燒灰細研[illegible]之効 又方用伏龍

肉出上研如粉和小蜜[illegible]傅之良

小兒重舌[illegible]用[illegible]許安舌下日三四度 又用赤小豆末

十八

和付之 又白礬 真蒲黃末貼舌下

喉不言 [illegible] 重舌 [illegible] 醋和付舌上 [illegible] 又塗 [illegible] 即差

治舌[illegible]腫 [illegible] 如猪胞 滿口不理須臾死 取釜墨和[illegible]塗舌下

又方細研赤小豆 [illegible] 一分和醋塗舌下立差

治舌[illegible] 舌生瘡 [illegible] 黃蘗 [illegible] 含漱差

治舌上出血 甘草 [illegible] 三寸 [illegible] 蜜三合 [illegible]

含 [illegible] 煎 [illegible] 合 [illegible] 咽 頻用神效

喉痺篇

[illegible] 以鼻 [illegible] 赤細研 [illegible]

[illegible] 用 [illegible]

[illegible] 塩水 [illegible] 含之 [illegible]

齒痛不可忍 取雞屎白燒末綿裹置痛處咬 立差

又齒痛 用牛膝燒灰揩齒根良 又方 鹽熬揩之差

牙

又理蝕齒 以郁李(山叱白㫆)根白皮 切水煮濃汁含之數入

含冷吐蟲 齒者 蟲食齒有孔也

又葉窗子魚積年不差 從小至老 雀麥 用

苦瓠葉三十枚淨洗 取雀麥剪長二寸許

廣一寸厚五分 以瓠葉裹了 作五六十裹 以三年醋漬之

至日中 以兩裹火中炮令熟 納口中齒外邊熨之 冷更

易 取銅器貯水 水中解裹洗之 即有蟲長三分 老者黃

色 少者白色 多則二三十枚 少則一二十枚 此方甚驗

又齲齒痛不可忍 鋒挑之令黑者痛齒[illegible]之穴

又用馬夜目 在馬脚內如鼠 綿裹咬著齒端効

理牙齒不生 取牛糞中豆燒灰細研 先以針刺之小

血出即以灰塗之良

理牙齒宣露莚出 生地黃一斤木臼擣碎入鹽二合和

之上用白麵裹厚可半寸於煻灰中煻斷煙去焦麵入麝

香少許貼於齒根上 又理齒有虫孔取松脂銳如錐納

孔中虫緣松脂出差 又齒痛立効方 右取皂莢子爲

末以帛裹如彈丸大於酸醋中 煮之即於齒痛處

咬之冷即易神効 又齒痛 以醋一升煮枸杞白皮

一升取半升熱含冷吐即差

理牙齒不生 雌雞屎者頭尖 雄雞屎者頭圓 右等分細研以
剌齒不生處貼之 老人二十日少者十日當出
理牙齒動搖却令堅固方 鼠骨 不限多少燒令
灰研令細然後以生地黃汁溲和作團如雞子又燒令
通赤候冷擣羅為末又以地黃汁溲成團更燒如此三
遍入乳缽研令細每用濕紙片子摻藥貼齒神効
理牙痛 以蘿蔔子䨪青二七粒去赤皮細研和人乳汁若左
牙痛即右鼻中點如右牙疼即左鼻中點之立効 又蒼耳根
膿痛不可忍用牛蒡根一斤擣取汁入鹽一錢於銀器中
熬成膏每用塗齒根下重者不過三五度差
鄉藥救急方中卷

十一

丁瘡證丁瘡者足胃受熱毒花見又不得入房室行

凡丁瘡十二種唯火丁不得下灸火丁其狀如火瘡頭黑四

邊有煙漿又如赤粟米切忌灸火灸火則焰凡丁腫是寒毒久

結作此疾也不即療之根流入脉如箭不能拔也若有此者

好著手足面上口頰黑如椒子發痛應心是也亢悶亡味

房室若失理經五六日眼中見火光心神昏昧者死也

初知是丁瘡即飲鐵漿則毒氣不能流入諸藏然後要之

凡丁腫皆艾灸之至三四百壯後用蒼耳幷根莖葉但取一

色燒作灰用醇醋和如泥塗之乾則易之不過十度即拔根

出神良若困甚者取蒼耳生根葉擣取汁和小兒尿

服一升日三 孫眞人云丁腫方乃有數首皆不及蒼耳

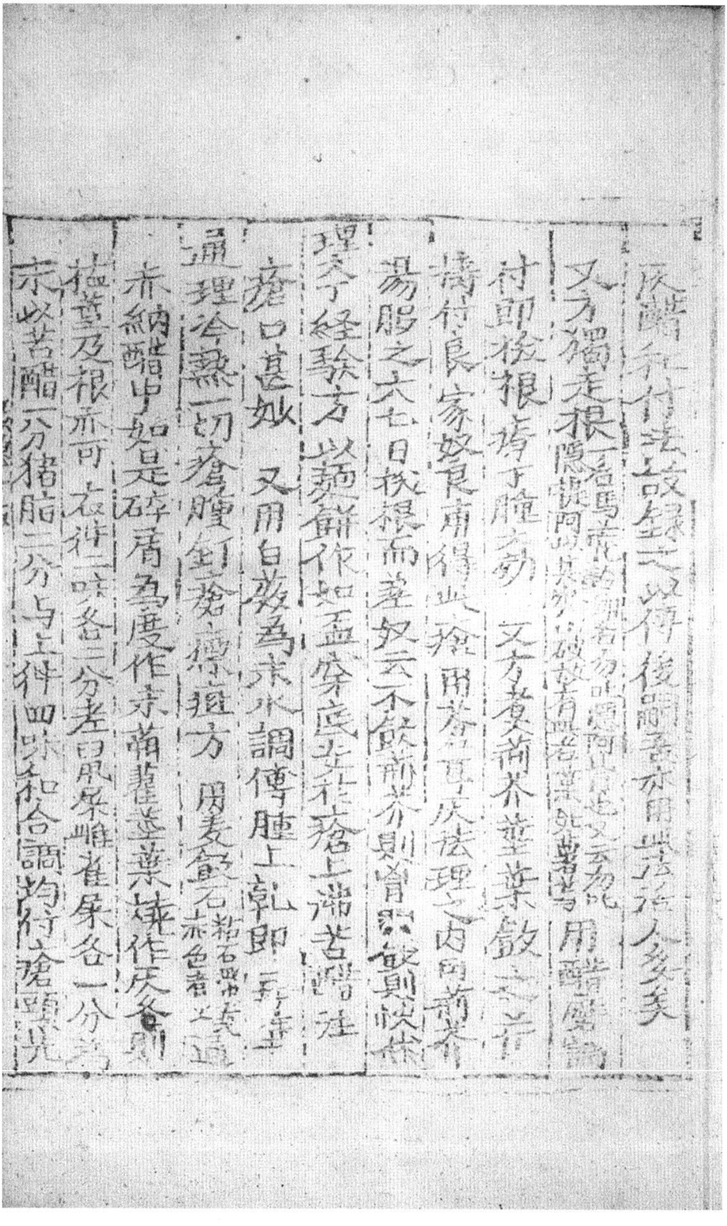

灰醋和付法 故錄之 以傳後嗣 吾亦用此法活人多矣

又方 獨走根 一名馬兜鈴 用醋磨爛

付 即拔根 搗于膿 亦効 又方 蔓菁芥莖葉 散之 亦

搗付良 家婢良甫得此瘡 用蔓菁百灰法理之 內用蔓菁

湯服之 六七日 拔根而差 叔云 不飲蔓菁 則骨 則

理之 經驗方 以麵餅作如盃樣底 安於瘡上 滿着醋注

瘡口甚妙 又用白蘞爲末 水調傅腫上 乾即易之

通理 治熱一切瘡腫 釘瘡 癰疽方 用麥飯石 粘石 黑赤色者

赤 納醋中 如是 碎屑爲度 作末 蘭茹莖葉 燒作灰 各

蒼耳及根亦可 右件三味 各二分 差 日鼠屎 雌雀屎 各一分 爲

末 以苦醋一分 猪脂二分 与上件四味 和合調均 付瘡頭上

中二

灸瘡頭三七壯以針去痂令露赤肉後貼菉豆塗腫処以油
紙付其上日二易之若不灸針其瘡頭出血通氣後貼菉豆
塁魚腦丁瘡頭白痛不可忍以針刺瘡上又四畔取白芷汁滴其
瘡面如黑豆以針刺瘡四畔以火角鬪腦骨為灰醋和敷瘡上
蒼耳苗葉一握搗絞取汁一升入口卽差神驗冬月用根
發背癰疽癤瘡乳癰皮薄為癰肉厚為疽 腫根如豆者疽也
其腫定也月甲中頭如黍粟四過連腫赤黑或豎痛或痒令人
悶亂卽危發背也卽禁房室酒麵肉蒜若不卽灸則毒
氣入內殺人宜灸之各七八百壯 初腫起毛孔微陷者卽是
如粟未痒者是為欲作癰疽也
凡發背癰疽初覺皮肉間有異知是欲作瘡者

銅錢厚片安臆上灸之不計壯數患人初覺痛者灸至不
痛初不覺痛者灸至痛而止前後用此法灸人無不差
若是瘡毒之類亦如此灸之便皆痂自落其效如神
又發背癰疽已潰未潰　全蝎三枚不与水和爲餠貼瘡孔上
子厚三分安瘡上以艾灸之使其温温而熱勿令大熱破肉如
痛則易易之艾盡當瘡破漢一日二交灸多爲效未知亦
先有汁出者急其餅子勿覆孔上
又癰疽發背初作及經日已上腫勢焮熱毒氣留口
百草霜方
雞卵一箇　新出人參者如雞卵大
右二物相和攪調如作大煎令得所捻作餅子可瘡大小

帖紙上以貼瘡上仍用故帛覆之轉動及歇氣一宿定

如多日患者三日貼之一日一易即瘡根拔矣此方爲驗

不可搶之貴賤然愈矣一切諸方皆不及之此外諸方

徒設貪繁儀注而已

又治齊醫人馬嗣明理發背及諸惡腫方取石如鵝卵大猛

火燒之令赤投醋中十餘度至石碎盡取屑曝乾研細和

醋塗瘡即愈

又傅麥飯石法　麋角（人兩不用者角）白斂（鄉名白加叱草）

白麥飯石如拳大用醋五升先燒石令赤內醋中不限數

醋盡爲度則止取角燒令黑色右三味合擣極細以醶醋和

如泥付之乾則易之餘醋煮之煎令醋調藥塗之後

用醋瀉之亦可日五六易之瘥 膿諸瘍瘡瘭疽[illegible]日用之
消膿甚效
又搗茴香草(鄉名[illegible])取汁飲一升日三四服其滓付腫上此是外
國神方從元嘉末來即用之起死人也 又雄雀矢和醋塗瘡上
又石葦[illegible]一葉葉如柳 微用水調之去[illegible]則效
不可發者去毛後陰乾微炒為末冷酒調服經驗者殊効
又斂瘡內消方 好黃明膠二兩水半升消了入黃丹一兩
再煮三五沸又放溫冷以雞羽掃在瘡口上如未成膿即消
如成膿則用鍼刺其中即膿出便消
又癰疽未有頭使必消神授得効方 用[illegible]
見者以水煎十數沸服之立消 右[illegible]則[illegible]或[illegible]一[illegible]

爲二寸內孔曾出膿信然 又服蠡實一枚日再也

又服茨子一枚當然 實又大孔和麵付之[illegible]醋而出

皮發癰有膿令潰方 雞子二七枚燒末服之即潰

又 取經故綿燒末和臘月猪脂付之即潰不須針灸

又癰潰有惡肉者 薔薇根皮爲末 不灭 常用石灰右一物

等分末取汁煎如膏貼帛上付之去惡肉然後貼生

肌藥 吐 熟去黑子以[illegible]過十日後 [illegible]肉也

生肌膏人參辛不能合大膏肌肉[illegible]貼[illegible]得方帖

治故帛上貼之

又 菊[illegible] 蠶 [illegible]醋和塗上乾即易之

乳癰 妬乳 [illegible]汁不[illegible]名妬乳[illegible]

九三

又熟擣大溫布裹熨之冷更易甚驗凡衆瘡不

老用此則差

治發背 草決明 決明倉名狗草故名草決明亦名決明生鋪日也 生用一升擣碎甘草一

兩亦碎以水三升煮取一升分二服大抵血滯則生

瘡肝爲宿血之藏而決明和肝氣不損元氣也

治癰無頭用百合根 犬伊乃里根 細研貼瘡口則穴

腸癰方 惡傷物令人不 可注汁付迴蘇

治肺癰吐膿血方用薏苡人三合擣碎以水二大盞煎取一大盞去滓分溫二服

治肺癰得吐後此宜服排膿散黃芪二兩擣爲細散每服二錢水一中盞

煎至六分溫服日三四 又肺癰喘故氣急不得臥用甜葶藶二兩

紙隔炒令赤色擣爲散每服二錢水一中盞煎至六分不計時溫服

十四 十五

凍瘡

雉頭腦塗之良 又落蘇根并葉濃煎漬之 落蘇音 加子根 又猪脂塗之

惡瘡

理多年惡瘡用馬齒莧 音 金非陵 葉搗付不過三兩遍馬

齒莧主三十六種風結瘡以一釜煮馬齒莧澄清納蠟

三兩重煎成膏付瘡上亦用服之

瀑瘡白禿以馬齒膏和灰塗之 [illegible] 灰付良

惡瘡搗牛膝付之良 [illegible] 并葉付之良

惡瘡遍身取水中浮萍 魚食只草 葉浮水上 濃煮汁浴半日

良劾 又[illegible]湯浸洗後溫覆發汗明差 良亦可

理惡瘡氣理風[illegible] 搗[illegible]薄之[illegible]

又惡瘡久年不差桑螵蛸灰一條研細和猪脂傅之
又方埋忌大瘡搗蓮鄉名解水如泥付之頻頻冬熱乾即更付
小兒頭瘡細末黃蘗末皮鄉名同令水和塗之
小兒頭面身體熱瘡乳頭瘡一團如彈丸大雞子黃煎黃者文敷之
右二物和苦蘵鈍子內炭火熬初甚乾少頃盡焦迸
有瘡出蟲取置瓷器中以汁塗瘡上即出苦蘵鄉名
粉粉之患傅伍方云生子在褥中有熱瘡
號不乳不睡一作茱萸效用此不差
又方粳米飯任塊伊許燒令黑油和塗之甚效
又用上項藥方中白麥飯石法塗之理熱瘡神效
太小兒卒得惡瘡人不識者燒竹葉用雞子中和黃

塗之良竹皮亦可

又熱瘡發煩用東壁乾土細篩貼之生瘡則更加付之至

猥郎美東壁乾土日□ 陽氣所先見□也

漆瘡

漆瘡濃煎漆姑 鄕名漆矣音只 洗之甚效 又用鐵衣漉洗之良

又擣薤 鄕名解菜 付之 又用乳草 鄕名亦同 葉一斤煮 若減半洗

湯火瘡

湯火瘡取桃白皮細切與臘月猪脂同煎去滓塗之立效

老無過此藥并療灸瘡

又湯火瘡初起慎勿著冷水熱氣被冷水逼入筋骨

也初著無藥時用溫水和灰付之又用□□□□□

十八

合熱貼之 又用芭蕉油付之 又取大景天和鹽搗付

草擣付之 又以鍛鐵家末付之 又取火炒爛擣

細擣胡麻若子如泥付之立瘥

丹毒瘾疹方 丹毒鄕名以其類甚多 瘾疹鄕名置等只

卒得風瘾疹癢搔之生瘡 汁出先痒後痛方

燒石令赤以投小水中 內鹽數合及熱以洗

又百方不差取蜀椒 俗云川椒 擣 用醋煎熟和塗

白礬 溫石 藜蘆著付 冷 冷復易之

凡丹毒單方用生地黃大豆葉 並 水中 蒸傅

藜蘆 並等分 皆可擣付之

又方煮蒴藋 並湯 以小酒和而浴之最妙

卅九

卅十

小兒骨火丹亦瘡見骨者小蒜月老厚封之差是謂者

是小兒尿竈丹初從兩脚起及陰間走入陰頭

皆赤色以水三升桑皮切二升煮取汁浴之良

瘑瘡風瘙煮苦葉藜蘆浴之良

代指瘡 其狀先腫焮熱痛色不黯緣爪甲邊結膿劇者爪甲皆脫

代指瘡 羽菖當和猪脂又灸蘿代指差驗

又地榆莖葉湯洗漬 又甘草湯浸洗 瘭疽

瘭疽者肉中忽生點子如豆粒小者如黍粟劇者如梅

李或赤或黑青白不定其狀有根不浮痛之應心根深至

肌經久便四面悉腫皰黯黑色能爛壞筋骨毒氣入藏殺人

南人得之則斬[illegible]

十七

烏猪稍細又燒鐵烙之令焦如炭或灸百壯或飮葵根汁或
飮藍青汁或飮黃龍湯等去其毒黃龍湯浸
去滓更綿濾用
狸卒得瘭疽一名爛瘡方 用牛糞燒作灰細研油調塗
之又狸瘭疽者手足累如赤豆剖之汁出急療方用苦苣
菁子二兩炒熟擣爲細以猪脂和傅其上
又手指忽腫痛者名代指用水和黃泥裹之厚一寸許內塘灰煨之令燥視皮 口乍
附骨疽俗云骨無伊 附骨疽者著大節解中及髀胻中初發
根之應骨痛經日便皮肉漸急洪腫如肥狀是小兒纔近
手便啼呼大人小兒四肢皆熱乍寒乍熱小便赤黃大
便秘澁外用針灸內用下藥宜檢大方中附骨疽又不差

中十三

瘥後復發骨從瘡口出用猪膽和楸葉擣封之

蠐齊瘡瘡 蠐瘡用鶴虱草幷莖葉花細剉油煎塗

又用蕳茹鳥得夫得生末覇和微溫塗之袖効油和亦得不近

陰處 埋蠐瘡用鹽炒塗之 又蠶矢和小童小便煎塗之

又取楮皮白汁塗之 又蠐瘺瘡用猪蒜珍辛竹細切擣

爛傅之 鯉鯛瘡等猪脂合看先傅瘡上其虫皆出用

鶴虱乾漆蕪荑等殺虫藥貼之

鯉鯛瘡等一切無名瘡 頭髮若干灰真油熳火煎之髮銷

爲度取黃蘗皮細末松脂細研桃人細研馬兜鈴細末各等分和

上件油熳火更煎如膠貼之妙

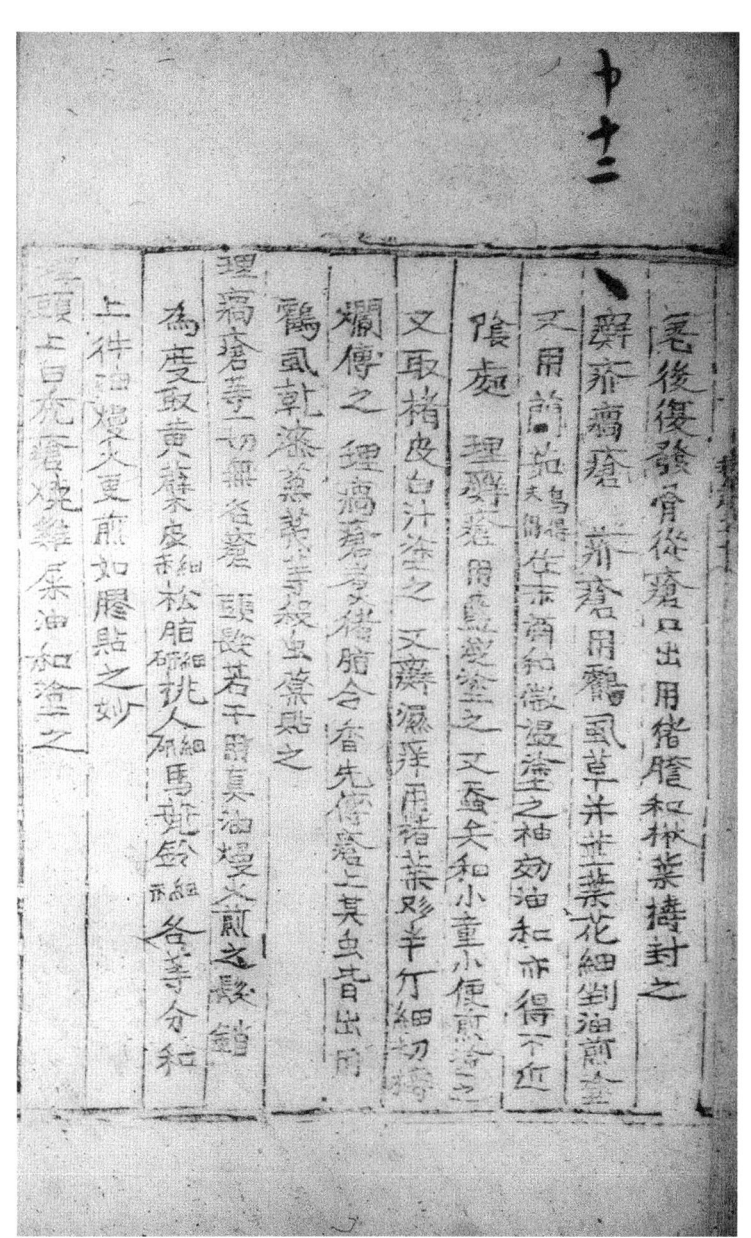

又頭上白禿瘡燒韓屎油和塗之

十七三

箭鏃及竹木籤刺

矢鏃不出 白斂犬伊刀叱草 半夏已出上洗去滑 右等分爲末酒服方寸匕

一日三至三十日出也

理箭鏃入腹不出方 用小豆煮令熟取汁一升和酒加入服之

理中毒箭方 用生地黃根汁煎爲膏 每服半匙熱水調下

理金瘡木毒及竹木大刺疼痛不出 每用糯米三升去殼揀令

於端午前四十九日納瓷盆中冷水浸之日二度換水輕淘

勿令攪 至端午日輕洗擽水取出陰乾百日盛生絹袋掛

通風處臨時量所用炒令焦黑色細末以冷水調如膏

貼之外用絹帛包定若金瘡誤犯生水作膿洪腫急以

膏貼四畔一食久膿瘀已消更不作膿瘡合投茅不如若瘡

七十四

腫毒腫初發時貼之亦便消矣　咽喉腫痛當出膿

治又大癰腫並貼腫下 其膏若乾當令濕更塗之

骨鯁 凡魚骨肉中不出者 牛膝根莖擣之即出 猪上食只合所

出也　又法 鹿角末水和傅之即出 又若不過一宿

痔痢腸風 并脫肛

黄寧神方 熊膽一枚研 麝香一字 則錢四分也 右二

味和勻 以水調一服 忌猪雞魚肉 又用少許塗之妙

蠡痔方 用蒼耳莖葉為末 每服二錢 為末 以米

暖亭子上安一大盆 前飯後 下一錢

又方 灸長強穴一百壯 神不老 胛在者

又 痔瘡風 乾漆等 坑中火燒 坑上開小孔坐其

上令煙薰穀道

又下部卒痛如鳥啄 用大小豆十合擣內兩囊中蒸

之令熱更坐之卽差

又五痔大蒼七月七日取槐實擣取汁銅器中盛煎

令可丸大如鼠矢內竅中三易乃愈

又腸風下血及腸痔下血等方地榆(苦菜)當歸白芍藥

右三味等分爲末每服二錢以水一盞煎至七分去滓

溫服神良 又方黃蓍(甘板麻 五兩)枳殼(只沙里皮 四兩)湯

浸去穰(麩炒)麸炒黃(熟只)右二味擣羅爲散用沸湯

點入盞小許日頻服

理遠年日近腸風下血立效方烽金月用枳殼(出土)炒

痔爲末妙令置地以塊覆之待冷出大毒莽麻莢 鄕也有二石寺居

右一劑入金屑末五錢羊脛炭末三錢和均分羊用濃

米汁一中盞調下空心併服盡五更初一服如人行三五

里再進當日見效忌油膩毒物

理脈痔下部如蟲囓以猬皮燒灰烏猪痔末生油和付佳

理腸痔大便常血下部痒痛如蟲咬者掘地作坑燒令赤

以淸酒沃中擣茱萸 吳茱 三升內中乘熱板開小孔以下部

搨上冷乃止不過三四即差

理痔頭出或痛不可忍 用枳實於塘灰中煨熱微熨

盡五枚立定發則熨之

理脫肛用枳實石磨令滑鑽着柄蜜塗炙令煖更

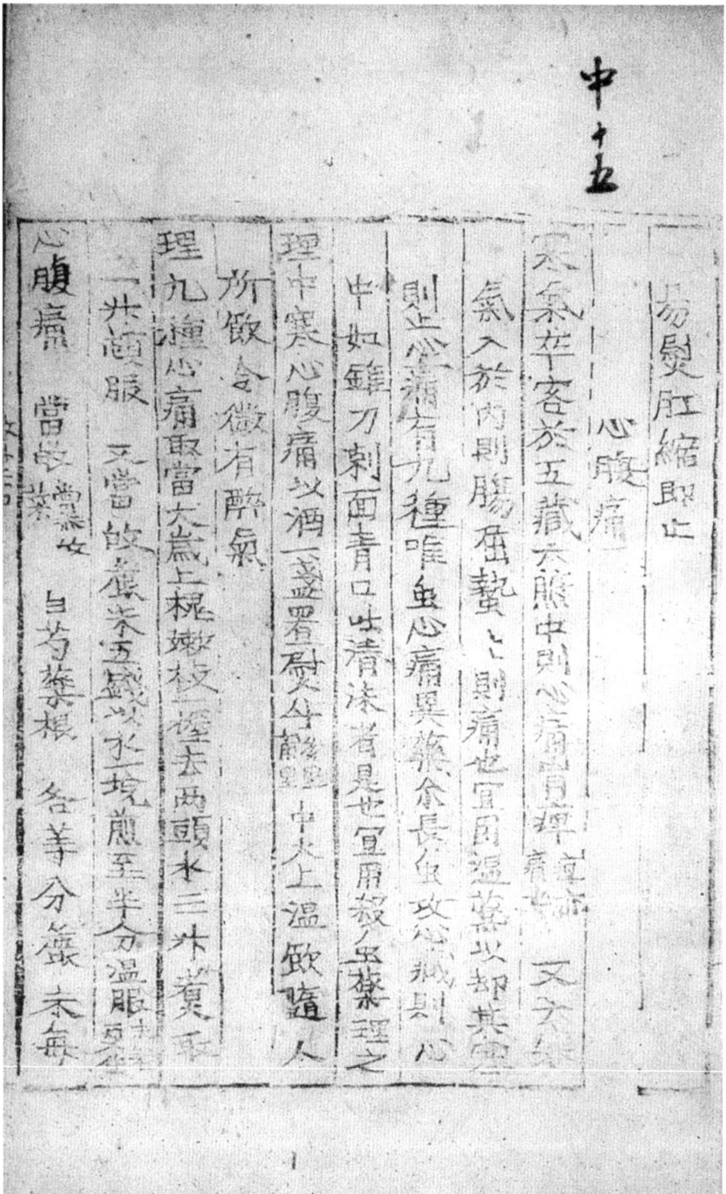

中十五

湯熨肛縮即止

心腹痛

夫氣卒客於五藏六腑中則心痛背痺宜灸 又六氣

氣入於內則腸蟲動動則痛也宜用溫藥以却其寒

則止心痛有九種唯蟲心痛異於餘長蟲攻心臟則心

中如錐刀刺面青口吐清沫者是也宜用殺蟲藥理之

理中寒心腹痛以酒一盞置熨斗中火上溫飲隨人

所飲令微有醉氣

理九種心痛取當年歲上桃嫩枝一握去兩頭水三升煮取

一升頓服 又當歸末五錢以水一盞煎至半分溫服

心腹痛 當歸 白芍藥根 各等分爲末每

中十八

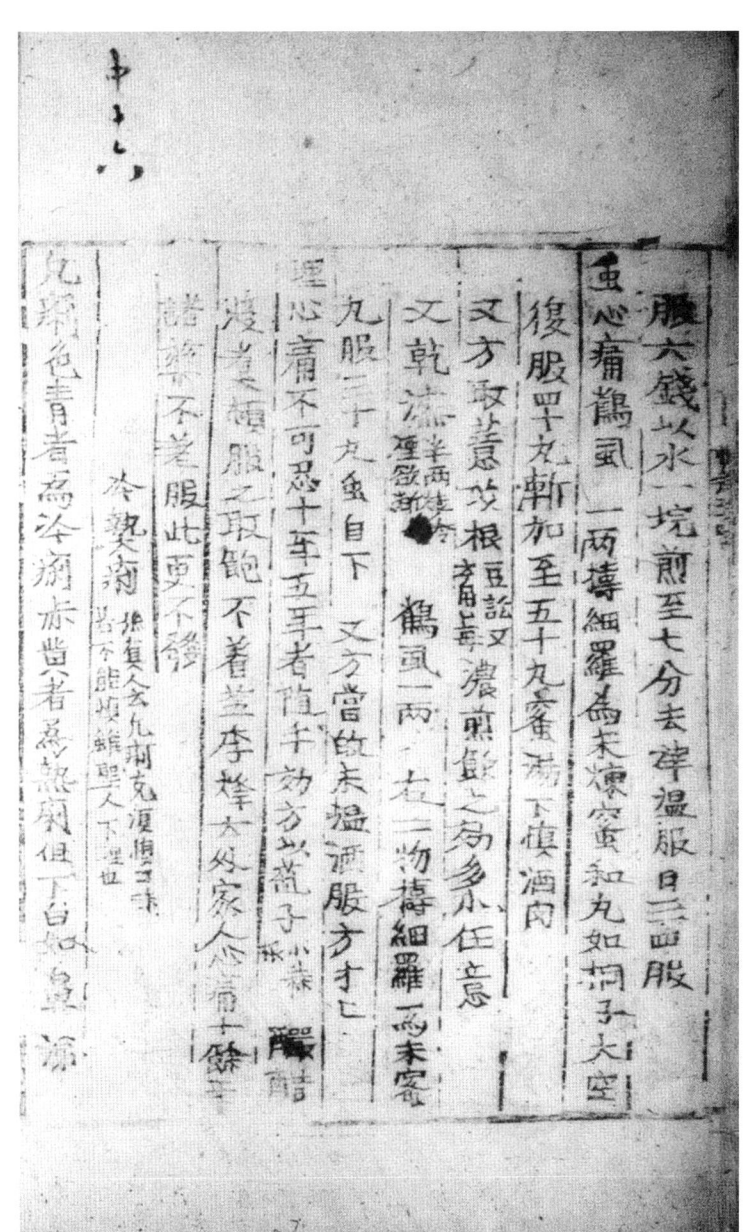

服六錢以水一埦煎至七分去滓温服日三四服
虫心痛鶴虱 一兩擣細羅為末煉蜜和丸如梧子大空
腹服四十丸漸加至五十丸蜜湯下愼酒肉
又方取薏苡根 豆訟又者甫乎 濃煎飲之為多尔任意
又乾漆 辛溫有毒熬令煙盡 鶴虱一兩 右二物擣細羅為末蜜
丸服二十丸虫自下 又方當歸末温酒服方寸匕
理心痛不可忍十年五年者隨手効方以蒜子 小蒜 醶醋
煖者頓服之取飽不著鹽李絳太外家人心痛十餘年
諸藥不差服此更不發
冷熱痢 張真人云凡痢見須傾之赤若不能吸蜈聖人不理也
凡痢色青者為冷痢赤黃者為熱痢但下白如鼻涕

而脹被痛氣塞難下者爲氣痢是 [illegible]

以氣痢藥理之理吐痢經驗 [illegible]

治冷痢洞泄 只乾柿子十餘枚 去核擘破 以蠟油煎令香

熟喫之 小兒尤佳 又以車前子 [illegible] 合搗細末 服

糯米粉作粥 入車前子末五錢 [illegible] 相和服 日三 効

又 治冷痢腹痛 用生薑 細切如 [illegible] 同煎

服之 不差更作 又麴末半升炒令香 爲末 服五錢

以淳酒一盞 同煎取三沸 溫服

又 治冷熱痢 置鷄子於火上 炙令黃熟 以鷄卵 [illegible]

如煎餅狀 炒熟 [illegible]

治熱痢 永穀 [illegible] 黃 阿膠二兩 [illegible] 黃蘗皮一

兩山梔子三十枚去皮當歸一兩剉右三味麁末以水

一大盞煎至七分去滓入阿膠令消溫服

又地榆出上藥服一錢以水一大盞煎至六分去滓溫服

冷熱血痢兼用此神驗

凡痢下血先見血後見便此爲遠血先見便後見血此爲

近血宜服赤小豆散赤小豆三升炒令熟當歸三兩右

二味搗篩爲散服方寸匕日三溫漿粥下

又亂髮如雞子大燒灰水和服不過二

氣痢下白膿日夜數十行全不能食　大蒜去皮

擣絞取汁以清漿更極細末蒜汁和作餅爲丸如

大溫薄粥飲下三十丸或至四五十丸空腹三四服效

十七

十八七

理痔瘺瘡白一握生擣如泥以粳米粉與清蜜相和捍
作餅灸令熱熨之不過三四服差

大便不通

用大戟末半錢溫水調服有頃下澤瀉末半錢如上法服下
又鬱李人湯浸去皮尖微炒細擣爲末以溫湯服三錢未下
加服　又方牽牛子俗名朝生花子細末熟茶清調二錢服之
又方蜜三合鹽少許合煎色赤傾寫冷水中作梃長三
寸許四五枚內於下部連入二三梃急揜之待當大便欲
下急然後放之即下

小便不通

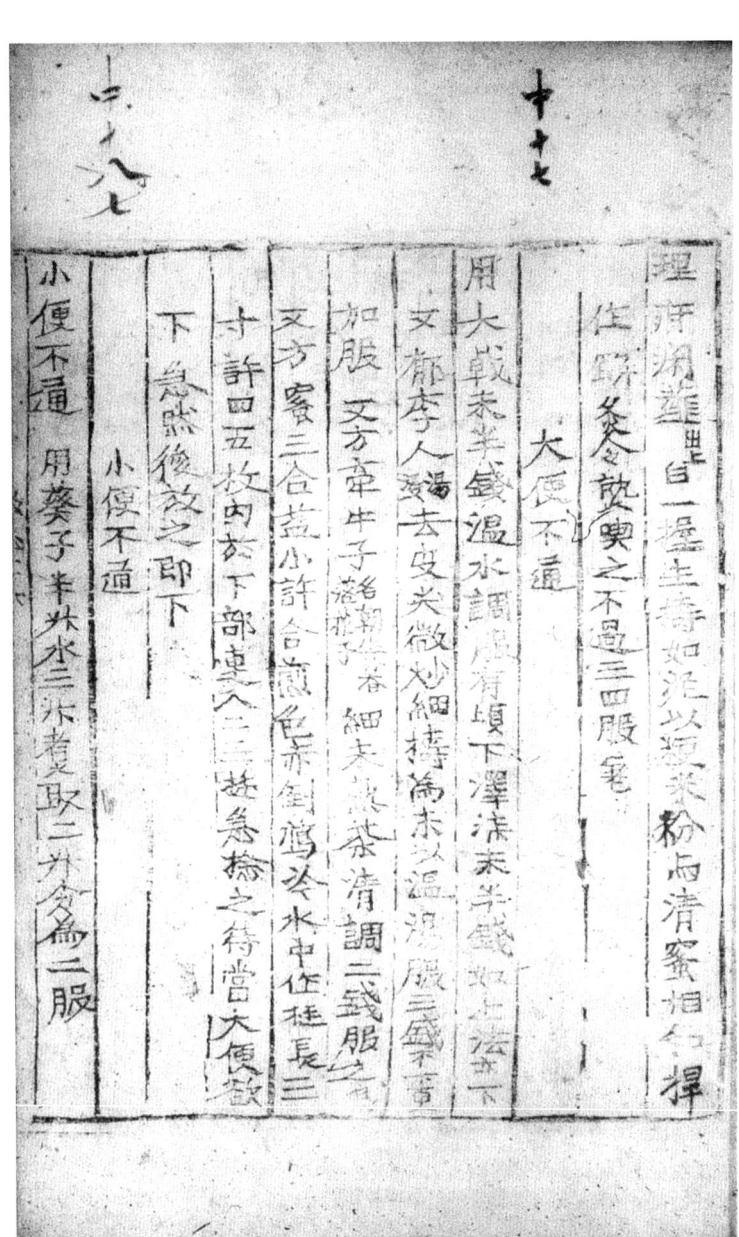

小便不通　用葵子半升水三升煮取二升分爲二服

中十八

又葶藶子熬乃取一合隔紙微炒擣如泥以棗肉和擣為
丸如菉豆大每服十丸不通至十二四丸
又方牽牛子生上細末熱茶清調二錢服
凡大小便不通不可大下大下則氣上衝胸如為重病但以
小腹築微通而已不氣見狀又用藥微微下之是所治
理小便不通臍下如鐵石對臍不易旱蓮生上赤一大鉢
白麵一大錢獨顆蒜一箇以醋磨調煎二味為膏塗紙
上如手掌大臍上貼之立行 白麵 真末
又方用白礬細末置臍中以新汲水滴之冷透即通
小便淋小腹築實熱益甚旦發之冷易之

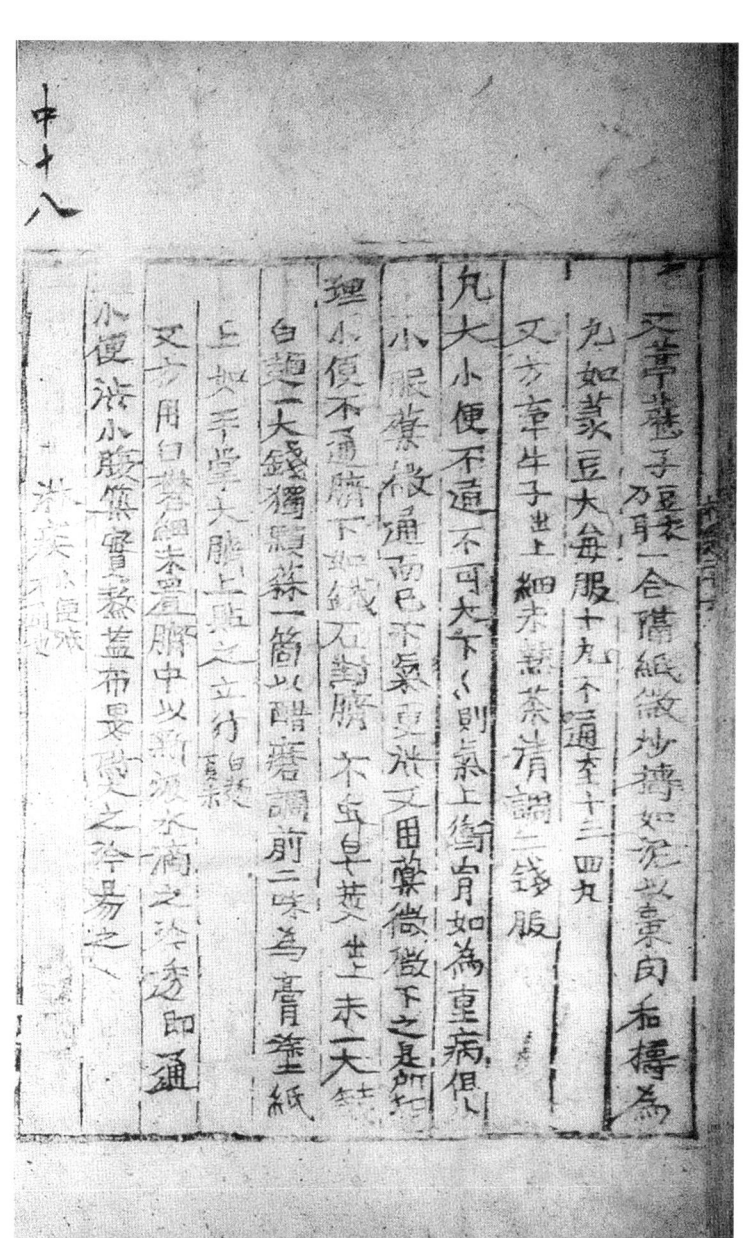

淋疾 小便淋 不通

淋有五種 一者膀胱中痛澁不得卒出者石淋也
二者溺有白汁肥如脂爲膏淋也 又名肉淋
三者溺難澁常有餘瀝爲氣淋也
四者溺留莖中數起不出引小腹痛勞淋也
五者如豆汁或有血結不通者爲血淋
理血淋 麻根 常用麻根十枚 以水五升煮取二升頓服 血止神驗
又血淋石韋散 石韋 去毛 當歸 去土 白芍藥根
蒲黃 各兩 右擣篩爲散 酒服方寸匕 日二 良
理諸淋及小便常不利 陰中痛 日數十起 此皆勞損虛熱
所致 石韋 去毛 滑石 瞿麥 去土 車前子 去土
葵子 各二兩 右五物擣篩 服方寸匕 日三

又方葵子五合茯苓二兩以水五升煮取三升分三服

又方滑石[illegible] 石韋去毛 等分每服二錢以水一小盞煎至

七分去滓溫服

又小兒淋若石淋 取牡牛陰頭毛燒末以醬汁一服一刀圭

[illegible]

又婦人淋丈夫[illegible]痛 陳葵子 冬葵 田更生者 去 一升以水二升煮

取一升再服大驗 又滑石二兩 通草[illegible] 一兩 葵子

一升以水六升煮取一升半分三服經效

又眠中遺溺不自覺 取鷄腸草[illegible] 燒[illegible]錢匕

理淋赤小豆三合熳火炒熟爲末煨葱一莖細剉煖酒調

下二錢匕男子女人血淋氣淋並効

中十九

消渴

消渴得効方取黑豆置牛膽中陰乾百日吞之卽差

又浮萍（[illegible]水面浮[illegible]鄕名[illegible]魚矣食）栝樓根（[illegible]鄕名[illegible]）右二物曬乾搗篩

人乳和丸服二十丸日三得病三五年服亦三五日愈大効

又破古丸煮之多歛[illegible]用水煮 又[illegible]（[illegible]鄕名[illegible]）根煮

[illegible]汁 丙 （[illegible]五升煮取四升隨意飮之良

又多在[illegible]（[illegible]青[illegible]）歠[illegible]數日愈 又人[illegible]三 桑

白皮炙令黃黑剉以水煮之令濃隨意飮之亦可內 粳

米同煮又此[illegible]理[illegible]者差 又煮竹根汁飮之良

[illegible]消渴辛[illegible]大驗非[illegible]令人[illegible]不中以猪脂如雞子許

炙[illegible]取汁服盡此方兼療[illegible]

十七 十廿一

小便下血方

小便出血方 取苦杖根 鄉名[illegible] 一握切以水一大盞煎三四沸去

滓服日三効 又生地黃汁一升生薑汁一合相和頓

服不差更服 又方[illegible]許令合服効 又溫酒服蒲黃[illegible]

一升 往非一時服一升也 一服三四錢日三服至一升也

陰㿗 陰瘡 陰[illegible] [illegible]

理㿗方 灸[illegible] 非核 [illegible]付之亦理婦人陰腫

又[illegible]合黃[illegible]細末酒服如[illegible]丸[illegible]不過三

又竈中黃土雞子黃和塗之[illegible] 又雞子黃和[illegible]

[illegible]子常食[illegible]菜子細末付之良 又陰[illegible]生瘡[illegible]胡麻[illegible]

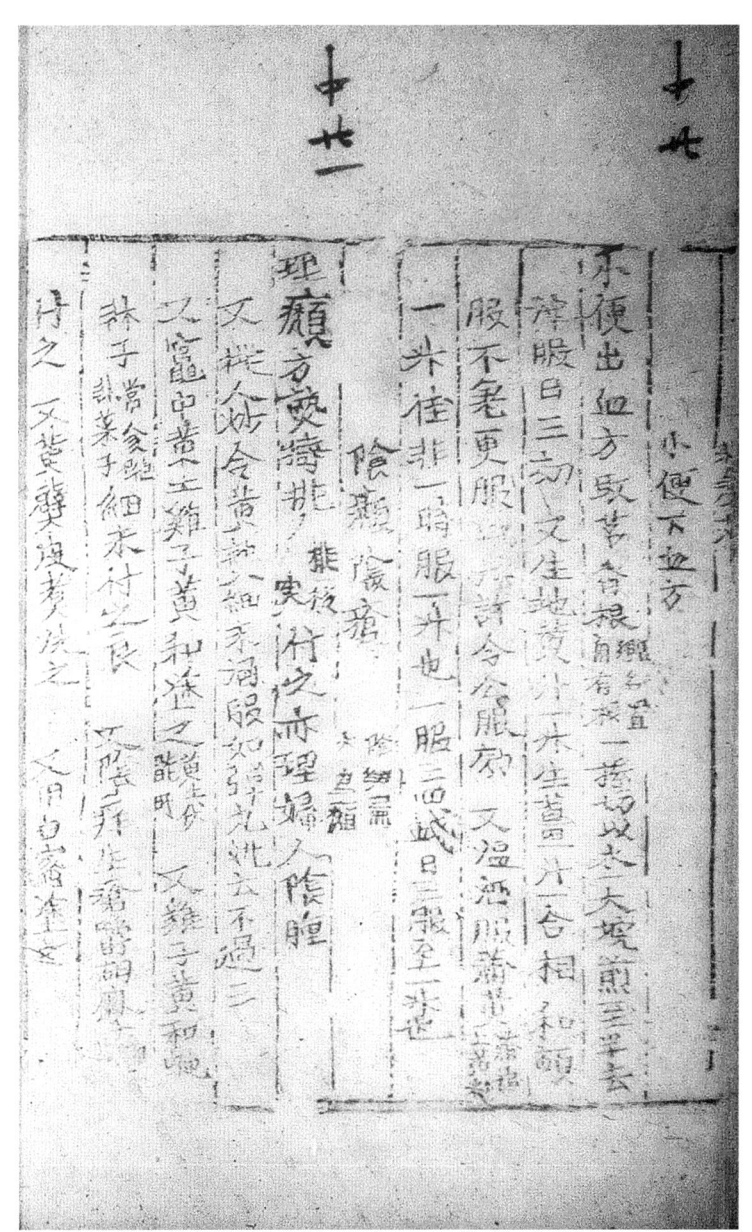

付之 又[illegible]蘇[illegible]之 又用白[illegible]塗之

中 廿二

又猪脂欲盡取蠐螬[鄉名豆]阿非屎細末付上
女子陰瘡杏人燒令黑搗塗之
又若苦痒搔之痛悶取猪肝炙熱內陰中當有蟲出
婦人陰腫堅痛[用枳殼半斤搗研炒令熱用故帛裹熨之]
理陰腫大如斗方蛇牀子[細末][爲末]雞子白和塗之
理陰卒痛如刺大汗出方小蒜一升韭根楊柳根各一斤並
細剉以酒三升煎令沸乘熱氣熏之

鼻衄[鼻中出血]

鼻衄方 蒲黃[鄉名蒲花][二錢]末吹入鼻中即止
又方 山梔子[illegible]不拘多少燒存性[illegible]爲末吹
之搐入鼻中[illegible]有一人鼻衄甚已死入斂血尚未止

偶一道人過門聞其家哭問其由云有藥角之即右
橐中遂出茁蒂末半錢吹入鼻血立止良久拾蒂傳止
方面去 文用冷水噀面即止
又方新大蒜隨左右鼻衄塗掌中良
又取茅花鄉名置伊存無則以根代每服一大把剉以水二碗
煎濃汁一碗分二服宋令衛史樹次中在楚州常苦鼻衄
久之不出或問之于婦四欲垂死方稱視未及建容言
客去道有異人急令搗茅花一大握煎濃汁一碗常橐
中取小紅丸二粒以茅花湯吞下二服即差後人問之云止
即茅花之功余紅丸不合香朱砂丸恐被不信茅花之
功故以此爲驗尓

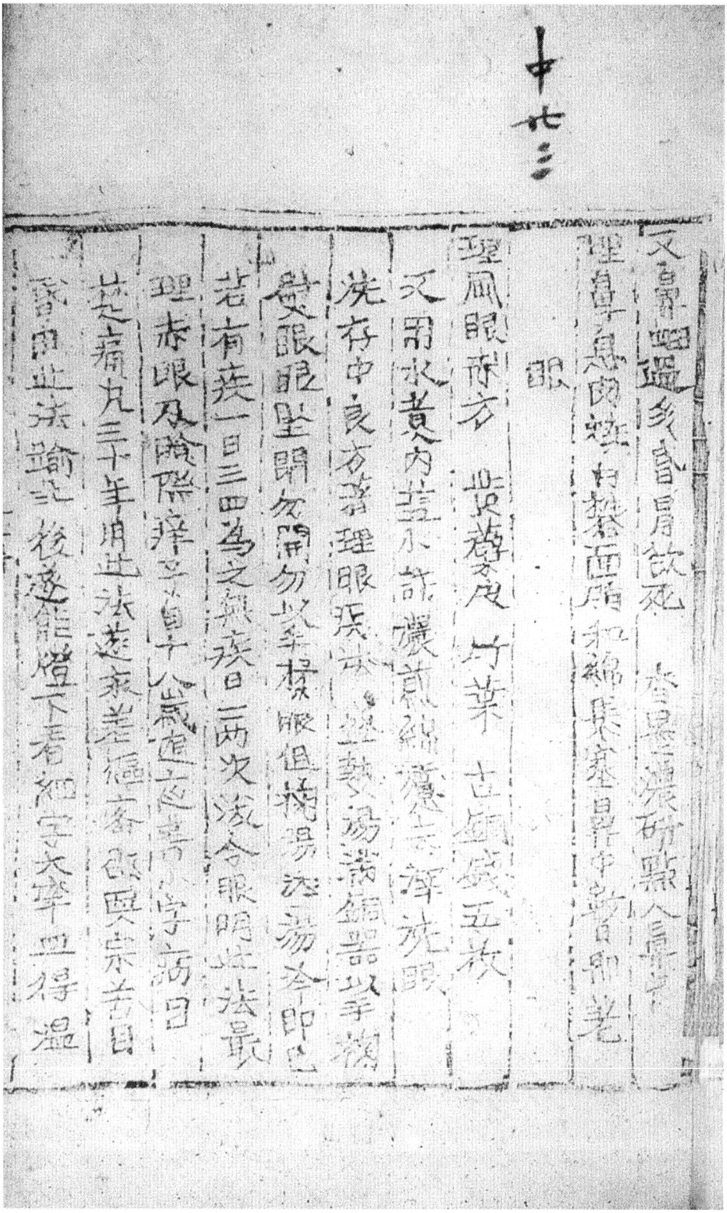

中廿三

又鼻衄過多昏冒欲死 香墨濃研點入鼻中

治鼻中息肉 燒白礬細研 和綿裹塞鼻中 數日即差

眼

治風眼赤方 黃蘗皮 竹葉 古銅錢五枚

又用水煮內瓷小許 濃煎綿濾去滓 洗眼

洗存中良方 著理眼疾法 以熱湯滿銅器 以手掬

熨眼 眼堅閉勿開 勿以手揉眼 但掬湯沃 湯冷即已

若有疾 一日三四為之 無疾日一兩次 沃令眼明 此法最

治赤眼及瞼際痒 予自十八歲 隨宦 字畫日

甚苦 病凡三十年 用此法 遂永差 福公蔡與宗 苦目

昏 用此法 踰久 後遂能燈下看細字 大率無得濕

菜譜曰全要血養若衝風冒冷則沒々極有益
治睛為物所傷損破以牛溺點皆肉上避風黑睛破亦差
治眼赤痛 人有斗許古錢十枚 石臼乳汁於銅器中
磨錢令變色微火煎稀稠即內瓷器中每以銅
筯頭取小許點目眦日三五
治風毒赤眼膧淚痛 黃蘗皮一兩
右二物以水三升煎取一升綿濾去滓待冷點之
治爛眼家中用古錢二百五十文[illegible]苦酒[illegible]煎
三味[illegible]取汁[illegible]合[illegible]點者皆中甚良
治眼青盲積年失明神效[illegible] 使明子[illegible]青子
[illegible]

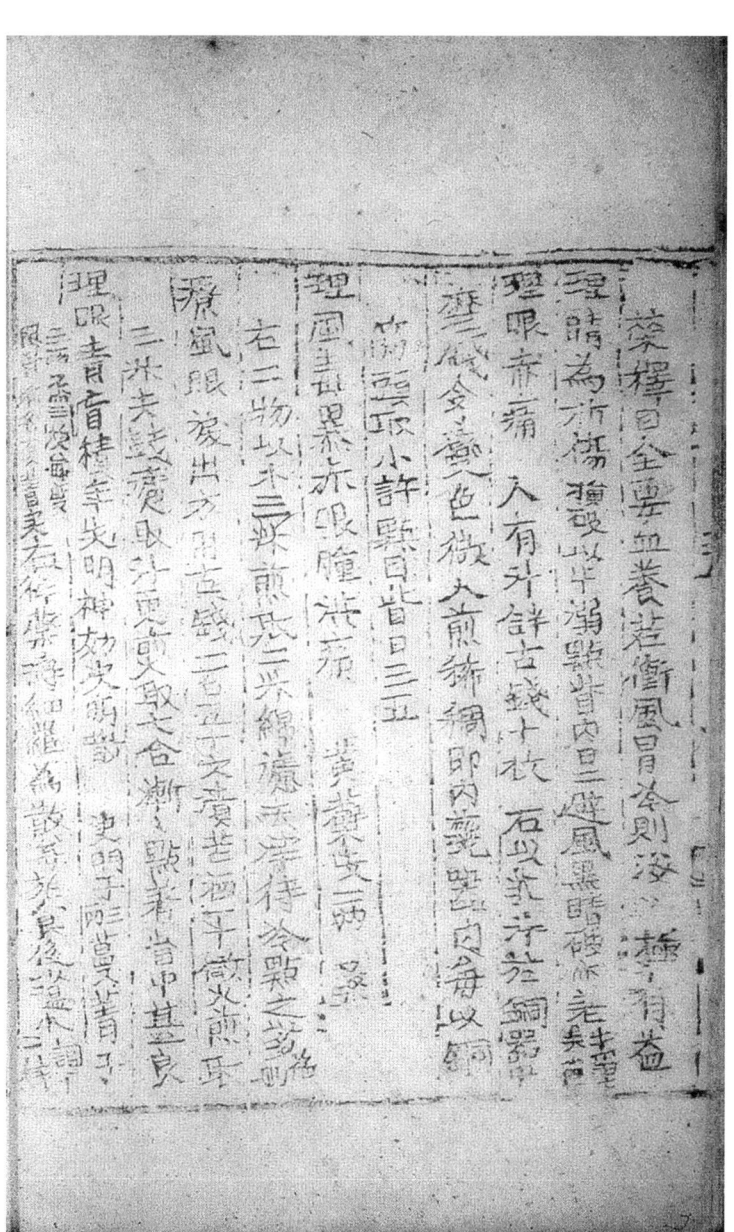

又方取猪膽去皮五枚瀉汁於銅器中慢火煎令可丸如
黍米大內眼中有驗
理眼生赤白翳 以雄雀屎細研人乳汁和研點內眥則
翳自消
理眼睛突出一二寸方 急以冷水灌注目上數十易水須
臾睛當自入平復如故
理眼風赤澁痒方 楓葉不以多少右以水爛煎去滓停冷
洗之不過兩三度差出愼尚書方
理眼忽被撞著睛出眼帶未斷當時納入瞼中但勿驚
觸可四畔摩膏及以生地黃細擣厚傅之無令外風侵
擊若內有惡血以針引之將理差後長服理風熱藥

鎮養五藏不介則熱衝上如眼帶斷則睛損不可理

理眼爲物所傷或肉努方生地膚苗唐帚五兩淨洗控

去水良久擣絞取汁置磁器中以銅筯頭點目中冬月以

乾者取汁點之 又方以杏人爛研人乳汁浸頻頻點

治眯目法眉不開 挼羊膂筋頭內口中更嚼令軟

按之數四便出視眯著筋出則止如未出更捺之以眯出爲

限訖當以清蜜注四眥淹若眯不出數接目眉可開目揩

之無節桑根白皮亦可

又稻芒入目以生蠐螬夫背取新布覆目上將蠐螬於布

上摩之芒即自出著布

又麥芒入目不出煮大麥汁洗注目中良

中廿四

又沙草眯目 用書中白魚人乳汁 憑傷物命令不見元
又麰沙稜以水呑之即出
又草芒沙石等眯眼不出 磨好書墨以新筆塗注目
瞳子上住 又方鹽豉各少小着水中臨視之即出
又方燒甑帶灰和小水飮之即出 又方擣蘘荷心取汁
入目昔即出
理眼內外障 蒼朮四兩以米泔浸七日逐日換泔後去黑
皮細切入鹽一兩同炒色黃去鹽 木賊去節二兩以童
子小便浸一宿水淘過焙黃色爲限右二味同擣羅
爲末每日不以時候但飮食蔬菜調一錢服之甚效

耳一

救急方

耳卒腫苦葽 出土根生者洗刀削一頭令尖可入耳許以綿
脂煎三五沸令則塞於耳中
理耳內痛如刀刺此風毒當蟲所致當用黃芥子細末
醋和作小斤貼耳前脈動處以艾灸其片子上令罨
熱不至大熱傷膚覺痛熱則去片子有頃後點灸
之以痛定為限 又方鹽水乳灌之
理耳時出濃紅綿散 白礬煆成白灰每用一錢入燕脂
一字研令用綿杖子引藥入耳中令到底摻之即乾
理百節蚰蜒 如蠖蠖而長細足出色 入耳 炒麻子布袱盛傾耳枕之
理蜈蚣入耳 灸猪肉掩耳即出
理諸蟲入耳 以桃葉挼汁灌兩耳立出

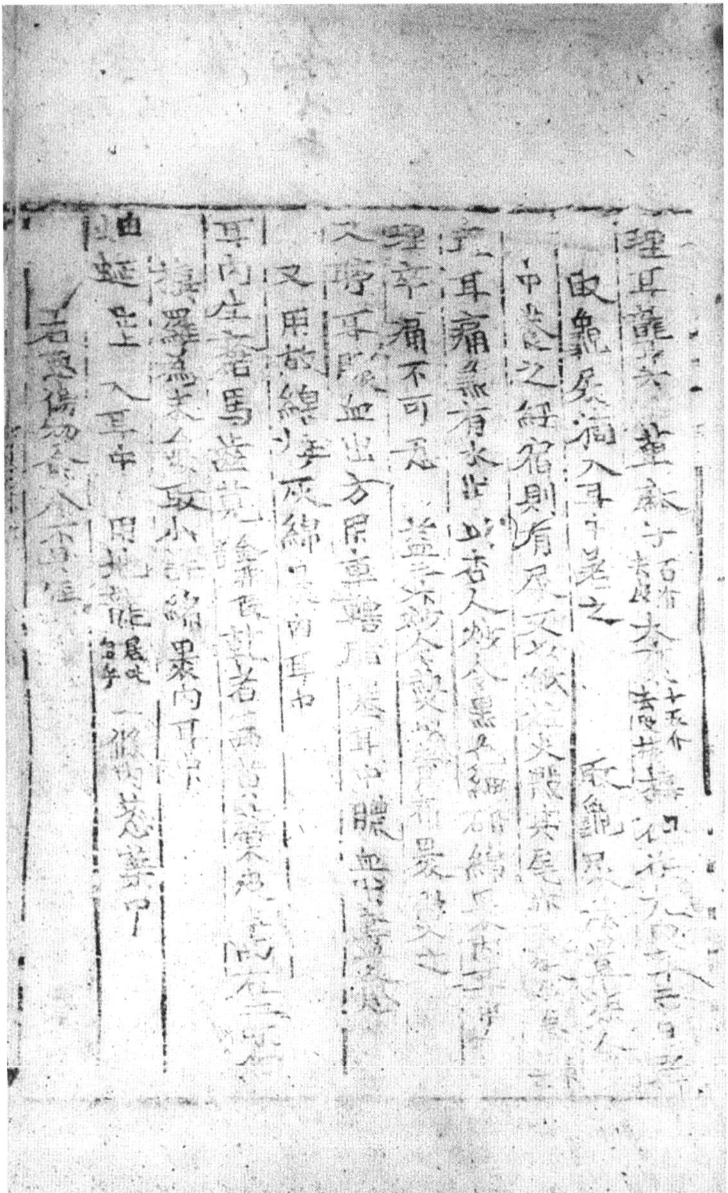

理耳聾方 萆麻子 大棗

取龜尿滴入耳中差之

巾蔭之經宿則有尿

耳痛 有水出 以杏人炒令黑

理卒痛不可忍

又聤耳膿血出方

又用故綿燒作灰綿 內耳中

耳內生瘡 馬齒莧

羅爲末 取少許 綿裹內耳中

蚰蜒入耳中 蔥葉中

若蟲傷

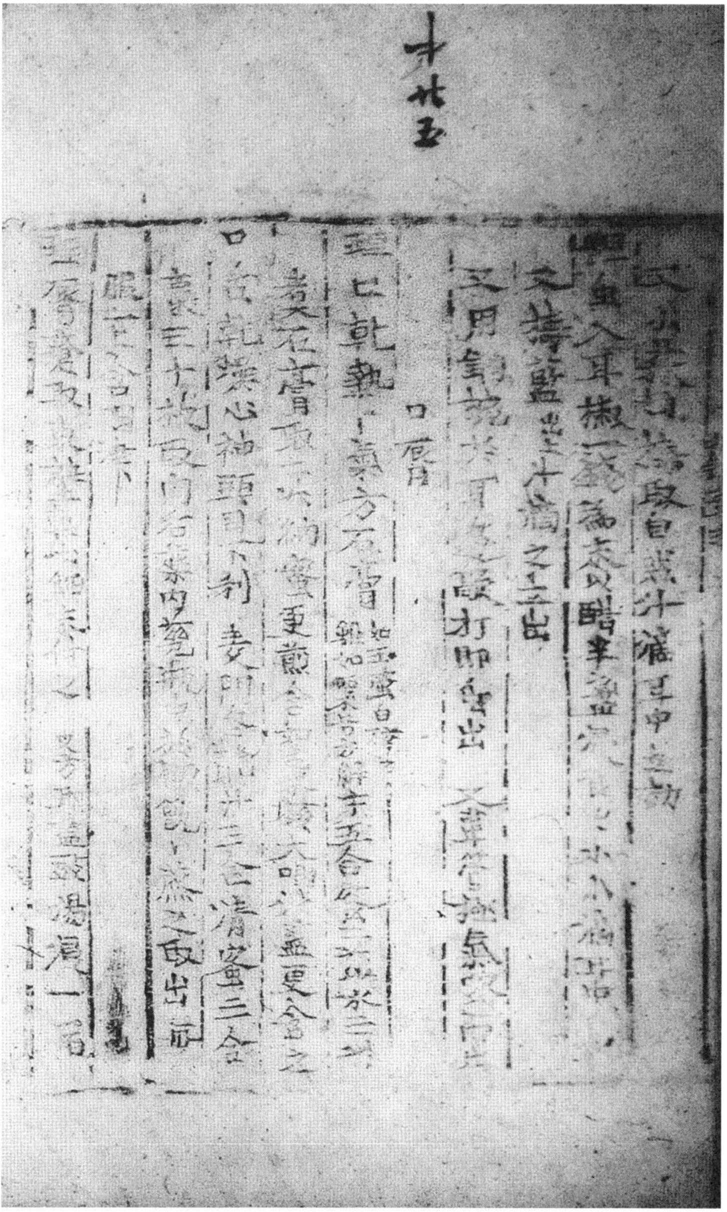

下 一

爛研塗之 又方取大麻子燒灰細研用井華水調塗之

理唇緊面腫 用馬齒莧汁塗之立差

又方燒羌蜆皮 惡瘡命今不見注

又理緊唇骨亦云瀋脣 脣骨吻瘡也 用松脂鎔入小油令數貼之

鄉藥救急方下卷

婦人雜方

理婦人子死腹中不出 取牛屎塗腹上立出

又方伏龍肝和温水服與兒頭上當戴土出神効

又胞衣音鵲不出 取草麻子阿叱加伊實 擣付足心立出出後急洗

產後腸隨出若腸出則塗頂上則腸入

又温水服伏龍肝三錢即出 又兔頭燒末水調服甚効

産後惡血不止或腹中塊痛等諸疾立効方 乾地黃

芎藭 芎芎草 白芍藥 當歸 右各等分爲末

每服四錢以水一盞煎至七分去滓温服不拘時候神効

理婦人五七月因事築磕着胎或子死腹中惡露下疼痛不

已口噤欲絶用此藥探之若不損則痛止子母具安若胎損

則便下此藥催生神妙 當歸六兩 芎藭四兩

右爲末每用三錢以水一小盞煎令泡欲乾時投酒大盞止一沸

去滓温服若口噤開口灌之如人行五七里再進不過三服便生

産後中風口噤牙關緊急手足瘈瘲 瘈瘲急不定也 荊芥穗 逢

右味輕焙過一兩細末每服二錢温酒調下此藥有奇効

神聖之功大抵産後産血虛風易作然不可衣被帳褥太煖

大驚則勝理開張於中風便昏冒有一婦人産後甚難
一夫昏悶內更生恐懼父必醒則昏昏如醉不省人事甚驚
驚惶有人用此藥服之作以交加散初云服之必睡七寸
少以右手撫頭覓必醒矣果如其言
交加散 理婦人榮衛不通經日不調腹中撮痛氣多血少
結聚為瘕或産後中風方 生地黃三兩研取汁 生薑五兩研取汁
右交互用汁浸一夕 謂薑汁浸地黃 地黃汁浸生薑 各炒黃汁盡為限末之
尋常腹痛酒調下三錢産後右不可闕
理産後出血太多煩渴方 蒲黃末 水上二錢水調服若渴
燥甚新汲水
婦人産後有三種疾鬱冒則多汗 汗則大便秘 産家之小苦 大便燥

救難法用雞隹麻子(小字)蘇(小字)粥尤佳且療患蠶毒之
麻子 蘇子 各 淨洗研極細用水再研取汁 分二度煮粥啜之
之此粥不唯產後可服老人藏腑秘常服之下氣尤妙
理婦人藏燥悲傷欲哭數欠無故悲泣不止言 甘草二兩炒
小麥一升 大棗十個 右㕮咀細切以水六升煮取三升去滓
溫分三服亦補脾氣
姙娠下血名曰漏胞胞乾便死 生地黃汁一升清酒五合煮
沸絞去滓服之無時能多服佳
婦人產難三日不出取兔頭燒作屑末服極效
又理產 取蟑殼二枚為末三指撮溫酒服 蟑蛇也
又方取犬食毛二七莖燒以豬膏丸如豆吞之兒出手持丸尤神驗

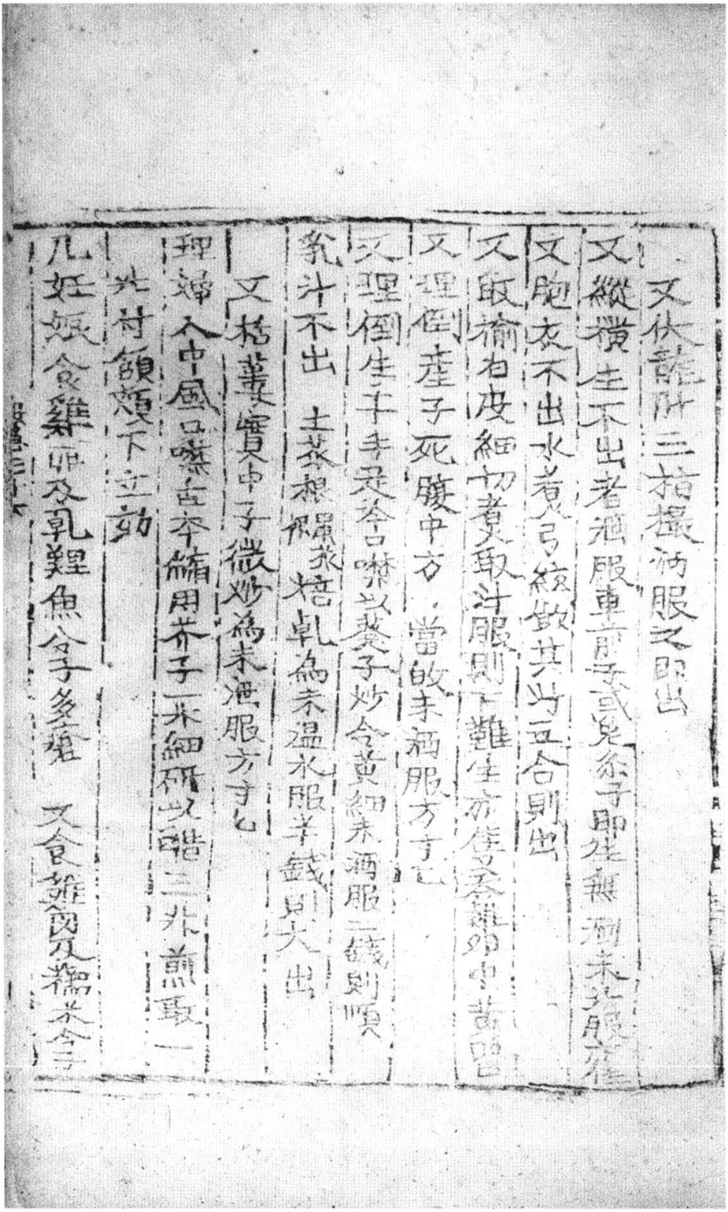

又伏龍肝三指撮酒服之卽出
又縱橫生不出者酒服車前子或兎絲子卽生 無 洞末丸服方寸
又胞衣不出水煮弓絃飮其汁五合則出
又取榆白皮細切煮取汁服則下雖生亦佳又吞雞卵中黃三
又理倒産子死腹中方 當歸末酒服方寸匕
又理倒生手足不出含口嚥以葵子炒令黃細末酒服二錢則順
乳汁不出 土苽根 鼠苽根 焙乾爲末溫水服半錢則大出
又栝蔞實中子微炒爲末酒服方寸匕
理婦人中風口噤舌本縮用芥子一升細研以醋三升煎取一
升付頷頰下立効
凡妊娠食雞肉及乾鯉魚令子多瘡 又食雞肉及糯米令子

下二

多白禿 又食雀肉幷豆醬 令子滿面多
又食兔肉犬肉 令子無音聲 或缺脣 又食雞子幷鯉魚 令子多瘡
又食雀肉飮酒 令子淫情亂 不畏羞恥 又食羊肝 令子多厄
又食鼈 令子項短 又食鴨子幷肉 令子無音聲
勿向非常之處大小便 必半產殺人

小兒方 凡小兒血肉柔脆 易致疾病 而其變 九條甚多 宜詳草方 不可具載 今略記易得行者

小兒胎寒 多患夜啼 或晝夜不止 因此成癎 癎 當歸末小
如豆許大 以乳汁和灌口中 令咽之 日夜三四服 即差
小兒卒驚 似有痛處而不知疾狀 取雄雞冠血 臨兒口上滴 少許 即差
小兒時氣天行病治法 取桃葉七兩 細剉 以水五升 煮十沸 去滓 浴兒 令
避風 汗出 差

小兒豌豆瘡欲發及已發而陷伏者宜速治不然毒入腹
不可理以猪血臘月取乾盛掛風中令乾右取半棗許酒
碌豆湯又羊糞火同研温酒調下即差痘瘡不可食雞
卵鴨卵時青瞳子如蛆色甚驗如神
小兒臍中生瘡燒亂帶和猪膏付
小兒瘙瘡東壁土乾末厚付之以上燕爲陳良以日光初出照壁處也
小兒急黄面皮肉皆黄 生栝蔞根擣取汁二合入蜜一大
匙二味攪令相和分再服
小兒臍瘡久不差當故末貼之
小兒黄病百合根蒸過蜜和食之
小兒癥瘕 細末京三稜紙裹煨次 置羹粥中給乳母 食之母

一日又取桑木和乳爲小兒喫良

眈肚不縮用生韭一斤細切酥挫炒熟分兩以軟帛裹熨之冷則易以差

理小兒卒死方燒猪糞解水取汁服 又苦參醋煮灌口內即活

又煎豉湯令熱飼灌口入腹即活 又熱湯和灰厚擁身上即[illegible]

理小兒重舌黃丹末如豆大着舌下止

小兒舌上生白胞如粟 用苦參兩分刺以綿拭去白膏 洗之日三

點冬月用桑木白皮煮汁洗之拭之勿令痛

小兒卒咳嗽用好梨一顆刺作五十孔每孔入真椒一粒以麪裹

煨作餠裹梨外用濕紙裹兩重煨於塘灰中令熟去[illegible]

冷去椒令兒喫之良

小兒痢取榆子擣絞汁服之良

下三

下四

小兒食酸上 [illegible] 細嚼 [illegible] 肉解之 [illegible]

小兒誤呑諸物

小兒誤呑錢 取薤 鄕名 [illegible] 菜 曝令萎 煮使熟 勿切 食一大束 錢則隨出

誤呑釘及箭鏃針錢鐵等物 多食羊脂肉諸般肥肉等 自然之必出

誤呑珠璫鐵而鯁者 燒弩銅 [illegible] 令赤 [illegible] 立効

又取蜜二升服之立効

右件誤呑針鏃鐵物等者 取羊脛炭 [illegible] 多服之 當 [illegible] 出 [illegible]

水腫

治水氣遍身浮腫小便澁方 葶藶子 鄕名 [illegible] 二兩炒令香 大棗 [illegible]

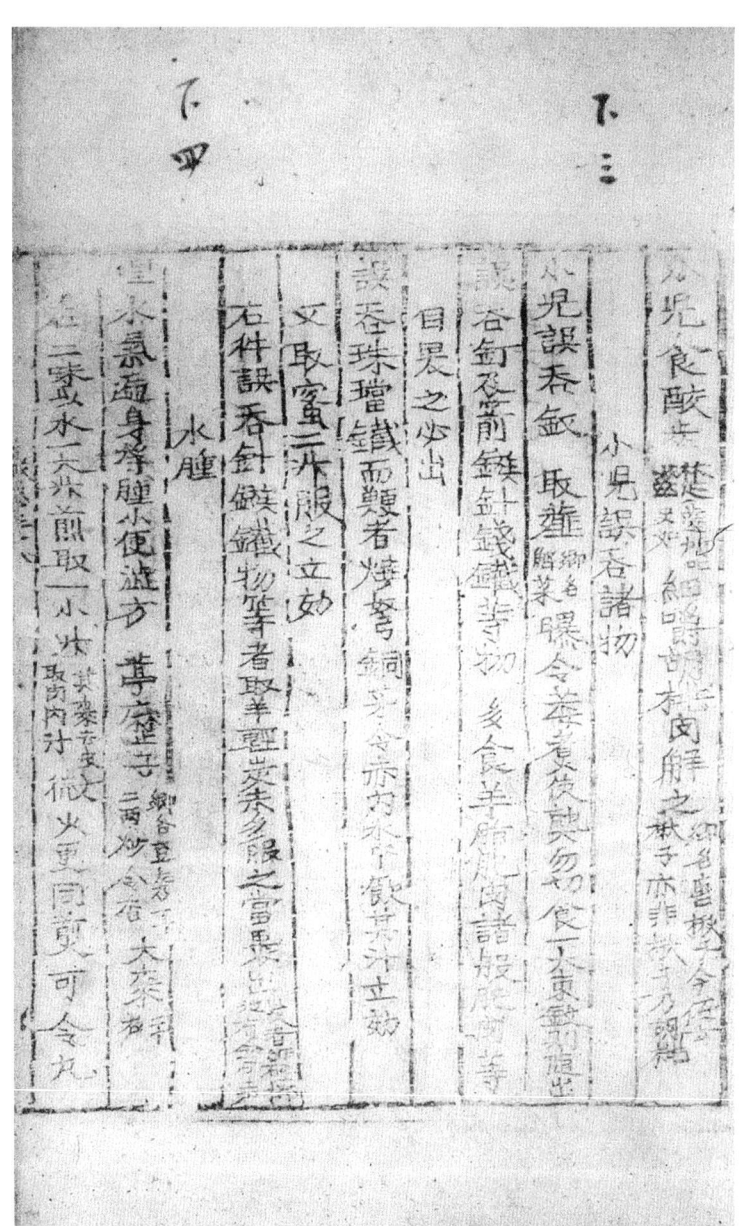

右二味 以水一大升 煎取一小升 [illegible] 可令丸

下五

□候丸如梧桐子大飮下十丸　又服黑牛尿效差止

一切暴水腫方　大麻子鄕名与乙叱　一大升熬爆一声便搗小豆子小

便三升良久分爲二服　諸所穢忌甚是以盃承之度又兩

是中掐髮有声早中纏髮一身水腫自此差此方出於

唐書廣堂傳忽有神人傳　又方章牛子細末熟湯

服方寸匕差則止　又方商陸根生者細切如糸麻小豆粒

右同煮豆爛後更爛研交爲服之商陸鄕名者里宮根　右商陸豆煮微

痢不至損氣凡水腫新差後連仁不絶以滌去根□常人

小便秘澁服之尤佳

中風

中風口眼喎斜　搗括蔞絞取汁和大麥麪鄕名包衣搜作餅

灸令熱徹之正則止勿令大過 治葉 鄕名 天衣
理中風口噤不知人 朮 鄕名沙邑朮 四兩 酒三升 右煮取一升 頓服
理中風大便秘澁 威靈仙 鄕名狗尾草 一名能消 右細末 ……丸 ……
頭溫酒下六十丸 兼理脚氣不能行 故唐商州有人患……
不能履地 經十年 買之道傍以求治 遇一新羅僧 見之 ……
疾一藥可療 但不知此土有否 因爲入山求之 果得乃威
仙也 使服之 數日能步履 出……
理人虛肥積年氣上如水病面腫脚不腫方 楮葉 鄕名…… 八兩
水一斗 煮取六升 去滓 納米煮粥 喫 ……
理白虎風腫痛 芸苔子 釅醋 和 蔥白 切米 同煮一二沸 瘡 出
炙暴熱 ……上 冷易熱者 差則止 神效 白虎風者 以其疼

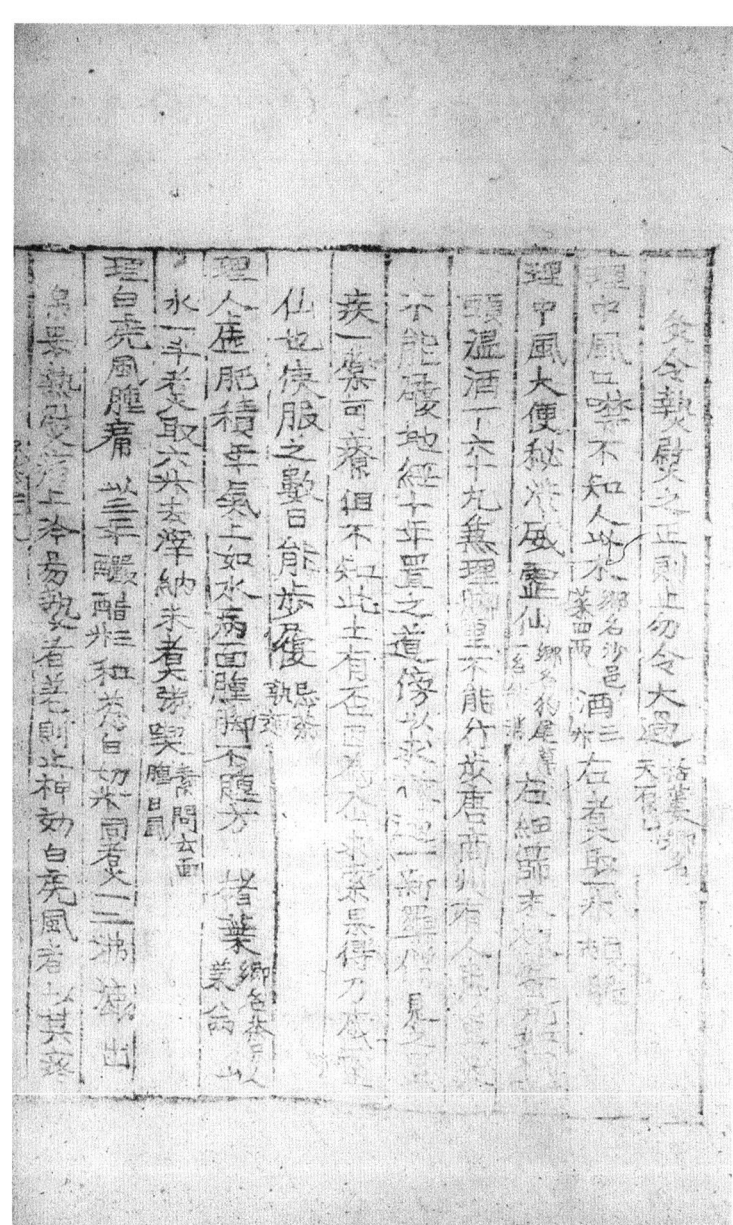

痛如白虎蟲嚙也

理風轉筋 氣故綿以醋浸令中蒸承熱用裹病人脚[illegible]

易須停差止

理中風口面喎斜方以石灰和醋塗之向右即於左邊付向右[illegible]

於右邊付之候正如舊即洗去大妙

理風轉筋入腸中 以釜底墨和酒服之

理中風半邊不遂 用生松葉擣汁并二升相和盛布囊

中蒸之承熱熨不患處冷更易熱之不至傷肌日三四度之

癲狂

凡陰盛則狂狂者欲奔走叫呼陰盛者癲癲者眩倒不省

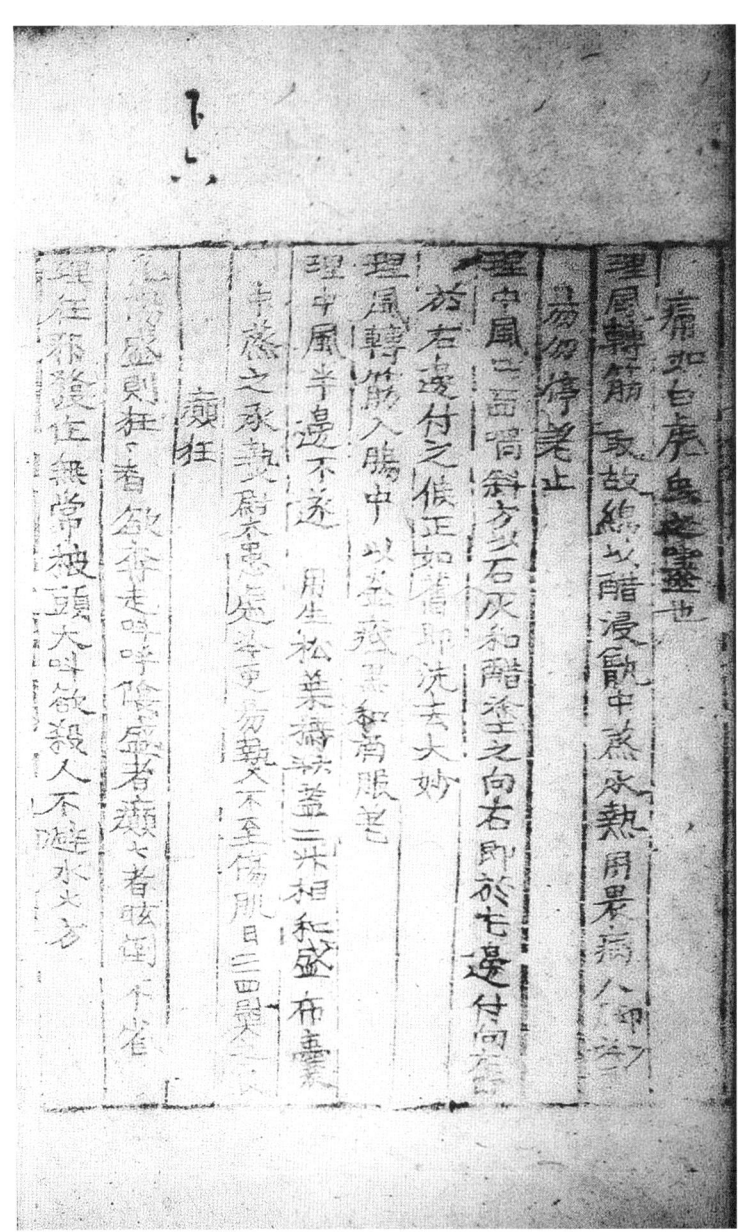

理狂邪發作無常被頭大叫欲殺人不避水火方

下七

下八

苦參 不拘多小 細末 煉蜜和丸如梧桐子大 每服十丸 [illegible]

理癲疾 用苦參五斤細切 以好酒三斗漬三十日 每飲一合 [illegible]

服不絶 酒氣覺痺卽差

理癲狂有鬼氣者 以桑鵲窠灰和服 日三四差

瘧疾

鄕 蒼柴胡 鄕名青玉葵 或云猪矣乃立 根 不計多小 隨意飲之 臨發欲發時 飲

卽効 又恒山苗細切一升 以水五升 煮取三升 分爲三服 臨發服欲發時 又

服 恒山一名常山 多生沙石地 叢生 細葉 微苦 [illegible] 兩葉相對 花結實 如小豆 [illegible]

又蒼耳牛膝草莖葉節一握 濃汁敷之

頭痛

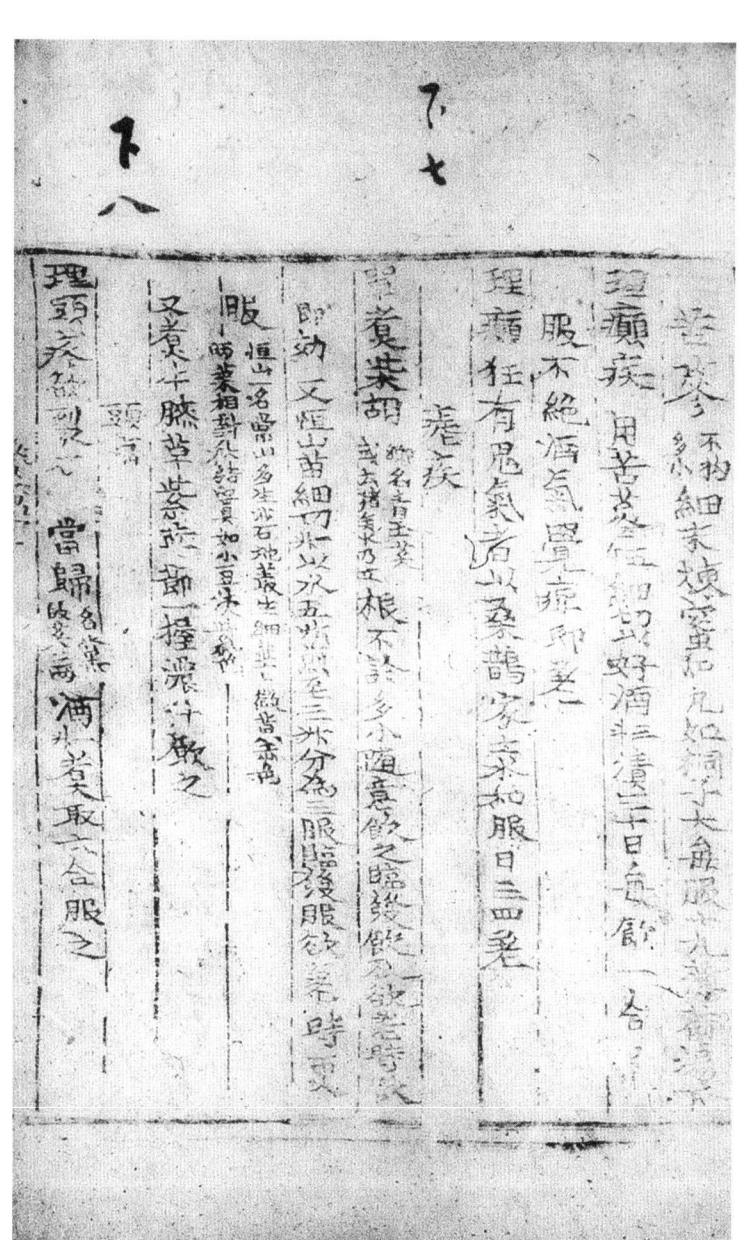

理頭疼 [illegible] 當歸 鄕名 [illegible] 酒 [illegible] 取六合服之

下九

理頭風目入痛方 黃[illegible] 鄉名黃[illegible] 三斤 益[illegible] 右二味相和於大器中
熱令人蓋便提往一甌蓋大可拾臘大小量頭至額以来
著之至二頭痛立止然此方上氣壅塞者即宜如氣弱者不可

雜方

理白駁 以蛇脫皮焼末醋調付之
理面上黑黯 以醋浸白术拭之亟効
理面上粉刺 搗兔糸子絞取汁塗之差
理諸目病 取大麦苗 鄉名包衣 汁眼之
理狐臭 生薑搗塗腋下
理[illegible]臭 威靈仙末水[illegible]任服浴之 威靈仙鄉名狗至草
理疣目 [illegible] 石灰 [illegible] 等分以水和之差

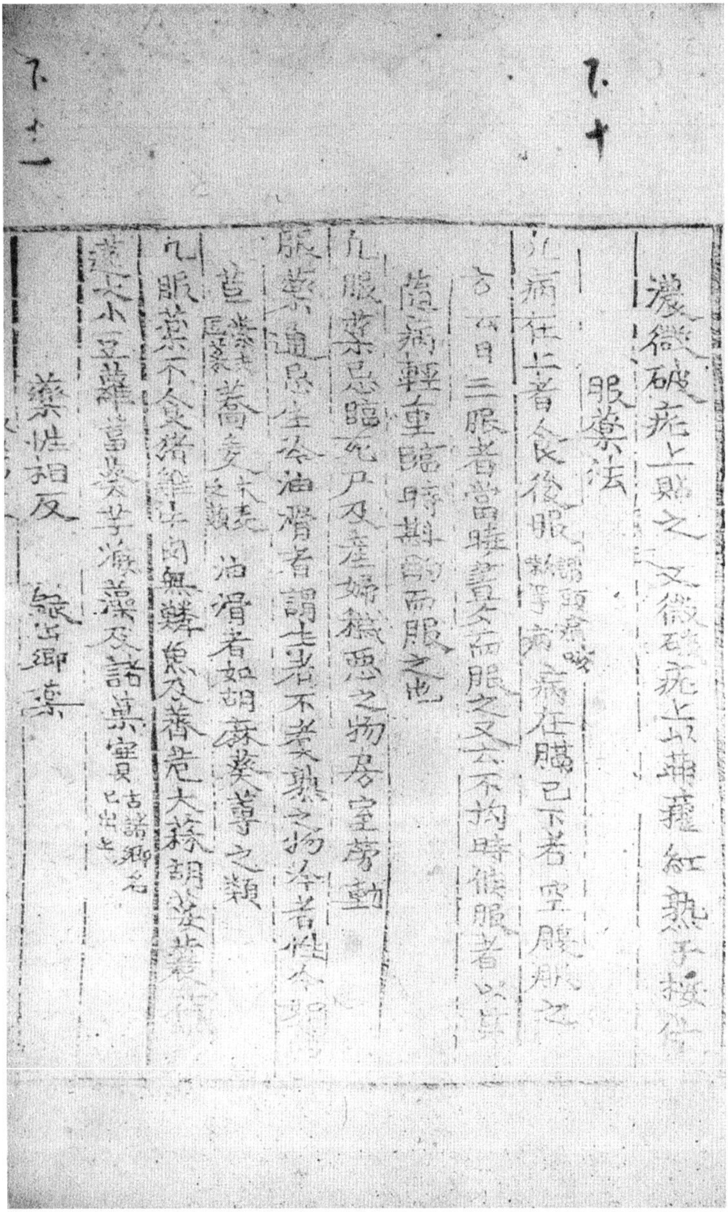
下十一

下十

瀀微破瘡上貼之 又微破瘡上以[illegible]紅熟子[illegible]

服藥法

凡病在上者食後服 謂頭痛咳嗽等病 病在膈已下者空腹服之

方云日三服者當晝夜分而服之 又云不拘時候服者以[illegible]

隨病輕重臨時斟酌而服之也

凡服藥忌臨死尸及產婦穢惡之物居室席動

服藥通忌生冷油滑者謂生冷不炎熟之物冷者性冷如[illegible]

苣 [illegible] 蕎麥 [illegible] 油滑者如胡麻葵蓴之類

凡服藥不食猪羊肉無鱗魚及蒜韭大蒜胡荽[illegible]

菉豆小豆蘿葍芋 海藻及諸菓實 古諸鄉名已出上

藥性相反 錄出鄉藥

有朮勿食桃李雀蛤胡荽大蒜青魚酢
有藜蘆勿食狸肉　有天門冬勿食鯉魚
有地黃勿食蕪荑蘿蔔　有茯苓勿食醋物
有半夏菖蒲勿食飴糖羊肉　有牡丹勿食生胡荽
有細辛勿食生菜　有鼈甲勿食莧菜
有甘草勿食海藻菘菜 蕪菁
有常山勿食生葱生菜　有商陸勿食犬肉
右傳錄驗方

下十二

心痛

崔元亮海上方理心痛無問新久以生地黃一味隨人所食多
少搗取汁搜麪作餺飥或作冷淘食之良久當利出一蟲長
一尺許頭似壁宮後不復患劉禹錫傳信方云正元十年通

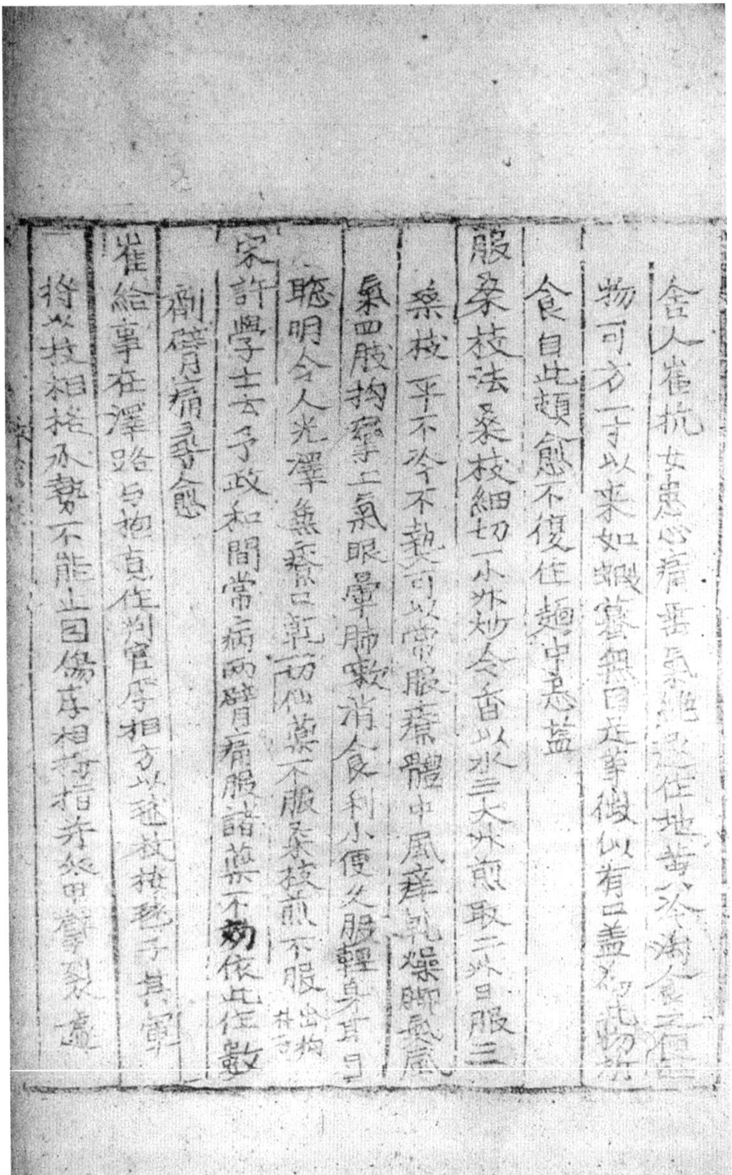
舍人崔抗女患心痛垂氣絶遂作地黃冷淘食之便吐
物可方一寸以來如蝦蟆無目足等微似有口蓋為此物所
食自此頓愈不復作麵中忌鹽
服桑枝法 桑枝細切一小升炒令香以水三大升煎取二升一日服盡
桑枝平不冷不熱可以常服療體中風痒乾燥腳氣風
氣四肢拘攣上氣眼暈肺氣嗽消食利小便久服輕身耳目
聰明令人光澤兼療口乾切仙藥不服桑枝煎不服出抱朴子
宋許學士云予政和間常病兩臂痛服諸藥不效依此作數
劑臂痛尋愈
崔給事在澤路與拘直作判官厚相方以毬杖揮擊子鼻
將以杖相格承勢不能止因傷厚相指脊甲劈裂遂

傷破要

反胃

索金瘡慕畏之強坐頻索酒飲數盃已過量而面色無二月
忍痛不止有軍吏言取蔥新折者便入塘灰火煨令熱剝皮
開其間有涕取罨損處仍多煨取續續易熱者凡三易之
面色卻赤斯須云已不痛凡十數易用熱蔥并涕罨纏遂
畢席笑語 驗蔥理 反胃外臺載昔幼年經患此
疾每食餅及羹粥等須臾吐出正觀中許奉御兄弟及
宗蔣等時稱名醫奉勅令理罄竭其術竟不能療漸
至羸憊死在朝夕有一衛士云服驢尿極驗日服二合後食唯
吐一半晡時又服二合時食便吐則便定迄至今日午時奏
知大內中五六人患反胃同服一時俱差此藥稍有毒服時
不可過多盛取尿熱服二合病深七日已來服之差後來

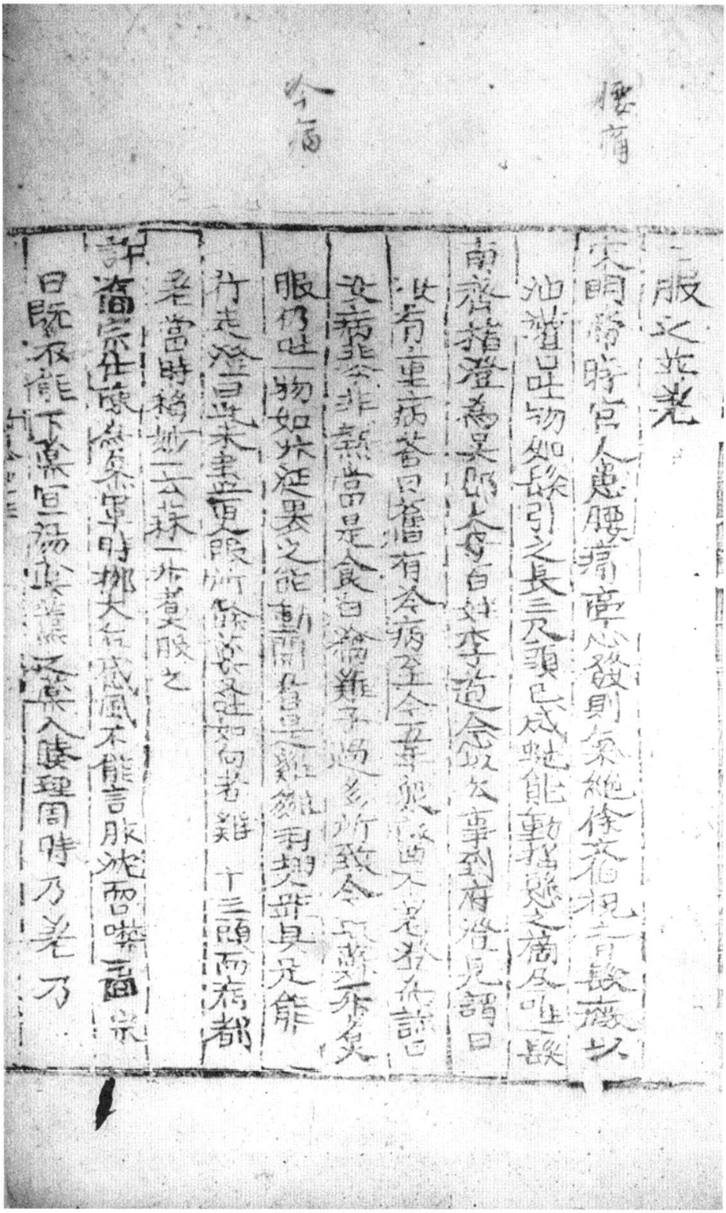
腰痛

吟痛

服之效

宋明帝時宮人患腰痛牽心發則氣絶徐文伯視之曰髮瘕以
油灌之吐物如髮引之長三尺頭已成蛇能動搖懸之滴盡唯一髮
南齊褚澄爲吳郡太守百姓李道念以公事到府澄見謂曰
汝有重病答曰舊有冷病至今五年衆醫不差澄爲診
之汝病非冷非熱當是食白瀹雞子過多所致令取蒜一升煮
服乃吐一物如升涎裹之能動開看是雞雛羽翅爪具足能
行走澄曰此未盡更服所餘藥如向者雞十三頭而病都
差當時稱妙一云蒜一升煮服之
許裔宗仕陳爲新蔡王時柳太后感風不能言脉沈而噤裔宗
曰既不能下藥宜湯氣薰之藥入腠理周時乃差乃

造黃蓍防風湯數斛置於牀下氣如煙霧其夕便得語
藥力薰蒸其効如此醫者當[illegible]非庸醫之意也乃明醫
之意亦此之謂也
右件五十三部皆合方務得之藥又不更具表裏冷熱其
窮者在易辨者録之細草之効甚密其表裏冷熱然店
用者亦不録一物恐其誤用致害也惑士大夫審而用之

修合法

炮者置藥於塘灰中煒之令微坼而用或有濕紙裹入塘灰
中令熟通而用者隨方所云
炒者置藥於器中以火熟令香氣出或令色黃或令焦
黑亦隨方所云

熬者置藥於器中用少水逼乾或用生物熬令乾用之

中亦用熬而炒同用者

炙者以藥逼乾於火上也或至色赤或色黃亦隨所云

隨方所方

煨者用生藥入於火中煨之也亦有濕紙裹而煨者

焙者高置火上令乾也

爁者與炒同也

凡藥不去炮炙者皆洗去泥土或陽乾或焙乾不

炮炙而用也二者斷切而用也剉者細切而用

或有

麁剉而用者

凡云擣取汁者生擣其藥取汁而用之或有煮
其藥而飮者而不云切剉及擣者皆細切如麻
豆令藥味定出沮而用或擣下簁篩而用
臨急趍便合造又此方內斤兩輕重皆依藥
秤而用若絲綿得一分倍云目準藥秤一兩藥
秤一兩以坐大棗三枚爲一兩又云一升准小茶
甆鍾未至的準庶幾不至大誤也方有云大兩
大升者取常絲綿秤及常斗升云尔

鄕藥救急方下

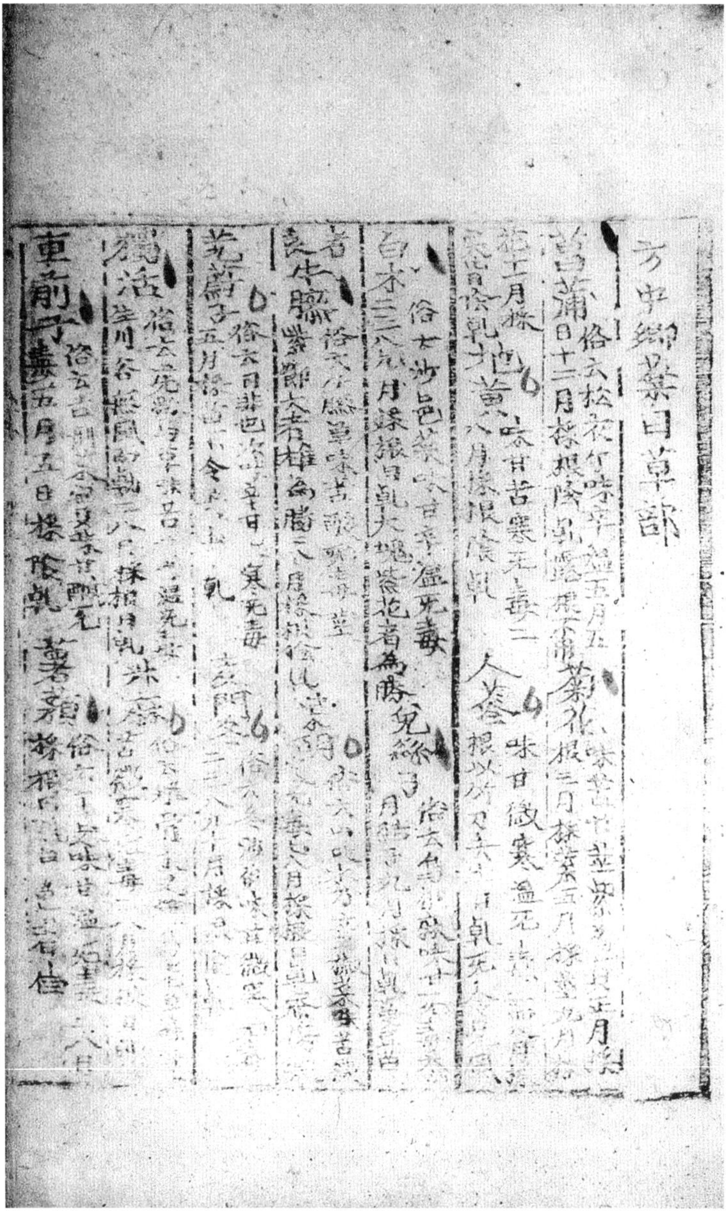
方中鄕藥目草部
菖蒲 俗云松衣亇 味辛溫 五月五日十二月採根陰乾 露根不用 菊花 [illegible]
[illegible] 十二月採 [illegible] 陰乾 地黃 味甘苦寒无毒 二月八月採根陰乾 人參 味甘微寒溫无毒 [illegible]
白朮 俗云沙邑朮 味甘辛溫无毒 [illegible] 月採根日乾 大塊紫花者為勝 兎絲子 [illegible]
牛膝 俗云[illegible] 味苦酸 [illegible] 為勝 [illegible] 月採根陰乾 [illegible]
茺蔚子 俗云目非也 [illegible] 五月採 [illegible] 陰乾 麥門冬 [illegible]
獨活 俗云[illegible] 生川谷 [illegible] 二八月採根日乾 柴胡 [illegible]
車前子 俗云[illegible] 五月五日採陰乾 薯蕷 俗云[illegible]

薏苡人 俗云伊乙梅 味甘微寒无毒 八九十月採實 採根无時 瞿麥 俗云[illegible] 味[illegible]甘 [illegible]月採根陰乾 味寒無毒

遠志 俗云非師豆刀草 又云阿只草 味苦温无毒 四月採根葉陰乾 細辛 俗云[illegible] 味辛温 二月八月採根陰乾

[illegible] 本名[illegible] 根 味辛 温 无毒 [illegible]草 小性新 今八月採乾 藍汁 解諸藥毒 [illegible]

蛇床子 俗云蛇休草 又蛇音置菜 味苦 无毒 二四月[illegible] 五月採實陰乾 蒺藜子 俗云古冬非居參 味苦温 无毒 七八月採實日乾

黃耆 俗云數板麻 又白甘板麻 二八月採根陰乾 蒲黃 俗云助背槌 味甘 無毒

決明子 俗云狄小豆 味鹹苦微寒 十月十日採 陰乾百日 [illegible] 俗云[illegible] 味[illegible] 五月採 陰乾

地膚子 俗云唐[illegible] 二四五月採苗 八九月採實陰乾 戒火 一名景天 俗云塔菜 味[illegible] 四月四日 七月七日採 陰乾

茵蔯蒿 俗云加火左只 味苦微寒 五月七月採莖葉陰乾 蒼耳 俗云升古休伊 味苦微寒 有小毒 五月五日 七月七日採

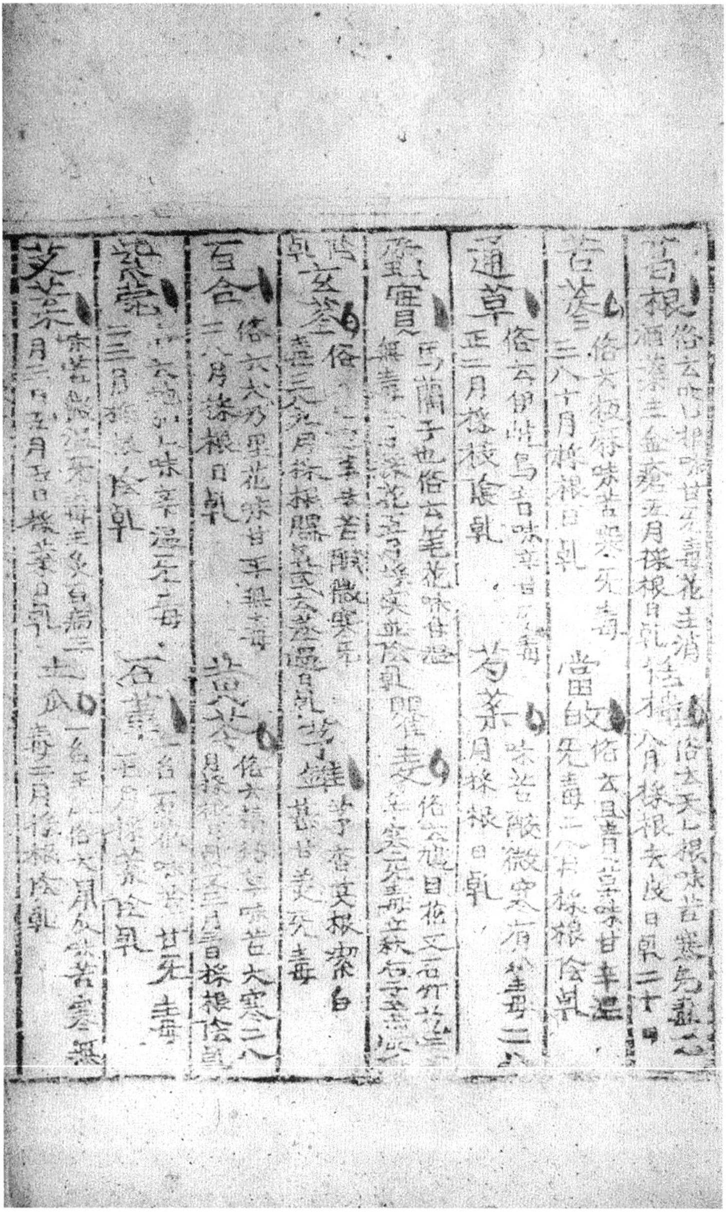

浮萍 俗云魚矣食 味辛寒 無毒 三月採日乾 地楡 俗云苽菜 味苦甘酸微寒 無毒 二八月採根日乾

水蓼 俗云加火草 味辛冷 無毒 生下濕澤 五月十日採暴乾 蓍花(?) 俗云[illegible] 味甘寒 無毒 二八月採根日乾

京三稜 俗云結叱加次根 味苦平 無毒 霜降後採根 削去皮黃色者佳 茅香 [illegible] 味苦 無毒 正月二月採根 三月採花 八月採葉

半夏 俗云雉矣毛立 味辛平 生微寒 熟溫有毒 八月採根日乾 葶藶 俗云豆音矣薺 味辛苦寒大寒 無毒 立夏後採實日乾或陰乾

薔薇花 味苦酸溫微寒 無毒 八月採花日乾 十日 桔梗 俗云刀叱次 味辛苦溫 有小毒 二八月採根日乾 療咽喉痛最妙

藜蘆 俗云箔草 味辛苦寒 有毒 三月採根陰乾 射干 俗云虎矣扇 味苦微溫 有毒 三月三日採根陰乾 又九月九日採日乾

白斂 俗云犬伊刀叱草 味苦甘微寒 無毒 二八月採根作片日乾 大戟 俗云楊等[illegible] 味甘寒 有小毒 秋冬採根陰乾

商陸 俗云章柳根 味辛酸 有毒 其葉青如牛舌 秋夏開紅紫花 根如蘿蔔 如人形者有神 花白者根白 赤者根赤 [illegible] 八月採根日乾

澤漆 味苦辛微寒无毒三月三日七月七日採莖葉陰乾 狼牙 俗云狼矣牙 味苦酸寒有毒 三八月採根日乾

威靈仙 俗云車衣菜 味苦溫无毒 九月採陰乾竝丙丁戊己日採忌茶 葶藶子 味苦寒有毒主下氣 九月后收之

芭蕉 根大寒主癰腫結熱莖主去煩 根可生用甘蕉與芭蕉相類 草麻子 俗云阿次加伊 味甘辛有小毒 夏採莖葉秋採實冬採根主產風

蒴藋 俗云馬尿木 味酸溫有毒 春夏採葉秋冬採莖根 天南星 俗云豆也味次 味苦辛有毒 二八月採根佛根者良

蘆根 俗云葦乙根 味甘寒无毒 二八月採根日乾用之 鶴虱 俗云狐矣尿 味苦有小毒殺五藏蟲 採無時合莖葉用之

藺茹 俗云五得浮得 味辛酸寒 小有毒四五月採根陰乾 雀麥 俗云鼠苞衣 味甘無毒 主難產胎死腹中

獨走根 俗云勿兒隱提良 六月採根日乾七八月採實曝乾 茴香子 味辛平无毒八九月採實陰乾

燕脂 喉痺壅塞不通取汁一升服之差 俗云□花 味辛溫无毒埋 牡丹皮 味辛苦寒无毒二八月採 根以銅刀劈去骨陰乾

木賊 俗云省只草 味甘苦无毒 四
月採用 一云採无時 鷰窠蓐 鸛鳥巢中草无毒主眠中
遺尿男女无故尿[illegible]療未酒服

半
錢 漆姑 俗云漆矣母 主漆瘡又主
大小[illegible]毒瘡 葥草 俗云驢耳草味甘微苦寒无毒
五三月採根三六八月採莖

公 味苦溫无毒九月
木 採實陰乾用之 槐 俗云廻之木 其花味苦无毒 實味苦鹹酸寒無毒 枝
主洗瘡 皮主爛瘡 根主喉痺寒熱 七月七日採嫩實子

月採老莖皮 五加皮 味辛溫微寒无毒 五七
根採无時 月採莖十月採根陰乾 枸杞 味苦寒 根大寒 子微寒 无
毒 春夏採葉 秋採莖實 冬

採根陰乾 枝无刺者
眞 枝有刺 枸棘 茯苓 味甘平无毒 似人龜鼈形者佳
二八月採陰乾 抱根者名茯神 黃蘗 味苦寒无毒
二五六月採皮

去外皮
日乾 蕪荑 俗云白楡實 味辛平无毒
三月採實陰乾用之 楮實 俗云多只 其實味甘寒无毒
八九月採實日乾四十日如蒲[illegible]

根白皮味苦寒无毒 莖主除寒熱
惡熱汁解蜈蚣毒理一切風 梔子 味苦大寒有毒
九月採實暴乾 淡竹葉

味辛大寒无毒
主宮中 艾袂 枳實 俗云只沙伊 味苦酸微寒无毒
九十月採破陰乾 者爲枳[illegible] 秦皮 俗云水靑木
[illegible]

寒无毒二八
月採皮陰乾 山茱萸 俗云數要木實 味酸平微溫无毒九月十月採實陰乾 川椒 俗云 味辛溫有毒八月採實
陰乾或曝乾 郁李人 俗云山梅子 味酸平无毒 六月採根并實 亦郁李子 皮有小毒 俗云 實
槐實 俗云猪矣栗 味苦溫無毒 本草云採子實細者良 夜合花 俗云 花 三四月採 八月採實陰乾
皂莢 俗云鼠厭木實 味辛鹹溫有毒 九十月採莢陰乾 水楊 味苦平無毒 赤枝短硬
風 五月新為妙 十一月取脂 其脂為 吴茱萸 味辛溫大熱有小毒 九月九日採實陰乾
三月 楊木葉短柳木枝長皮根理瘡 救 花味苦寒無毒主惡瘡宜貼灸 鼠藕 俗云 根味苦无毒 七月七日採花七分 八月八日採根八分
九月九日採實九分陰乾 鼠婦 服方寸匕不老 大棗 味甘平无毒 八月採日乾 胡桃 有虎 俗云 味甘平无毒 時採實
芋 俗云土卯 味辛平有毒 桃人 味苦甘無毒 又云溫 殺三虫止心痛 七月採取人陰乾 其花味苦平無毒 殺惡鬼令人好顏色

除水氣理大小便下三虫三月三日採陰乾其實上毛主下血寒熱積聚埋子
子有中丹實著樹不落經冬者名桃梟味苦微溫主殺百鬼精物春查
惡心腹痛五毒不祥 茱萸 味苦平無毒多用
作湯並良 蔕 味苦无毒 唐[illegible]中[illegible]腹痛 胡麻 俗云荏子 味甘无毒 如赤者
味苦酸平無毒主下水排癰 生薑 葉也 大豆黃 以大豆爲蘗待其芽
膿腫血亦主丹毒 出曝乾用之
菉豆 味甘寒無毒 圓小綠者佳 俗云[illegible] 麥 俗云眞麥 味甘微寒無毒 黍米 俗云只比 味甘溫無毒主益氣 大麥
俗云包來 粟米 溫微寒無毒 蕎麥 俗云木麥 味甘寒无毒 不宜多食 糯米 俗云粘米 性寒作酒則熱發風動氣
腐婢花 小豆花也七月採陰乾 麻子 俗云与乙 味甘平无毒九月採用其花 味苦微熱无毒 扁豆 俗云汝注乙 豆白温黑[illegible]
蔓菁子 俗云眞菁[illegible] 味苦溫無毒 食茱萸 味苦寒有毒入藥當用青瓜蔕七月採陰乾
冬瓜 味甘寒無毒 蘿蔔 俗云[illegible]菁[illegible]菜 根味辛甘无毒[illegible] 味甘[illegible]无毒[illegible]

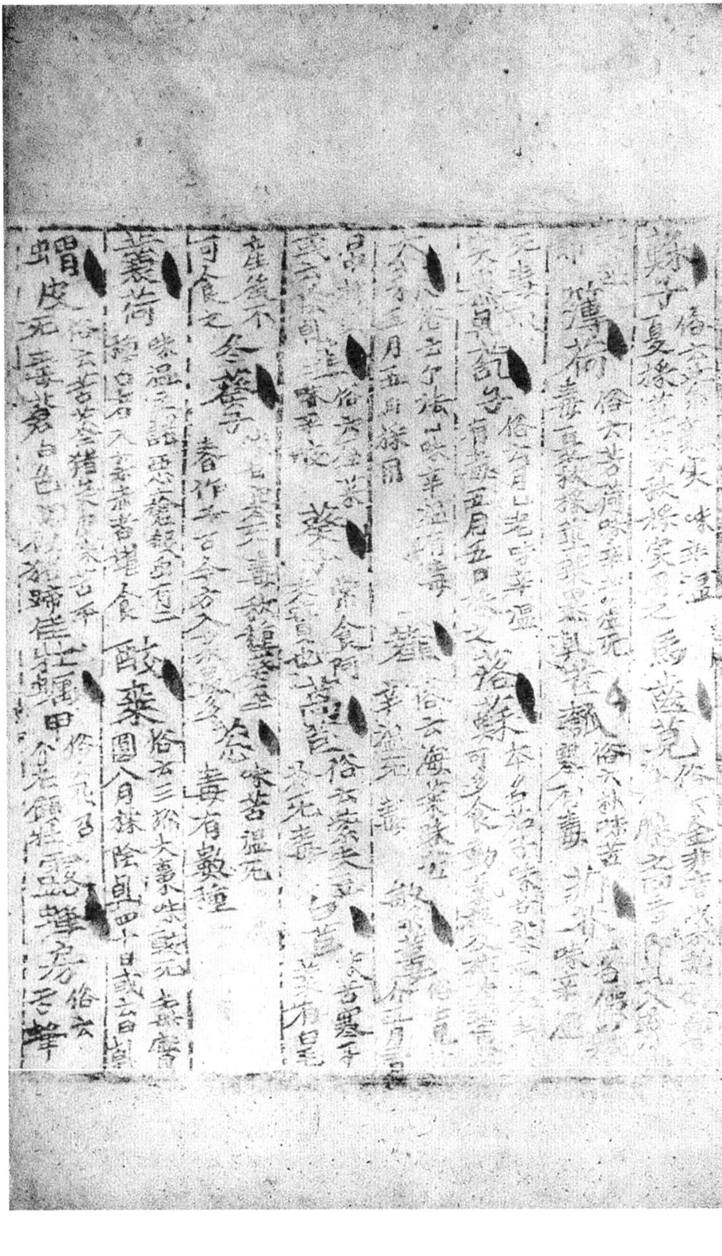

死

[illegible]

家七月七日十一[illegible]蜈蚣色青黑長足尿入影令蓬[illegible]

月十二月採者佳 蠮螉 俗云[illegible] 如蜣[illegible]大饒腰[illegible]不可療[illegible]蠼螋 尿毒更[illegible]

扁豆葉 石決明 俗云[illegible] 蠐螬 俗云[illegible]也只[illegible] 如蠼螋 色正黃[illegible]

村即[illegible] 殼中[illegible] 多在積糞中 蚰蜒 不[illegible]

蟾 俗云豆何非 蜍 味辛[illegible]寒有毒 五月五日[illegible]東行者[illegible]

蜍 一名蝦蟆 蚰[illegible] 石上白身銀色者良 余皆勿用

牡鼠矢 俗云雄鼠糞 其[illegible] 無毒 蚯[illegible] 俗云居兒乎 一名土龍 [illegible]俗云

其矢兩頭尖[illegible]是也 蚓 又地龍子[illegible]地龍[illegible]

[illegible] 俗云所[illegible]只[illegible] 虫[illegible] 蜘蛛 俗云居毛[illegible] 味[illegible]溫 牛黃 [illegible]

[illegible]其[illegible]蜆 [illegible] 其形如魚網[illegible] 無毒 [illegible]

每凡牛有黃者 毛皮光澤 眼如血色 時復鳴吼 又好照水 人有令見水[illegible]

伺其吐出乃喝迫 即[illegible]墮落水中 如雞子黃 既得之陰乾百日 无令見

日月光 輕虛而氣香者佳 [illegible]多僞 欲識之 揩摩手甲上 透甲黃者

為真 有四種 喝迫而得者名生黃 殺而在角中得者名角中黃 心[illegible]

得者名心黃 初在心中如漿汁 取汁投[illegible] 熊膽 [illegible] 味苦寒無毒 [illegible]

[illegible]

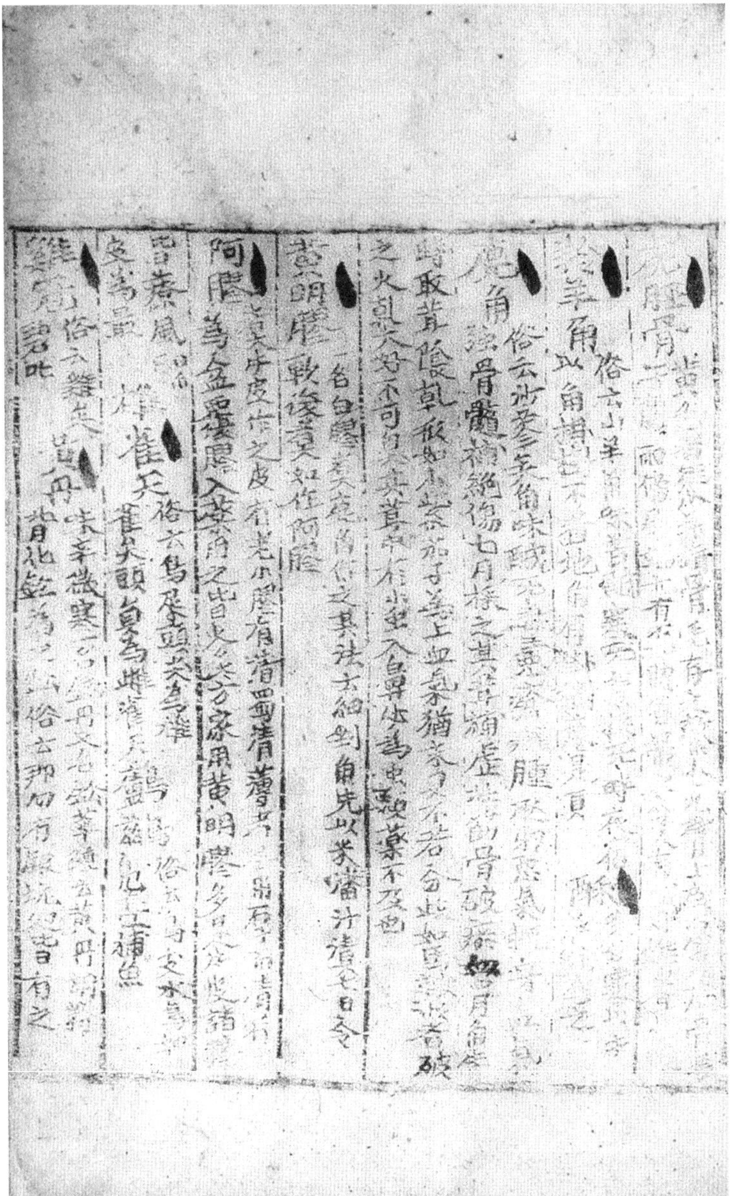
虎骨 [illegible]
羚羊角 俗云山羊角 [illegible] 以角精[illegible]
鹿角 俗云[illegible]角 味鹹 [illegible] 骨髓 [illegible] 絕傷 七月採之 [illegible]
[illegible] 時取茸陰乾 [illegible] 如茄子者爲上 [illegible]
之火[illegible]不可[illegible]入鼻[illegible]爲虫[illegible]藥不及也
[illegible]明膠 一名白膠 [illegible] 其法 [illegible] 細剉 [illegible] 先以米瀋汁漬七日令
阿膠 [illegible]之皮 [illegible]
[illegible] 爲盆[illegible] 黃明膠 [illegible]
雀屎 俗云鳥[illegible] 雀[illegible] 頭 [illegible] 補[illegible]
[illegible] 俗云 [illegible] 味辛微寒 [illegible] 俗云[illegible] 有之

石灰 常用石灰〔以〕鍛清石灰 石灰石[illegible]風化水化凡化者為勝 敢鍛
丁石置風中自解為勝 水化者以水沃之則蒸蒸而解

磁石 一名指南石今
古介州所出是也 伏龍肝 竈中對釜月下黃土也十年因下擺撃
月久黃赤色者良

滑石 俗云
青滑石 白[illegible]餘石 俗云 粘石 [illegible]炊黑也 金腰

天門冬 味苦甘大寒無毒主理諸風去三蟲[illegible]寒熱益氣[illegible]
能補久服輕身延年白部根白似天門根[illegible]
大[illegible]魚服高三四寸[illegible]其根大如手[illegible]長二三寸
十數同[illegible]二三七八月採根四破去心九蒸[illegible]乾[illegible]令

[illegible]為末入[illegible]用[illegible]一伏時[illegible]酒
[illegible]蒸出[illegible]二[illegible]之

[illegible]宗[illegible]

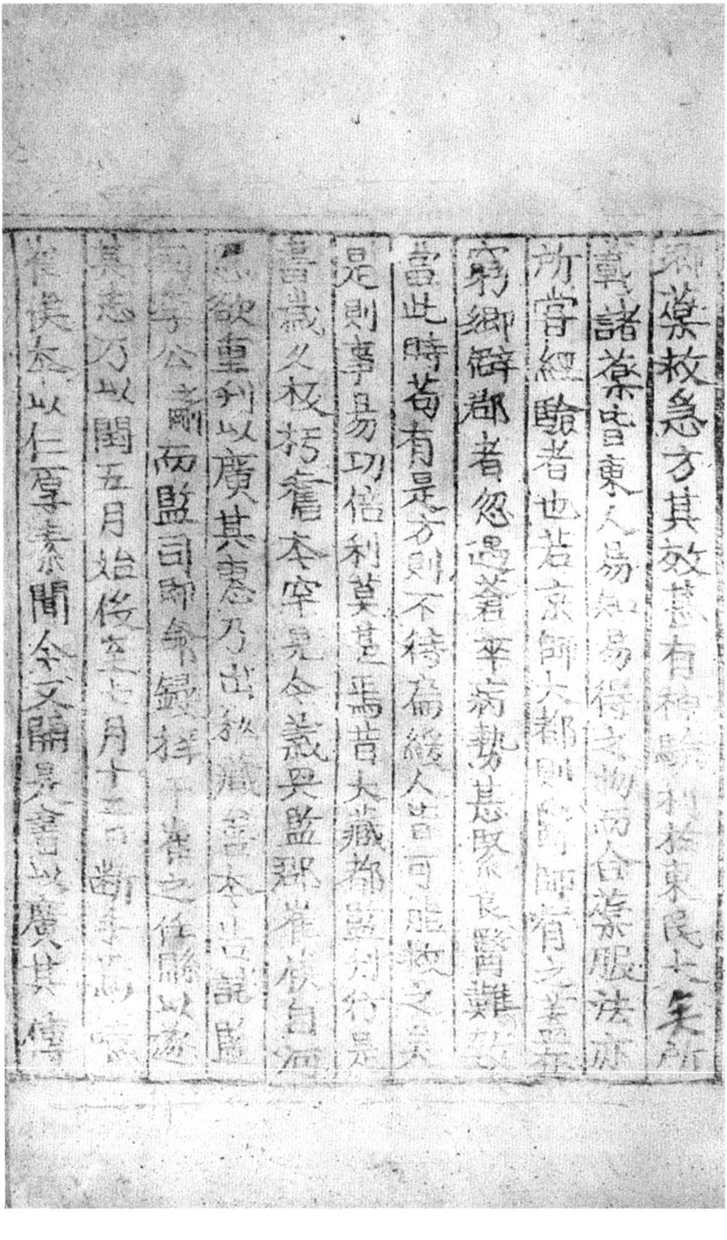

鄉藥救急方其效甚有神驗利於東民大矣所
載諸藥皆東人易知易得之物而合藥服法亦
所嘗經驗者也若京師大都則有醫師有之若
窮鄉僻郡者忽遇蒼卒病勢甚緊良醫難致
當此時苟有是方則不待扁緩人皆可能救之矣
是則事易功倍利莫甚焉昔大藏都監刊行是
書歲久板朽舊本罕見今義興監郡崔侯自河
慨然欲重刊以廣其惠乃出私藏善本告說監
[illegible]于公[illegible]兩監司即命鋟梓下書之任縣以遂
其志乃以閏五月始役至七月十五日斷手功訖
崔侯本以仁厚素聞今又翻是書以廣其傳

所得壽國脉則其仁之及於民也深矣宜書本
末以傳諸後
皇明永樂丁酉七月 日朝奉大夫安東儒學教
授官尹 祥謹跋
刻手義城通引金 奈
義興記官朴 仁
安東学生權 白
都色戶長朴 祥
校正成均幼學蔣 淳
成均幼学朴 暄

奉直郎兼勸農
奉列大夫

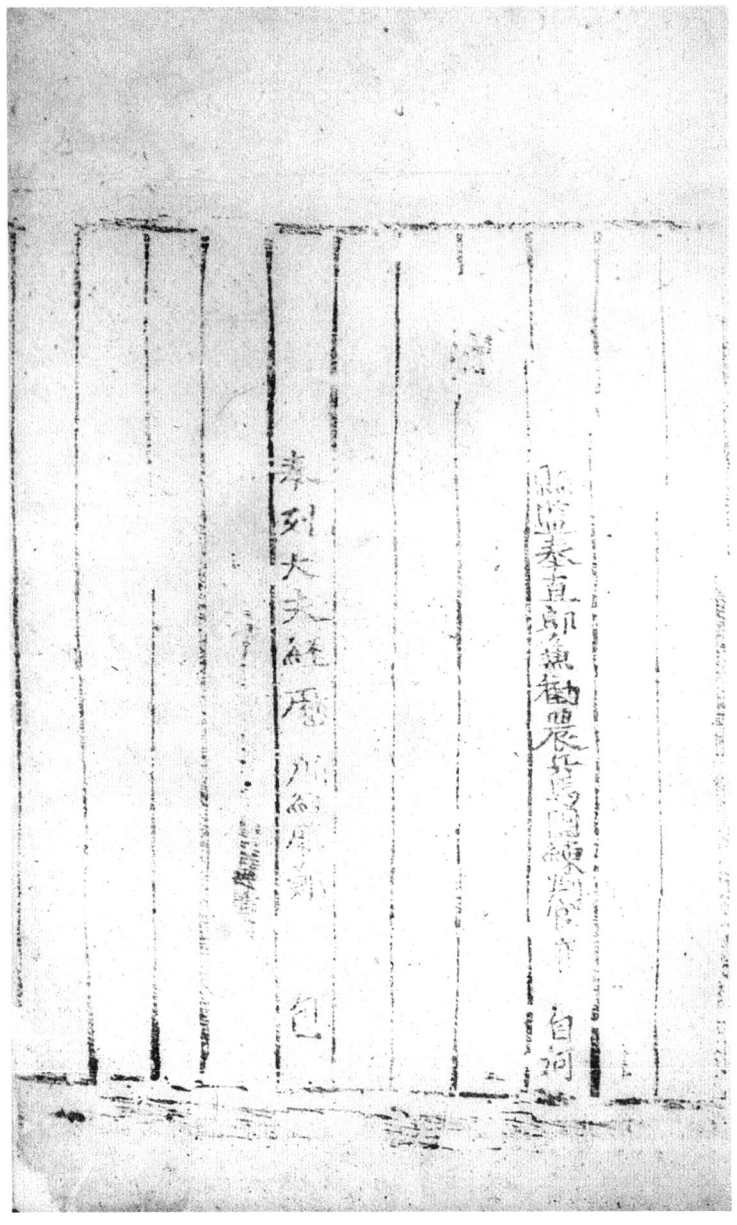

治[illegible]兒

[illegible]喘法 清[illegible]三[illegible] [illegible]三[illegible]鹽[illegible]合 [illegible]

治[illegible] [illegible]

吸[illegible]清[illegible] [illegible]

[illegible]

嘉靖[illegible]道都觀察黜陟使[illegible]

[illegible]勸農管學事提調刑獄[illegible]兵馬公事[illegible]

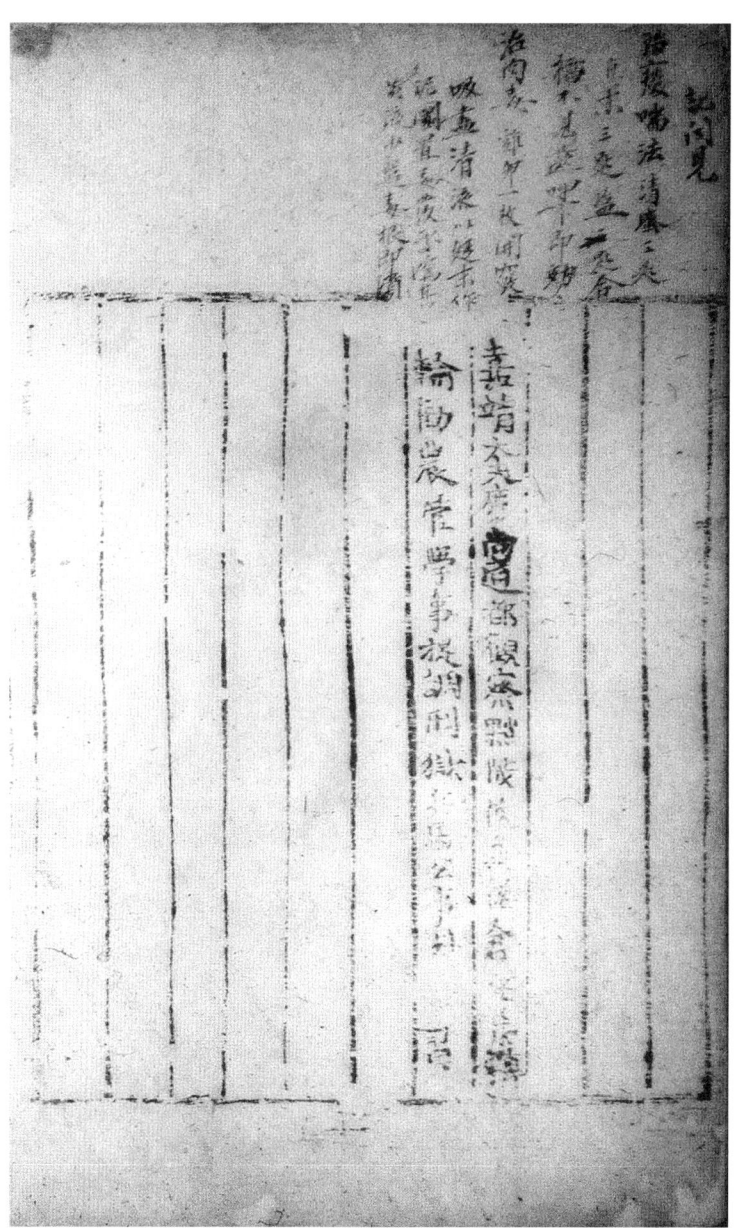

玉山全
玉山全

鄕藥救急方

영인

향약구급방 영인은 맨 뒤 페이지부터 시작합니다.